中国医学临床百家·病例精解

首都医科大学附属北京友谊医院

消化内科 疾病病例精解

主　编　张澍田　吴咏冬

科学技术文献出版社
SCIENTIFIC AND TECHNICAL DOCUMENTATION PRESS
·北京·

图书在版编目（CIP）数据

首都医科大学附属北京友谊医院消化内科疾病病例精解 / 张澍田，吴咏冬主编. —北京：科学技术文献出版社，2023.10（2024.11重印）
ISBN 978-7-5189-9851-7

Ⅰ.①首…　Ⅱ.①张…②吴…　Ⅲ.①消化系统疾病—病案　Ⅳ.①R57

中国版本图书馆 CIP 数据核字（2022）第 228108 号

首都医科大学附属北京友谊医院消化内科疾病病例精解

策划编辑：彭　玉　　责任编辑：彭　玉　　责任校对：张永霞　　责任出版：张志平

出　版　者　科学技术文献出版社
地　　　址　北京市复兴路15号　邮编 100038
编　务　部　（010）58882938，58882087（传真）
发　行　部　（010）58882868，58882870（传真）
邮　购　部　（010）58882873
官方网址　www.stdp.com.cn
发　行　者　科学技术文献出版社发行　全国各地新华书店经销
印　刷　者　北京虎彩文化传播有限公司
版　　　次　2023 年 10 月第 1 版　2024 年 11 月第 2 次印刷
开　　　本　787×1092　1/16
字　　　数　226千
印　　　张　19.25
书　　　号　ISBN 978-7-5189-9851-7
定　　　价　128.00元

编委会

前　言

经典病例学习是医学生及青年医师掌握疾病规范化诊治方法的有效途径，个人临床实践的病例数量和疾病种类有限，通过对真实病例诊治过程的学习，可以培养医师的临床诊治思维；通过真实病例的经验教训的总结，还可以拓展知识，激发临床思考，进一步提升临床工作能力。

首都医科大学附属北京友谊医院消化分中心以食管、胃肠及肝胆胰腺疾病的内镜介入（微创）诊断与治疗为特色，国内领先、国际知名，是国家消化系统疾病临床医学研究中心、首都医科大学消化病学系挂靠单位、北京市重点学科。每年诊治大量消化系统疾病患者，同时也培养、培训大量的医学生和进修医师。为了医学生及青年医师能够更好、更快地掌握消化系统疾病的规范化诊治方法，培养临床诊治思维，我们组织消化分中心医师收集了部分真实病例，从最初的诊断、治疗方法的选择及治疗过程，到最后的经验分享，完成了这本《首都医科大学附属北京友谊医院消化内科疾病病例精解》。

《首都医科大学附属北京友谊医院消化内科疾病病例精解》收集了消化系统 30 例经典病例，根据发病的部位分为 4 部分，即食管胃部疾病、肠道疾病、肝脏疾病及胰腺胆疾病。其中，很多病例都是内镜治疗病例和消化内科最常收治的病例类型。我们根据每个真实病例的诊治过程，结合文献指南，分析每个病例特点、诊治的要点及关键点，使每位读者能够通过每个病例对这种疾病的诊断流程及治疗原则很快地了解及掌握，具有很强的实用性。虽然是经典病例，但每个真实病例都有它的特殊性，临床医师在诊治某种疾病同时，结合患者的自身特点，进行全面的评估才能选择对患者最有利的治疗方法，这也是通过学习真实病例时可以获取的。

感谢所有编者付出的辛勤工作及科学技术文献出版社给予的大力支持。

本书的编写过程中，有过多次修改，限于作者水平，不足之处，希望各位读者和同仁批评指正。

目 录

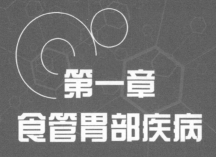

第一章
食管胃部疾病

病例 1　黏膜下恒径动脉破裂出血

病历摘要

患者，男，42 岁。

主诉：呕血、黑便 3 天。

现病史：患者 3 天前无诱因突发呕血 2 次，为暗红色血液，带血块，量约 500 mL；伴黑便，量约 200 mL；伴头晕、黑矇，伴心悸、胸闷，无腹痛，于首都医科大学附属北京友谊医院（以下简称"我院"）急诊就诊。自发病以来，精神差，睡眠不佳，小便尚正常，体重无明显变化。

既往史：20 余年前诊断"青春期精神分裂症"，长期口服氯氮平治疗，素来无明显上腹不适。无饮酒史。

【体格检查】

体温 36.5 ℃，脉搏 84 次 / 分，呼吸 18 次 / 分，血压 100/60 mmHg。神清，精神可，全身皮肤黏膜苍白、无黄染，未见肝掌、蜘蛛痣，淋巴结未触及肿大。听诊双肺呼吸音清，未闻及明显干湿啰音，未闻及胸膜摩擦音。心率 84 次 / 分，心律齐，心音可，未闻及心脏杂音。腹软，无压痛、反跳痛，肝脏无法触及，脾无肿大，Murphy 征阴性，肠鸣音 4 次 / 分。双下肢未见水肿。肛门指诊未触及肿物，指套上可见黑色便。

【辅助检查】

1. 入院前

血常规：白细胞计数（WBC）12.65×10⁹/L，中性粒细胞百分比（GR%）89.3%，血红蛋白（Hb）106 g/L，红细胞计数（RBC）3.41×10^{12}/L。

生化：谷丙转氨酶（ALT）10 U/L，谷草转氨酶（AST）12.6 U/L，白蛋白（ALB）31.9 g/L，总胆红素（TBIL）12.13 μmol/L，血肌酐（Cr）66 μmol/L，弥散性血管内凝血（DIC）未见异常。

2. 入院后

血常规：Hb 76 g/L，WBC 4.40×10⁹/L，GR% 67.6%，血小板计数（PLT）183×10⁹/L，C 反应蛋白（CRP）6 mg/L。

生化：ALB 34.0 g/L，ALT 8 U/L，AST 11.0 U/L，Cr 86.3 μmol/L，血尿素氮（BUN）4.77 mmol/L，钾（K）4.40 mmol/L。

【诊断】

1. 入院诊断

上消化道出血原因待查，消化性溃疡？急性胃黏膜病变？贲门黏膜撕裂？

2. 诊断分析

患者为 42 岁男性，急性病程，临床表现为突发呕血，伴黑便且量多，查体贫血貌，肛门指诊发现黑色便。辅助检查提示血红蛋白进行性下降。

【鉴别诊断】

（1）消化性溃疡：有腹痛症状，呈节律性，秋冬季节加重，与饮食有关，出血时多以黑便为主，查体多为上腹压痛。胃镜下消化性溃疡多见于胃窦部及十二指肠球部。本例患者无慢性腹痛病史，平素无反酸、烧心、嗳气等症状。无非甾体抗炎药（NSAID）服用史，需要完善内镜检查以明确诊断。

（2）急性胃黏膜病变：患者为 42 岁男性，表现为急性消化道出血，但无明显诱因或应激状态，无机械通气、凝血功能障碍、消化道溃疡或出血病史等危险因素，无特殊用药及饮食，故考虑急性胃黏膜病变可能性不大，需完善胃镜以明确诊断。

（3）贲门黏膜撕裂：无大量饮酒后呕吐或其他导致腹压增大的诱因，暂不考虑该病，需完善胃镜以明确诊断。

（4）消化道血管发育异常导致出血：患者为 42 岁男性，无诱因突发呕血、黑便，并且量较大，既往无上腹不适，查体无特殊表现，因此不能除外该病，需完善胃镜以明确诊断。

（5）食管胃底静脉曲张破裂出血：有肝硬化病史，患者一般无长期节律性胃痛史，出血前几天无上腹痛加剧现象，呕血时常无恶

笔记

心感，多为突然大出血，血色鲜红，涌吐而出或呈喷射状，可伴有肝硬化的其他症状体征。本例患者无肝硬化病史，查体未见皮肤黄染、肝掌、蜘蛛痣等肝硬化表现，辅助检查提示无血小板减少，暂不支持该诊断，需要完善内镜检查以进一步排除。

（6）胃癌：多为反复、少量出血，可有全身消耗性症状（恶病质、贫血、消瘦、纳差等），且伴上腹部隐痛不适。患者为42岁男性，无乏力、纳差、体重下降等表现，临床不支持该诊断。

【治疗】

1. 治疗原则

上消化道大出血病情急、变化快，严重者可危及生命，应积极监测生命体征，开放静脉通路，积极补充血容量，给予质子泵抑制剂，尽快行胃镜检查及治疗。

2. 治疗方案

（1）一般治疗：卧位，生命体征监测，维持呼吸道通畅，避免误吸。锁骨下静脉穿刺开放中心静脉通路，予以补液及奥美拉唑40mg bid 静脉滴注。

（2）内镜治疗：患者生命体征平稳，无内镜禁忌证，及时联系内镜中心，行内镜检查及治疗。内镜下胃腔内可见大量暗红色血性液体，胃底穹窿部偏后壁可见鲜血涌出，给予4枚钛夹夹闭血管断端止血（图1-1）。诊断为上消化道出血，考虑为黏膜下恒径动脉破裂出血，又称迪氏病（dieulafoy disease）。

【随访】

患者内镜治疗后暂禁食，予以补液及质子泵抑制剂治疗，观察3天后生命体征平稳，未再有呕血，仅有少量黑便，考虑活动性出血停止，开始进食流食。2周后进食正常，未再出现呕血及黑便情况，复查胃镜可见钛夹治疗病变处封闭，未再出现活动性出血（图1-2）。

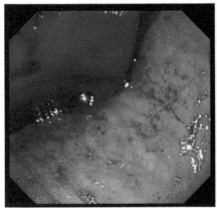

鲜血涌出　　　　　　　　　　　　血管断端

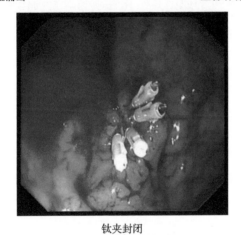

钛夹封闭

图1-1　内镜检查及治疗

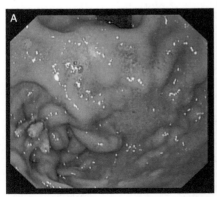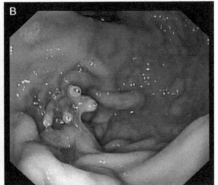

图1-2　钛夹治疗2周后复查

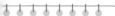

病例分析与讨论

一、诊断方面

患者以上消化道大出血为首发症状，初步诊断是上消化道大出血。对上消化道大出血首先应该判断是静脉曲张破裂出血还是非静脉曲张上消化道出血。因为患者无肝炎病史、无饮酒史、无特殊用药史，并且查体无肝硬化的体征，初步血常规检查提示无脾功能亢进的表现，因此初步考虑非静脉曲张上消化道出血。非静脉曲张上消化道出血最常见的原因是消化性溃疡、上消化道肿瘤、急性胃黏膜病变；较少见的原因有食管贲门黏膜撕裂、上消化道血管病变如迪氏病、理化和放射损伤、壶腹周围肿瘤、胰腺肿瘤、胆胰管结石、胆管肿瘤，以及某些全身性疾病，如感染、肝肾功能障碍、凝血机制障碍、结缔组织病等。结合患者的病史，42 岁男性，既往无全身性慢性疾病，呕血前无剧烈的呕吐，无明显上腹痛，无消瘦、纳差等，初步考虑消化性溃疡可能性大。对于非静脉曲张上消化道出血的患者，应该在 24 小时内尽快行胃镜检查。本例患者在完善常规检查后，通过在 24 小时内行胃镜检查发现是迪氏病，最终明确诊断。内镜检查是迪氏病的首选诊断方法，尤其是对于急性消化道出血的患者，内镜下诊断的阳性率较高。迪氏病出血的患者，可以在内镜下见到胃小弯黏膜局灶缺损伴喷射状出血或黏膜浅凹陷，可见血管走行其中，表面覆有血凝块，或小动脉孤立突起于黏膜表面伴搏动性出血。在没有活动性出血的情况下，迪氏病部位可能看不到异常血管，而是像凸起的乳头，或者可以见到血管，但无相关溃疡，容易漏诊或误诊。由于大部分迪氏病难以被发现，在不明原因出血的鉴别诊断中应考虑该病，并在完善内镜检查时仔细探查，避免漏诊或误诊。超声内镜亦可协助诊断和评估疗效，该病在超声内镜下显示为胃黏膜下的迂曲血管。本例患者的病变位于胃底穹窿偏后壁，可见血管断端，内镜下表现比较典型。

二、治疗方面

迪氏病具有较高的病死率，死亡的主要原因是失血性休克和多器官功能衰竭。早期诊断并给予有效治疗至关重要，可选择内镜治疗、选择性胃左动脉栓塞和手术治疗。首选内镜治疗，如果内镜治疗后再次出血，部分患者仍可再通过内镜治疗或介入治疗达到持续性止血的目的，只有少部分患者需要外科干预。文献报道内镜止血成功率达 96%。内镜治疗的方法有注射疗法及热探头、微波、高频电凝、激光等热治疗和止血夹、圈套器等器械治疗。本例患者采用了钛夹止血的方法，随访显示治疗成功。

三、个人经验分享

在接诊上消化道大出血患者时应首先根据病史初步判断出血的病因及出血量，以及有无循环衰竭征象，如果没有，应尽快行胃镜检查以明确诊断，最好在出血 24 小时内检查。对迪氏病，内镜治疗目前仍是首选。

四、知识点提示

1. 定义

迪氏病是引起上消化道大出血的少见原因之一，病灶是突露于胃肠道腔内活动出血的或黏附血块的动脉，动脉周围无溃疡形成。其可以发生在胃肠道的任何部位，以近端胃最多见。

2. 流行病学特点

迪氏病相对少见，在西方发达国家其占上消化道大出血病例的

0.3% ～ 6.8%，在日本为 1.1% ～ 9.4%。迪氏病可见于各年龄段，常见于 40 ～ 60 岁男性患者。20 世纪 70 年代以前本病病死率为 80%，近年来随着诊断及治疗技术的进步已降至 4.1%。

3. 病因学及发病机制

迪氏病的发病机制尚不完全清楚，过去人们曾将迪氏病归为胃动脉瘤，认为出血是动脉瘤的扩张、破裂所致，但近年来病理检查发现迪氏病的血管有内膜、中层和外膜，排除了动脉瘤的可能；人们也曾认为迪氏病是先天性动静脉畸形，但研究未发现动静脉畸形的存在。正常情况下胃壁血供主要来自胃短动脉，胃短动脉进入胃壁后分支逐渐变细，最终在胃黏膜形成毛细血管，但迪氏病患者胃短动脉分支进入胃黏膜肌层后保持恒定的直径，因而称为恒径动脉。一般认为恒径动脉属于先天性发育异常，其与黏膜之间有着特殊的关系，正常情况下黏膜下疏松组织使得动脉表面的黏膜自由移动，而迪氏病患者由于 Wanken 纤维束将动脉和黏膜固定，形成特定的黏膜易损区，Wanken 纤维束与动脉和黏膜的关系可能为先天性所致。黏膜易损区在外界因素刺激下发生黏膜损伤并引起黏膜下恒径动脉破裂；随着年龄增大，动脉管径扩张、黏膜萎缩，这种薄弱的环境更易受到损害，因此，迪氏病病灶是由黏膜下恒径动脉和浅表性黏膜糜烂构成的。多种因素可促使胃黏膜糜烂和恒径动脉破裂，如大量饮酒、吸烟、胆汁反流均可引起胃黏膜糜烂；胃蠕动时恒径动脉受压、拉长，蠕动时产生的切割力或机械性损伤可引起血管破裂。恒径动脉并不是突然腐蚀破裂，而是管壁逐渐变薄、扩张而致破裂，破裂前常有血栓形成。有些研究发现，迪氏病病灶血管存在不同程度的动脉硬化，硬化的血管更易发生破裂，这种现象可以解释迪氏病发病年龄偏大的原因。

4. 诊断标准

迪氏病临床表现无特征性，由于病变范围小、部位隐匿且可散发于全消化道，临床诊断率较低。内镜、超声内镜、选择性血管造影、多排螺旋 CT 血管造影、放射性核素显像、剖腹探查等有助于诊断。

5. 治疗特点

早期诊断并予以有效治疗至关重要，治疗方法有内镜治疗、介入栓塞术和手术治疗。目前认为内镜治疗为首选方案，止血成功率在 90% 以上。

病例点评

迪氏病是引起上消化道出血的少见病因，发病率为 0.3%～6.8%。随着近些年消化内镜的普及，此疾病逐步被认识。典型表现为突发性、无先兆、致命性的消化道大出血，并很快出现出血性休克，此时检查往往不能发现病变，一经输血恢复血压后易再次出血，大出血可呈周期性。早期诊断并予以有效治疗至关重要。本例患者在内镜下经及时止血治疗，效果好。如内镜治疗后仍有出血，可行介入及手术治疗。

（艾 蓉 张 希）

参考文献

1. 林惠华. Dieulafoy 病的诊断与治疗. 现代医学，2008，36（1）：58-63.

2. 杨力，李初俊. Dieulafoy 病的诊断与治疗. 现代消化及介入治疗，2007，12（1）：41-42.

3. 黄新余. Dieulafoy 病临床研究现状. 国外医学（消化系疾病分册），2004，24（3）：140-142.

4. JEON H K, KIM G H. Endoscopic management of Dieulafoy's lesion. Clin Endosc, 2015, 48（2）: 112-120.

5. MUMTAZ R, SHAUKAT M, RAMIREZ F C. Outcomes of endoscopic treatment of gastroduodenal Dieulafoy's lesion with rubber band ligation and thermal/injection therapy. J Clin Gastroenterol, 2003, 36（4）: 310-314.

6. NOJKOV B, CAPPELL M S. Gastrointestinal bleeding from Dieulafoy's lesion: Clinical presentation, endoscopic findings, and endoscopic therapy. World J Gastrointest Endosc, 2015, 7（4）: 295-307.

7. BAXTER M, ALY E H. Dieulafoy's lesion: current trends in diagnosis and management. Ann R Coll Surg Engl, 2010, 92（7）: 548-554.

病例 2 早期胃癌

病历摘要

患者，男，48岁。

主诉：间断上腹痛2个月，发现胃窦病变2周。

现病史：患者2月余前无明显诱因出现间断上腹痛，为饥饿痛，晨间为著，无放射，伴反酸、烧心，无恶心、呕吐、胸闷、胸痛等不适，自服奥美拉唑治疗，症状稍缓解。2周前就诊于我院，完善胃镜检查（2018-5-28），提示反流性食管炎、慢性萎缩性胃炎。在体窦交界大弯侧黏膜颗粒样不平处取组织一块，病理示粟粒大胃黏膜组织1块，部分腺管上皮呈高级别上皮内瘤变。后于我院行放大胃镜精查，提示体窦交界大弯侧可见一直径约0.8 cm黏膜发红，病变中央稍凹陷，似有瘢痕样结构；放大内镜+窄带成像技术（ME-

NBI）靛胭脂染色＋冰醋酸染色观察，MS（表面微细结构）欠规则，MV（微小血管结构）部分呈网状改变，可见 DL（边界线）（＋）、LBC（亮蓝脊）（＋）；诊断：早期胃癌（Ⅱa+Ⅱc），慢性萎缩性胃炎（C1）。现为进一步诊治收入我科。自起病以来，患者饮食可，睡眠可，大小便正常，半年体重下降 2.5 kg。

既往史：乙型病毒性肝炎表面抗原携带状态 20 余年；陈旧性肺结核 10 余年，自诉已治愈；2 型糖尿病病史 10 余年，目前规律口服阿卡波糖 1 片 tid 降糖治疗，自诉血糖控制可；否认食物、药物过敏史。

【体格检查】

体温 36.5 ℃，脉搏 79 次 / 分，呼吸 18 次 / 分，血压 127/73 mmHg。双肺呼吸音清，未闻及干湿啰音。心律齐，未闻及心脏杂音，心率79 次 / 分。腹部平坦，无脐疝、腹壁静脉曲张，无皮疹、色素沉着，未见胃肠型及蠕动波。腹壁柔软，无压痛、反跳痛、肌紧张，未触及包块。肝脾肋下未触及。胆囊区无压痛，Murphy 征阴性。肝浊音界正常，肝区、肾区无叩击痛，移动性浊音阴性。肠鸣音正常，未闻及血管杂音。

【辅助检查】

1. 入院前

胃镜（2018-5-28，我院）：食管上中段黏膜光滑，呈粉红色，未见糜烂、溃疡及静脉曲张，食管下段齿状线上方可见片状黏膜发红，大小约 0.2 cm×0.3 cm；贲门开闭自然，齿状线清晰；胃底、胃体黏膜光滑，蠕动好，色红，胃角、胃窦黏膜呈颗粒样不平，色为红白相间，以白色为主，可透见黏膜下小血管，于体窦交界大弯侧取活检，组织软，弹性可，幽门圆，开放好，幽门黏膜光滑，未见充血水肿；球腔无畸形，未见溃疡，降段无异常（图 2-1）。诊断：反流性食管炎，慢性萎缩性胃炎。

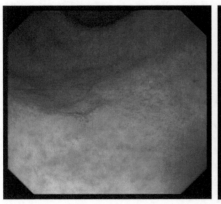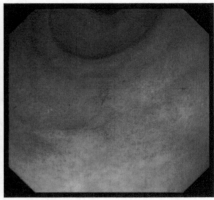

图 2-1　胃镜检查所见

病理（2018-5-30，我院）：（体窦交界大弯）粟粒大胃黏膜组织 1 块，部分腺管上皮呈高级别上皮内瘤变。

放大胃镜（2018-6-13，我院）：食管上中下段黏膜光滑，呈粉红色，未见糜烂、溃疡及新生物；贲门开闭自然，齿状线清晰；胃底黏膜光滑，蠕动好，色红，无肿物与溃疡；胃体黏膜光滑，蠕动好，色红，无肿物与溃疡；胃角切迹黏膜光滑；体窦交界大弯侧可见一直径约 0.8 cm 黏膜发红，病变中央稍凹陷，似有瘢痕样结构。ME-NBI+ 靛胭脂染色 + 冰醋酸染色观察，MS 欠规则，MV 部分呈网状改变，可见 DL（+）、LBC（+）；胃窦黏膜光滑，色红，蠕动好，分泌物不多，未见糜烂及溃疡；幽门圆，开放好，幽门黏膜光滑，未见充血水肿；十二指肠球腔无畸形，未见溃疡，降段无异常（图 2-2）。诊断：早期胃癌（Ⅱa+Ⅱc），慢性萎缩性胃炎（C1）。

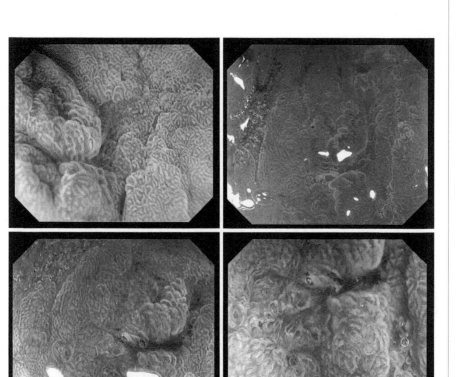

图 2-2　放大胃镜所见

2. 入院后

血常规、生化、凝血功能、艾梅乙丙（艾滋病、梅毒、乙肝、丙肝）检测、尿常规、便常规＋潜血：正常。

肿瘤标志物：阴性。

胃蛋白酶原Ⅰ：237.8 ng/mL。

胃蛋白酶原Ⅱ：23.7 ng/mL。

胃蛋白酶原Ⅰ／胃蛋白酶原Ⅱ：10.0。

幽门螺杆菌（Hp）抗体：阴性。

^{13}C 呼气试验：因近期服用质子泵抑制剂（proton pump inhibitor，PPI），未做。

胸部 CT 平扫、腹盆 CT 平扫＋增强扫描（2018-6-14）：未见异常。

超声胃镜（2018-6-14）：体窦交界大弯侧病变处呈偏低回声，内部回声欠均匀，病变处黏膜下层完整（图2-3）。

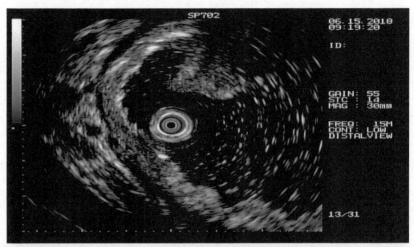

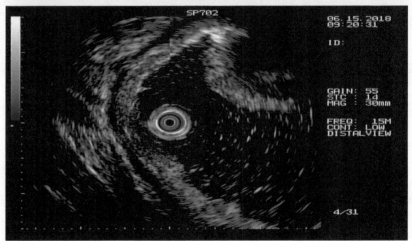

图 2-3　超声胃镜所见

【诊断】

1. 入院诊断

早期胃癌。

2. 诊断分析

患者为 48 岁男性，临床表现为间断饥饿时上腹痛 2 月余，口服

PPI 有效，根据胃镜下表现及活检病理，胃窦高级别上皮内瘤变诊断明确。放大胃镜示该病变直径约 0.8 cm，表现为略隆起、中央稍凹陷的黏膜病变。ME-NBI+ 靛胭脂染色＋冰醋酸染色观察，MS 欠规则，MV 部分呈网状改变，可见 DL（＋）、LBC（＋）。超声胃镜示体窦交界大弯侧病变处呈偏低回声，内部回声欠均匀，病变处黏膜下层完整。超声内镜及腹部 CT 未见胃壁外淋巴结肿大。考虑早期胃癌（T1aN0M0）可能性大。

【鉴别诊断】

（1）进展期胃癌：临床表现无特异性，慢性起病，可有慢性消化性溃疡等病史，临床表现为腹胀、腹痛、消化不良、呕吐、黑便、消瘦，随着病情加重，晚期出现营养低下等恶病质表现，可在上腹部触及肿瘤包块。本例患者无报警症状，胃窦病变活检病理示高级别上皮内瘤变，结合精查胃镜及超声内镜结果考虑病变局限于黏膜层，考虑该诊断可能性不大。

（2）胃炎：疣状胃炎又称隆起糜烂性胃炎，也可表现为扁平隆起灶，中央可呈脐样凹陷，胃窦黏膜可见增生肥厚呈凹凸结节、萎缩、血管透见、壁内出血等炎症性改变。本例患者精查胃镜不符合且病理不支持，暂可除外该诊断。

【治疗】

1. 治疗原则

胃黏膜病变最大径约 0.8 cm，病理示高级别上皮内瘤变，是内镜下切除的绝对适应证。

2. 治疗方案

（1）术前评估患者全身状况，排除麻醉及内镜切除治疗禁忌证。

（2）胃窦黏膜病变内镜黏膜下剥离术（endoscopic submucosal

dissection，ESD）：进镜至体窦交界大弯侧可见一直径约 0.8 cm 黏膜发红，病变中央凹陷，以 Dual 刀标记范围，予以亚甲蓝生理盐水玻璃酸钠注射液行黏膜下注射，抬举征（＋）。用 Dual 刀沿标记处行黏膜切开后，以 Dual 刀、IT 刀逐步剥离病变黏膜直至黏膜完全脱落，术中、术后用凝血钳处理创面血管，过程顺利，无活动性出血，予以凝血酶洁维乐喷洒创面，退镜（图 2-4）。

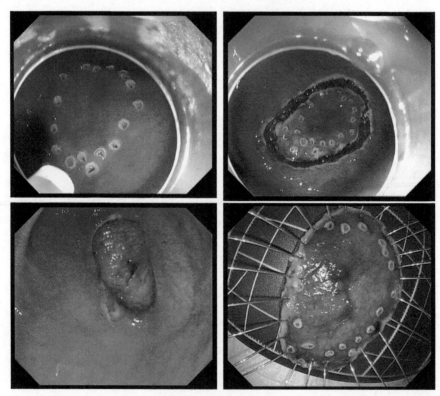

图 2-4 胃窦黏膜病变内镜黏膜下剥离术

（3）术后禁食水 48 小时，予以补液治疗，监测血常规、电解质、肝肾功能。

（4）术后使用 PPI 治疗：艾司奥美拉唑 40 mg bid ivgtt × 3d →艾司奥美拉唑 20 mg bid po，总疗程为 8 周。

（5）术后使用抗生素治疗：头孢唑肟钠 2.0 g bid ivgtt × 3d。

（6）停用抗生素治疗 1 个月、PPI 治疗 2 周以上，查 ^{13}C 呼气试验，若为阳性，建议行幽门螺杆菌根除治疗。

【随访】

术后病理：黏膜组织 1 块，4.1 cm×2.1 cm，Ⅱa+Ⅱb，1.3 cm×0.3 cm。（胃体窦交界）胃黏膜高级别上皮内瘤变，癌瘤局限于固有层，水平及基底切缘干净；周围胃黏膜组织部分呈慢性萎缩性胃炎，伴肠上皮化生，神经内分泌细胞腺样增生。

术后 3 个月、6 个月、12 个月复查胃镜，此后每年复查胃镜，并行肿瘤标志物和相关影像学检查。

📋 病例分析与讨论

一、诊断方面

早期胃癌通常无特异性临床表现，常通过内镜检查被发现，通过对可疑病变进行活检可以明确诊断。但是由于活检组织有限，无法准确评估病变程度和范围，可以借助化学染色内镜、电子染色内镜、放大内镜、激光共聚焦显微内镜、荧光内镜等辅助诊断。另外，超声内镜和腹部影像学检查可辅助评估病灶浸润深度、范围及有无淋巴结转移。

二、治疗方面

胃黏膜高级别上皮内瘤变、病灶最大径 ≤ 2 cm 的分化型黏膜内癌，是内镜下切除的绝对适应证。

三、个人经验分享

本例患者只有年龄 > 40 岁这一项胃癌高危因素，临床表现无特异性，通过白光内镜诊断为胃黏膜轻度萎缩，并通过组织活检发现早期胃癌，可见胃镜筛查对早期胃癌的诊断具有重要价值。在第 1 次胃镜检查时，内镜医师意识到患者胃黏膜萎缩背景下的可疑病变，但不确定为恶性病变，最终通过组织活检确定早期胃癌的诊断，而在第 2 次放大内镜精查时可以观察到典型的早期胃癌的表现。但是在临床工作中，由于放大内镜检查受到仪器设备、操作人员经验等限制，白光内镜检查仍然是重要的胃癌筛查手段，因此提高内镜医师的白光内镜检查经验及技术非常重要。

四、知识点提示

内镜及内镜下活体组织检查是目前诊断胃癌的金标准，尤其是对平坦型和非溃疡型胃癌的检出率高于 X 线钡餐等方法。早期胃癌的普通白光内镜并不具有明显的特征性，因此通过普通白光内镜发现早期胃癌有一定的挑战。由于幽门螺杆菌（Helicobacter pylori，Hp）感染及胃黏膜萎缩肠化程度与胃癌的发生率密切相关，因此在行内镜检查时首先需要注意观察背景黏膜，判断 Hp 感染状态及萎缩肠化程度，对 Hp 现症或既往感染、萎缩肠化程度较重的胃黏膜引起警惕。另外，检查时应特别注意与周围黏膜表现不同的局部区域黏膜改变，仔细观察病变的形态、色泽、边界及病变黏膜特点等。根据巴黎分型，早期胃癌的形态分为 0-I、0-II a、0-II b、0-II c、0-III 五型，其中分化型早癌形态通常表现为隆起或凹陷型，而未分化型早癌通常表现为凹陷型；分化型早癌的色泽常常发红，而未分化型早癌色泽发白。早期胃癌的边界通常表现为棘状/星芒状（分化型）或断崖状（未分化型）。分化型早癌的中央黏膜常呈微小化、致密化的改变，未分化型早癌病变中央可见岛状黏膜。化学染色内镜（靛胭脂、0.3%～0.5% 亚甲蓝、1.5% 醋酸、0.05 g/L 肾上腺素）在常规内镜检查的基础上，可使病灶与正常黏膜的对比更加明显，从而有助于病变的辨认及提高活体组织检查的准确性，并可对早期胃癌的边缘和范围进行较准确的判断，以提高内镜下黏膜切除的完整性。电子染色内镜（窄带成像技术、智能电子分光技术）可以不喷洒染色剂就能显示黏膜腺管形态的改变，从而避免了染料分布不均匀而对病变的错误判断，还可以清晰观察黏膜浅表微血管形态。

放大内镜可将胃黏膜放大几十甚至上百倍，从而可观察胃黏膜腺体表面小凹结构和黏膜微血管网形态特征的细微变化。目前放大内镜结合电子染色内镜在临床上应用相当广泛，可以辅助诊断鉴别早期胃癌、确定病变边界等。早期胃癌在放大内镜下可见明显的边界及异常的表面微结构和异常的表面微血管结构。分化型早癌的表面微结构可表现为腺管结构大小不一、方向不均、微小密度或扩大融合等；表面微血管通常表现为网状（mesh pattern）、环状（loop pattern）、不规则网状（irregular mesh pattern）。未分化型早癌的表面微结构通常表现为腺管消失或者部分尚存；表面微血管表现为稀疏螺旋形血管（corkscrew pattern）、波纹样血管（wavy micro-vessels pattern）、雷纹样血管（raimon vessels）。

国内较为公认的早期胃癌内镜切除适应证如下：①绝对适应证：病灶最大径≤2 cm，无合并溃疡的分化型黏膜内癌；胃黏膜高级别上皮内瘤变。②相对适应证：病灶最大径>2 cm，无溃疡的分化型黏膜内癌；病灶最大径≤3 cm，有溃疡的分化型黏膜内癌；病灶最大径≤2 cm，无溃疡的未分化型黏膜内癌；病灶最大径≤3 cm，无溃疡的分化型浅层黏膜下癌。除以上条件外的早期胃癌，伴有一般情况差、外科手术禁忌证或拒绝外科手术者可被视为内镜黏膜下剥离术的相对适应证。国内目前较为公认的内镜切除禁忌证：明确淋巴结转移的早期胃癌；癌症侵犯固有肌层；患者存在凝血功能障碍。另外，内镜黏膜下剥离术的相对手术禁忌证还包括抬举征阴性。

病例点评

我国属于胃癌高发国家，每年胃癌新发病例约40万例，死亡约35万例，新发和死亡均占全世界胃癌病例的40%。日本胃癌协会统计显示，胃癌患者随着初诊期别的变化，5年生存率显著降低，Ⅰ、Ⅱ、Ⅲ、Ⅳ期胃癌的5年生存率分别为90.1%、70.5%、41.8%和16.6%。因此早期胃癌的诊治对提高患者生存率意义重大。尽管目前临床上出现了电子染色技术、窄带成像技术，以及放大内镜或超高倍放大内镜、荧光内镜、激光共聚焦显微内镜等先进的内镜技术，使得人们对胃黏膜病变的观察更为细微，但普通白光内镜仍然是临床上最常用的早期胃癌的筛查手段，因此，内镜医师的白光内镜基本功非常重要。目前国际多项指南及国内共识均推荐内镜下切除为早期胃癌的首选治疗方式，但各项指南中早期胃癌内镜切除适应证有细微的差异。

（张树仁　刘思茂）

参考文献

1. 廖专，孙涛，吴浩，等. 中国早期胃癌筛查及内镜诊治共识意见（2014年4月·长沙）. 胃肠病学，2014，19（7）：408-427.

2. WADDELL T, VERHEIJ M, ALLUM W, et al. Gastric cancer：ESMO-ESSO-ESTRO Clinical Practice Guidelines for diagnosis, treatment and follow-up. Radiother Oncol, 2014, 110（1）：189-194.

3. （日）八木一芳，味冈洋一. 放大胃镜诊断图谱. 2版. 吴永友，李锐，译. 沈阳：辽宁科学技术出版社，2017：43-95.

病例 3 　嗜酸细胞性食管炎

病历摘要

患者，男，55 岁。

主诉：间断吞咽困难 3 月余。

现病史：3 个月前患者无明显诱因出现间断吞咽困难、哽噎感，硬食物为著，伴呕吐，呕吐物为胃内容物，伴反酸，伴胸痛不适，无烧心，无呕血、咯血，无呃逆，无气急、发绀、声音嘶哑等，于外院完善胃镜检查示可疑贲门失弛缓症，于我院完善上消化道造影示造影剂通过食管稍缓慢。为进一步诊治收入院。

既往史：患湿疹 10 余年；冠心病 10 余年，现规律服用二级预防药物治疗；2 型糖尿病 5 年余，目前行饮食、运动治疗。否认食物、药物过敏史。

【体格检查】

体温 36.5 ℃，脉搏 75 次 / 分，呼吸 16 次 / 分，血压 136/81 mmHg。双肺呼吸音粗，未闻及干湿啰音。心律齐，未闻及心脏杂音，心率 75 次 / 分。腹部平坦，右下腹见术后瘢痕，无脐疝、腹壁静脉曲张，无皮疹、色素沉着，未见胃肠型及蠕动波。腹壁柔软，右下腹见术后瘢痕，无压痛、反跳痛、肌紧张，未触及包块。肝脾肋下未触及。胆囊区无压痛，Murphy 征阴性。肝浊音界正常，肝区、肾区无叩击痛，移动性浊音阴性。肠鸣音正常，未闻及血管杂音。

【辅助检查】

1. 入院前

胃镜（2012-11-9，外院）：食管炎，浅表性胃炎。

胃镜（2018-4-13，外院）：食管中上段管腔扩张，呈多层圆环，食管下段狭窄，可见少许白色丘疹。镜下诊断：贲门失弛缓症？嗜酸细胞性食管炎？（图 3-1）。

上消化道造影（2018-4-23，我院）：造影剂通过食管稍缓慢。

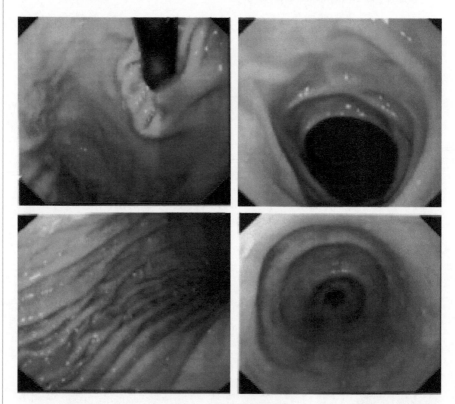

图 3-1　胃镜检查所见

2. 入院后

血常规（2018-5-15）：嗜酸性粒细胞绝对值 1.50×10^9/L，嗜酸性粒细胞百分比 17.4%，余正常。

复查血常规（2018-5-24）：嗜酸性粒细胞绝对值 0.90×10^9/L，嗜酸性粒细胞百分比 16.9%。

血生化、DIC、艾梅乙丙检测、尿常规、便常规＋潜血：正常。

抗核抗体（ANA）谱、抗中性粒细胞胞质抗体（ANCA）谱、抗 ENA 抗体（Sm、RNP、SSA、SSB、Jo-1、Scl-70、ANA）、免疫球蛋白＋补体、类风湿因子＋抗链 O、红细胞沉降率（erythrocyte sedimentation rate，ESR）、血清 IgG 亚类测定四项：均正常。

变应原全套：阴性。

便隐孢子＋贾第虫抗原、便阿米巴滋养体及包囊、便寄生虫卵：均正常。

胸部 CT 平扫、腹盆 CT 平扫＋增强扫描（2018-5-15）：未见异常。

食管测压（2018-5-15）：食管下括约肌（lower esophageal sphincter，LES）静息压减低，食管体部动力障碍（图 3-2）。

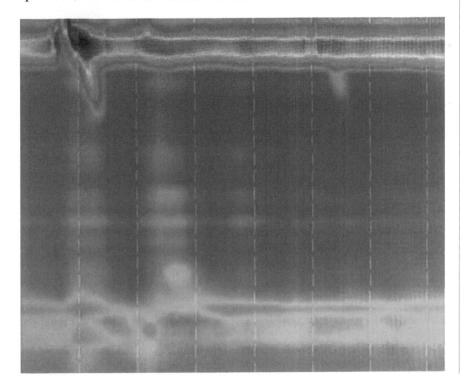

笔记

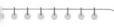
动力	静息压
LES 松弛率（%）：48	LES 呼吸平均值（mmHg）：13.4（13～43）
远端波波幅（mmHg）：16.1（43～152）	UES 平均值（mmHg）：71.0（34～104）
蠕动波持续时间（s）：4.8（2.7～5.4）	解剖
远端收缩积分：（mmHg×cm×s）：147.8（500～5000）	LES 近端（cm）：48.4
蠕动	LES 腹腔内部分（cm）：1.9
蠕动性吞咽百分比（%）：0	食管长度（cm）：27.5
同步收缩百分比（%）：0（＜10%）	食管裂孔疝：否
无效吞咽百分比（%）：100（0%）	残余压
	LES（mmHg，平均值）：8.1（＜15.0）
	UES（mmHg，平均值）：5.6（＜12.0）

图 3-2　食管测压

超声胃镜（2018-5-19）：食管黏膜光滑，见节段性收缩环。超声所见：食管上中下段五层结构清晰，黏膜层、固有肌层未见增厚，纵隔内未见肿大淋巴结。腹膜后未见肿大淋巴结，腹腔未见积液，胰体尾回声均匀。分别于食管上中下段黏膜各活检 2 块，组织韧，弹性可。镜下诊断：嗜酸细胞性食管炎可能。

病理：食管上段呈慢性炎，上皮内散在少量嗜酸性粒细胞浸润（最多处约 9 个 /HPF）；食管中段散在淋巴细胞浸润；食管下段上皮内散在极少量嗜酸性粒细胞浸润（最多处约 2 个 /HPF）。

双侧颈部、锁骨下、腋下、腹股沟淋巴结 B 超（2018-5-24）：右腹股沟多发淋巴结，最大 1.1 cm×0.5 cm；左颈部多发形态异常淋巴结，最大 1.4 cm×0.5 cm。

全身 PET/CT（2018-5-24）：食管底部近贲门处代谢轻度增高，考虑炎性病变可能性大；双肺多发肉芽肿性结节；双肺门多发小淋

笔记

巴结；双侧颈部及腋窝多发小淋巴结代谢稍增高，考虑炎症反应。

【诊断】

1. 入院诊断

嗜酸细胞性食管炎。

2. 诊断分析

患者为 55 岁男性，临床表现为间断吞咽困难，硬食物为著，伴哽噎感，呕吐，胸痛 3 月余，有过敏性湿疹病史，外周血中嗜酸性粒细胞绝对值 1.50×10^9/L，白光内镜示食管下段狭窄、中上段扩张，超声胃镜示嗜酸细胞性食管炎？病理提示上皮内散在少量嗜酸性粒细胞浸润（最多处约 9 个 /HPF），寄生虫相关检查阴性。目前诊断：嗜酸细胞性食管炎可能性大。目前病因尚未明确，考虑与过敏性湿疹有关。

【鉴别诊断】

（1）贲门失弛缓症：食管钡餐造影见贲门梗阻呈漏斗状或鸟嘴状，食管下段明显扩张；食管下端及贲门持续性紧闭不开放，食管内滞留液体或食物，食管腔扩大。重者食管腔扩张犹如胃腔，偶可见食管的走向扭曲呈 S 形，食管测压示食管下端高压区的压力为正常人的 2 倍以上，吞咽时下段食管和括约肌压力不下降。本例患者的钡餐内镜下表现及食管测压检查均不符合贲门失弛缓症特征，暂不考虑该诊断。

（2）嗜酸性粒细胞增多症：间隔至少 1 个月的 2 次检查发现嗜酸性粒细胞绝对计数 > 1.5×10^9/L 和（或）病理检查确认组织中嗜酸性粒细胞增多。病理可见骨髓切片上嗜酸性粒细胞占所有有核细胞的 20% 以上和（或）病理医师判定组织浸润广泛。组织切片观察到嗜酸性粒细胞颗粒蛋白在组织中显著沉积，伴或不伴严重的嗜酸性

25

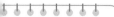 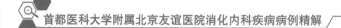

粒细胞组织浸润。本例患者外周血嗜酸性粒细胞仅 1 次 $> 1.5 \times 10^9/L$，暂不考虑该诊断，可行骨髓穿刺活检以鉴别。

（3）胃食管反流病：典型及常见症状表现为烧心、反酸，少见吞咽困难，可能是由食管痉挛或功能紊乱所致，少部分是由食管狭窄所致，有严重食管炎或并发食管溃疡时可伴有吞咽痛。本例患者无反酸、烧心等症状，以吞咽困难为主，内镜下表现暂不符合食管炎特征，暂不考虑该诊断。

（5）食管癌：年龄多在 40 岁以上，早期食管癌易被忽略，晚期表现为消瘦、贫血、营养不良、恶病质，内镜下可观察到食管肿物或溃疡，病理组织学检查可明确。本例患者表现为间断吞咽困难，无进行性加重，钡餐及胃镜均未见占位性病变，暂不考虑该诊断。

【治疗】

1. 治疗原则

膳食疗法、药物治疗（如 PPI 和糖皮质激素等），存在食管狭窄时行内镜下食管扩张术。

2. 治疗方案

（1）给予膳食疗法：避免食用奶类、蛋类、大豆、小麦、花生 / 木本坚果、鱼 / 贝类。

（2）给予 PPI 抑酸治疗。

（3）目前存在活动性湿疹，给予开瑞坦抗过敏治疗。

【随访】

本例患者在膳食疗法、PPI 抑酸、抗过敏治疗后，复查外周血嗜酸性粒细胞绝对值降低，吞咽困难等症状及湿疹症状好转，复查双侧颈部、腋窝及腹股沟淋巴结未见肿大，故继续给予膳食疗法和 PPI 治疗，未加用糖皮质激素类药物治疗，同时建议患者监测外周血嗜酸性粒细胞数量，并建议行骨髓穿刺活检术以除外嗜酸性白血病等血液系统疾病。

病例分析与讨论

一、诊断方面

患者为 55 岁男性，存在食管功能障碍的慢性症状（如吞咽困难、食物嵌塞、反酸、胸痛），有过敏性湿疹病史，外周血中嗜酸性粒细胞绝对值 1.50×10^9/L，应怀疑嗜酸细胞性食管炎。白光内镜示食管下段狭窄、中上段扩张，超声胃镜示嗜酸细胞性食管炎？病理示上皮内散在少量嗜酸性粒细胞浸润（最多处约 9 个 /HPF）。在病因方面以寄生虫感染常见，完善寄生虫相关检查均为阴性。给予膳食疗法、PPI 抑酸、抗过敏治疗后食管症状及湿疹好转，外周嗜酸性粒细胞绝对值降低，因此诊断嗜酸细胞性食管炎可能性大，考虑与过敏性湿疹有关可能性大。

二、治疗方面

完善外周血嗜酸性细胞绝对值、超声胃镜、食管测压、病理等检查，以进一步明确嗜酸细胞性食管炎的诊断，给予膳食疗法、PPI 抑酸、抗过敏治疗后食管症状及湿疹好转，外周嗜酸性粒细胞绝对值降低，未加用糖皮质激素类药物治疗。

三、个人经验分享

对罕见病例的诊治要积极查阅文献、指南，诊治方案需个体化。同时还需积极完善食管测压、PET/CT 等检查以除外食管癌、贲门失弛缓症等，完善超声内镜检查、病理检查、寄生虫相关检查以进一步明确诊断及寻找病因。

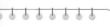
四、知识点提示

1. 定义

嗜酸细胞性食管炎（eosinophilic esohagitis，EoE）在 1995 年由 Kelly 等首次报道，是一种以食管壁全层嗜酸性粒细胞浸润为特征的慢性炎症疾病，临床主要表现为吞咽困难、食管狭窄、食物嵌塞及反流样症状。固体食物吞咽困难是最常见的症状。

2. 流行病学特点

不同年龄段均可发病，儿童及青少年好发，男性多于女性，白种人及发达国家人群的发病率相对较高。流行病学调查显示 70%EoE 患者合并有哮喘、过敏性鼻炎、湿疹等变态反应性疾病，2018 年美国过敏、哮喘和免疫学学会（AAAAI）会议报道的美国发病率约为 1/2000。近年来国外对 EoE 的报道及研究有所增加，显示其发病率及患病率均有所增加，可能与环境改变和空气中变应原有关。国内对 EoE 报道甚少，尚无完善的流行病学资料，EoE 发病机制也不明确，这给诊断和治疗带来很大的困扰。

3. 病因学

多项研究表明吸入变应原引起的变态反应可能是 EoE 的重要病因。嗜酸细胞性食管炎与过敏性疾病（如食物过敏、环境过敏、哮喘和特应性皮炎）密切相关，28%～86% 的嗜酸细胞性食管炎成人患者存在另一种过敏性疾病。

4. 发病机制

关于 EoE 发病机制尚不完全清楚，目前的观点认为多种炎症细胞及细胞因子的共同作用导致了 EoE 的发生。研究显示疾病进程主要与食管壁屏障功能受损、炎症发生、上皮纤维化和食管运动功能紊乱等有关。目前文献有 2 种假说：一种是传统假说，即食管上皮细胞介导嗜酸性细胞流入食管；另一种假说是 IgE 介导的嗜酸性因子从肥大细胞中分泌。

5. 诊断标准

嗜酸细胞性食管炎的诊断主要依靠临床症状和食管黏膜的病理变化，在成人中应该考虑到与食管功能障碍相关的症状（如吞咽困难、上腹部疼痛、胸部不适和反流）。近端和远端食管的组织活检显示每高倍镜下都有超过 15 个嗜酸性粒细胞，除外其他导致嗜酸性粒细胞增多的原因，同时需排除其他可能导致或促成食管嗜酸性粒细胞增多的病因。典型内镜下表现有多层圆环、狭窄（尤其是近端狭窄）、线性沟纹、白色丘疹等（图 3-3）。

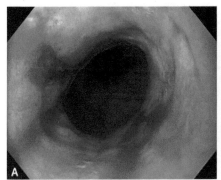 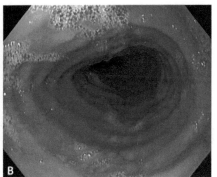

A. 与胃食管反流疾病相关的严重侵蚀性食管炎；B. EoE 内镜下表现。

图 3-3　胃镜所见

6. 治疗特点

（1）膳食疗法：经验性膳食疗法是基于一种观念，即在某一类人群（如美国人群）中经验性地回避最常引起速发型超敏反应的食物也可能会缓解 EoE。因此，这种膳食经验性排除了引起大部分 IgE 介导的食物过敏反应的食物品种（即奶类、蛋类、大豆、小麦、花生 / 木本坚果、鱼 / 贝类）。另外一种是以检测结果为导向的膳食剔除疗法，即先进行皮肤点刺试验和特应性斑贴试验以检测食物变应原，随后将试验结果为阳性的食物从膳食中剔除（需剔除牛奶，因为在检测中其阴性预测值很差）。膳食疗法的研究数据有限，疗效尚待进一步研究论证。

（2）药物治疗：多数学者认为，若已确诊嗜酸细胞性食管炎患者出现反流症状，可将PPI作为一线治疗药物。同时，PPI有助于嗜酸细胞性食管炎与胃食管反流病相鉴别，如抑酸治疗无效则支持嗜酸细胞性食管炎的诊断，治疗效果与PPI抑酸机制相关。大多数EoE患者经局部用糖皮质激素治疗后有效，表现为嗜酸性粒细胞计数下降。目前氟替卡松与布地奈德是研究最充分的药物。儿童和成人的随机对照试验支持吸入皮质激素（如氟替卡松，儿童88～440 μg/d，成年人880～1760 μg/d，在1次呼气中被喷洒到口腔中，在呼吸过程中没有间隔，然后吞咽以减少肺沉积）或者口服皮质类固醇悬液（如布地奈德，儿童1 mg/d，成年人1～2 mg/d）。最初的治疗时间为8周，但通常需要长期维持。局部类固醇治疗被认为是安全的，然而，目前还没有长期治疗的循证依据。念珠菌性食管炎是最常见的并发症。

（3）食管扩张：患有长期疾病的患者通常会形成纤维性沉积，并导致食管狭窄。扩张食管狭窄处可以有效缓解吞咽困难，但对基础炎症无效，因此，通常仅用于经保守治疗失败的患者，但在食管高度狭窄的患者中，可能需要将其作为初始治疗。目前推荐每次扩宽的程度应不超过3 mm，因此，常需多次扩张才能达到目标食管直径，即15～18 mm。应提前告知患者食管扩张的风险，包括胸痛、出血、穿孔等。

（4）其他药物：生物疗法（针对EoE中关键细胞因子的单克隆抗体，如IL-13和IL-5）已经被评估或正在评估中，其疗效需进一步临床实验研究论证。部分研究应用前列腺素D_2受体拮抗剂、抗组胺药物和色甘酸、孟鲁司特等药物治疗，但其疗效尚不明确。

病例点评

　　嗜酸细胞性食管炎于1978年首次被报道，是一种相对新的疾病，许多临床医师对该病缺乏足够的认识，易于漏诊和误诊。该病诊断标准：存在食管功能紊乱相关的症状；食管活检显示以嗜酸性粒细胞为主的炎症，其特征是嗜酸性粒细胞 ≥ 15 个 /HPF；黏膜嗜酸性粒细胞增多局限于食管，PPI 试验治疗后持续存在；除外食管嗜酸性粒细胞增多的继发原因；治疗（膳食疗法、局部皮质激素）有效支持诊断，但非必需。由此看来，嗜酸细胞性食管炎诊断的要点为食管病理。已有研究发现在嗜酸细胞性食管炎患者中，嗜酸性粒细胞不均匀浸润食管上皮，活检阳性率不高，为诊断带来困难。本病例曾多次行胃镜检查，考虑食管炎，仅一次病理提示嗜酸性粒细胞浸润（9 个 /HPF），且无法达到诊断标准，但结合内镜下多层圆环、食管下段狭窄、少许白色丘疹等特征，考虑嗜酸细胞性食管炎可能性大。因此，为保证诊断准确性，需多处活检，所有疑诊患者均应在食管近端和远端各取 2 ～ 4 块活检标本。本例患者临床及内镜表现支持嗜酸细胞性食管炎，但病理尚达不到诊断标准，还需密切随访。

（王　申　朱思莹）

参考文献

1. KELLY K J, LAZENBY A J, ROWE P C, et al. Eosinophilic esophagitis attributed to gastroesophageal reflux：improvement with an amino acid-based formula. Gastroenterology，1995，109（5）：1503-1512.

2. SPERGEL J M, ACEVES S S, KLIEWER K, et al. New developments in patients with eosinophilic gastrointestinal diseases presented at the CEGIR/TIGERS Symposium at the 2018 American Academy of Allergy，Asthma & Immunology Meeting. J Allergy Clin Immunol，2018，142（1）：48-53.

3. 涂玉洁，许军英. 嗜酸性粒细胞食管炎最新研究进展. 临床消化病杂志，2012，24（6）：366-367.

4. HE Y T, CHRISTOS P J, REISACHER W R. Airborne and food sensitization patterns in children and adults with eosinophilic esophagitis. Int Forum Allergy Rhinol, 2018, 8（5）：571-576.

5. FLORIAN S, ESTERBAUER H, BINDER T, et al. Systemic mastocytosis（SM）associated with chronic eosinophilic leukemia（SM-CEL）：detection of FIP1L1/PDGFRα, classification by WHO criteria, and response to therapy with imatinib. Leuk Res, 2006, 30（9）：1201-1205.

6. LOIZOU D, ENAV B, KOMLODI-PASZTOR E, et al. A pilot study of omalizumab in eosinophilic esophagitis. PLoS One, 2015, 10（3）：e0113483.

7. CLAYTON S, EMERSON J F. Eosinophilic esophagitis：a mimic of gastroesophageal reflux disease. Am Fam Physician, 2018, 97（10）：628-629.

病例 4　胃神经内分泌肿瘤

病历摘要

患者，女，50 岁。

主诉：间断上腹胀痛 5 年。

现病史：5 年前患者无明显诱因出现上腹胀痛，与进食无关，伴嗳气，偶有反酸，解黄色不成形稀便，2～3 次/日，量少，无黏液、脓血，无乏力、纳差、心悸等不适，行胃镜检查示胃多发肉（山田Ⅰ型）、慢性浅表性胃炎，病理呈增生性息肉样结构伴慢性炎症及灶性结肠型肠上皮化生，予以奥美拉唑抑酸、金合欢乙酸香叶醇酯保护胃黏膜、促胃动力药治疗后，患者腹胀较前稍好转。1 个月前于我院复查胃镜示胃体大弯可见多发 0.2～0.4 cm 的无蒂息肉（表面光滑），考虑胃多发息肉（山田 I 型）。病理：胃幽门腺样黏膜组织内呈中度慢性炎，伴淋巴组织增生，固有层内见异型细胞巢浸润，根据形态及免疫组化染色结果，符合神经内分泌肿瘤（G1）。周围胃黏膜组织呈自身免疫性化生性萎缩性胃炎改变。自发病以来，患者饮食、睡眠可，大便如上所述，小便正常，体重、体力无明显变化。

既往史：甲状腺结节 2 年，子宫肌瘤 2 年，卵巢囊肿 2 年，青光眼临床早期术后 1 年，内痔切除术后 1 年。否认食物、药物过敏史。

【体格检查】

体温 36.5 ℃，脉搏 70 次 / 分，呼吸 18 次 / 分，血压 115/68 mmHg。神志清楚，精神可。双肺呼吸音清，未闻及干湿啰音。心率 70 次 / 分，心脏各瓣膜听诊区未闻及心脏杂音。腹部平坦，无脐疝、腹壁静脉曲张，无皮疹、色素沉着，未见胃肠型及蠕动波。腹壁柔软，未触及包块。肝脾未触及，中上腹压痛，无反跳痛及肌紧张，Murphy 征阴性，肝浊音界正常，肝区、肾区无叩击痛，移动性浊音阴性。肠鸣音 5 次 / 分，双下肢无水肿。

【辅助检查】

1. 入院前

胃镜（2015-11-30，外院）：胃底息肉，最大约 0.3 cm×0.3 cm，糜烂性胃炎。

病理（2015-12-7，外院）：（胃底）符合慢性萎缩性胃炎（轻度），轻度肠化，间质出血、水肿、淋巴细胞灶性浸润，部分上皮有增生。

胃镜（2018-4-16，我院）：胃体大弯可见多发 0.2～0.4 cm 的无蒂息肉，表面光滑，考虑胃多发息肉（山田 I 型）。

病理（2018-4-16，我院）：胃幽门腺样黏膜组织内呈中度慢性炎，伴淋巴组织增生，固有层内见异型细胞巢浸润，根据形态及免疫组化染色结果，符合神经内分泌肿瘤（G1），周围胃黏膜组织呈自身免疫性化生性萎缩性胃炎改变。

2. 入院后

胃泌素 17（2018-5-14）：160.37 pg/mL（参考值：35.46～104.58 pg/mL）。

抗胃壁细胞抗体（2018-5-14）：阳性（1∶320）。

抗内因子抗体（2018-5-14）：阴性。

胃蛋白酶原Ⅰ（2018-5-14）：8.2 ng/mL。

胃蛋白酶原Ⅱ（2018-5-14）：10.3 ng/mL。

胃蛋白酶原Ⅰ / 胃蛋白酶原Ⅱ（2018-5-14）：0.8。

幽门螺杆菌抗体（2018-5-14）：阴性。

患者血常规、尿常规、便常规及生化、ESR 均无明显异常。

糖化血红蛋白（HbA1c）、DIC 初筛、艾梅乙丙检测、肿瘤标志物正常。

胃镜检查：胃底体窦黏膜可见少许颗粒不平、色红润、可透见黏膜下小血管；ME-NBI 观察：DL（－），MV、MS 规整。胃体可见多发黏膜隆起，表面光滑；ME-NBI 观察：DL（＋），MV、MS 规整（图 4-1）。诊断：慢性萎缩性胃炎，胃神经内分泌肿瘤（gastric neuroendocrine neoplasm，GNEN）。

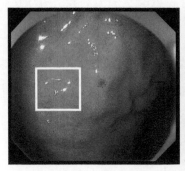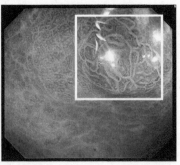

图 4-1　胃镜检查

病理：重度慢性萎缩性胃炎、重度肠上皮化生。免疫组化：Ki-67 显示腺颈部上皮；CK（+），CgA、Syn 显示增生的神经内分泌细胞（图 4-2）。

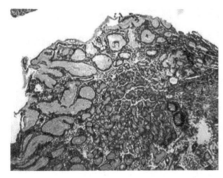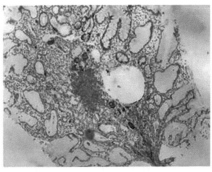

图 4-2　免疫组化

腹部 CT 增强扫描+平扫：胃窦部黏膜肥厚伴异常强化区（图 4-3）。

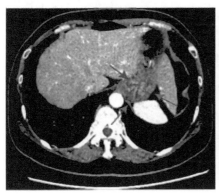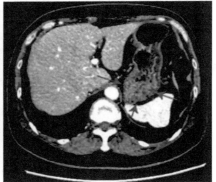

图 4-3　腹部 CT

【诊断】

1. 入院诊断

胃神经内分泌瘤。

2. 诊断分析

患者为 50 岁女性，临床表现为上腹部胀痛、嗳气、反酸、解不

笔记

成形便，既往无特殊病史。化验检查示胃泌素升高，抗胃壁细胞抗体阳性；胃镜示胃体可见多发黏膜隆起；病理提示重度慢性萎缩性胃炎、重度肠上皮化生；免疫组化：Ki-67 显示腺颈部上皮，CK（+），CgA、Syn 显示增生的神经内分泌细胞。目前诊断：Ⅰ型胃神经内分泌肿瘤，自身免疫性胃炎。

【鉴别诊断】

（1）胃底腺息肉：胃底腺息肉在内镜下表现通常是多发的，直径约小于 1 cm，表面光滑，扁平无蒂。通过 NBI 观察可见其呈锋芒状，血管致密，这种非特异性的形态也可以在增生性息肉中观察到。多项研究证实胃底腺息肉与质子泵抑制剂的使用具有关联性，其发病机制可能与质子泵抑制胃酸分泌有关。在组织学上，胃底腺息肉由一个或多个扩张的胃酸腺组成，由扁平的壁细胞和黏液细胞排列而成。

（2）胃增生性息肉：胃增生性息肉是胃小凹细胞炎性增生，当炎性浸润明显时，可称为炎性息肉。胃小凹细胞增生是最显著的特点，胃小凹被拉长、曲折，引起黏膜隆起，这些病变被称为息肉样胃小凹增生。组织学特征是由明显增生的胃小凹和腺体构成，腺凹延长、迂曲或分枝，间质含有不同程度的慢性炎性细胞和小的不规则平滑肌纤维。增生性息肉的癌变率低于 2%，通常在直径大于 2 cm 的息肉中更常见。

（3）胃腺瘤：胃腺瘤是最常见的一种上皮发育异常的胃肿瘤性息肉，发病率在男性与女性中相似，最常见于 60 ～ 70 岁，最常见的部位为胃窦。胃腺瘤常发生在萎缩和肠化的背景下，通常与幽门螺杆菌感染有关，因此根除幽门螺杆菌是必要的。胃腺瘤性息肉越大，其包含腺癌病灶的可能性越大。

（4）胃间质瘤：胃间质瘤是由 Cajal 间质细胞增生形成的肿瘤，可发生于消化道的任何部位。内镜下表现为边界清楚的黏膜下病变。病变表面覆盖的胃黏膜是正常的，但有可能中心被腐蚀或溃疡，通常用活检钳取不到足够的胃间质瘤组织。组织学特征是梭形细胞聚集排列而成，排列方向不一致，其主要病理类型是梭形和上皮样。

【治疗】

1. 治疗原则

胃神经内分泌肿瘤的局部治疗取决于分型。

2. 治疗方案

内镜黏膜切除术（endoscopic mucosal resection，EMR）（图 4-4）。

（1）术前评估患者全身状况，排除麻醉和内镜治疗禁忌证，向患者及其家属详细说明内镜切除治疗的相关事项，签署知情同意书。术前应空腹，术中使用 CO_2 气泵，减少并发症。

（2）结合病史、辅助检查和病理结果，诊断为 I 型胃神经内分泌肿瘤，且为 < 1 cm 的多发肿瘤，选取 EMR 治疗。

（3）术后禁食水 72 小时，应用质子泵抑制剂及补液治疗。

（4）术后 24 小时复查血常规、便常规及粪便隐血试验。

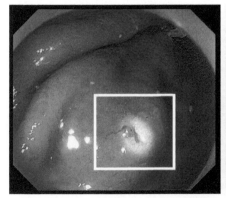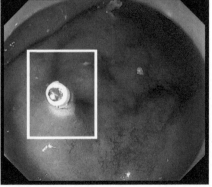

图 4-4 内镜黏膜切除术 + 钛夹封闭术

【随访】

术后每年复查胃镜及腹盆部 CT 增强扫描。

病例分析与讨论

一、诊断方面

患者为 50 岁女性，临床表现为上腹部胀痛、嗳气、反酸、解不成形便；检查示胃泌素升高，抗胃壁细胞抗体阳性；胃镜示胃体可见多发黏膜隆起；病理示重度慢性萎缩性胃炎，重度肠上皮化生；免疫组化示增生的神经内分泌细胞，术前诊断为胃神经内分泌肿瘤。因病变不大，行内镜下切除，病理提示胃神经内分泌瘤，故诊断明确。

二、治疗方面

本例为Ⅰ型胃神经内分泌肿瘤，经内镜下切除治疗预后良好，无需药物治疗及化疗。

三、个人经验分享

本例患者诊断为Ⅰ型胃神经内分泌肿瘤，发病机制是由于自身免疫性胃炎产生抗胃壁细胞抗体，攻击胃壁细胞，使胃酸分泌减少，反馈性触发胃泌素细胞（G 细胞）增生并产生大量胃泌素，刺激肠嗜铬样细胞（ECL 细胞）持续过度增生形成肿瘤。在治疗方面，本例患者行内镜黏膜切除术＋钛夹封闭术，术后每年复查胃镜。

四、知识点提示

1. 定义

神经内分泌肿瘤（neuroendocrine tumor）是一类起源于干细胞且具有神经内分泌标志物、能够产生生物活性胺和（或）多肽激素的肿瘤，包括高、中、低分化的神经内分泌肿瘤。神经内分泌瘤（neuroendocrine tumors，NETs）是指高、中分化的神经内分泌肿瘤；而神经内分泌癌（neuroendocrine carcinoma，NEC）是指低分化的神经内分泌肿瘤。

2. 病因学

大部分神经内分泌肿瘤为散发，其确切病因目前尚不清楚。但有一小部分神经内分泌肿瘤的发生与遗传因素有关，涉及一些基因的缺失与突变，如多发性内分泌腺瘤病（mutiple endocrine neoplasia，MEN）、冯·希佩尔—林道病（von Hippel-Lin-dau disease）。Ⅰ、Ⅱ型胃神经内分泌肿瘤是由高胃泌素血症引起的肠嗜铬细胞瘤。其中，Ⅰ型GNEN是由自身免疫性萎缩性胃底炎继发胃酸缺乏引起，复发率高，临床通常因消化不良、大细胞性贫血或缺铁性贫血经胃镜检查时被发现，多数预后良好；其常表现为胃底、胃体息肉，65%为多发，中位直径为5 mm，大于1 cm的肿瘤易出现转移。Ⅱ型GNEN则是由胃泌素瘤分泌大量激素导致高胃泌素血症引起。Ⅲ型GNEN多为散发，无胃泌素升高，可以是G1、G2或G3。Ⅳ型GNEN较少见，恶性度较高，生物学行为类似胃腺癌。

3. 流行病学特点

胃肠道神经内分泌肿瘤（gastrointestinal neuroendocrine neoplasm，GINEN）包括胃、十二指肠、小肠、阑尾、结肠及直肠神经内分泌肿瘤，其中回肠、直肠和阑尾神经内分泌肿瘤最为常见。早年学术界根据胚胎时期的起源不同，将GINEN按照前、中、后肠进行分类。近年来，欧美国家统计神经内分泌肿瘤发病率较前呈上升趋势。日本学者报道，空、回肠神经内分泌肿瘤在亚洲人群中的年发病率仅为0.20/10万人，而直肠神经内分泌肿瘤占所有消化道类癌的

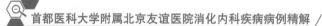

60%～89%，与欧美国家的差异较大，其他部位神经内分泌肿瘤则无明显差异。我国尚缺乏全面的统计信息，2012年郭林杰等汇总1954年至2011年国内发表的所有相关文献，总结胃肠神经内分泌肿瘤共11 671例，以胰腺神经内分泌肿瘤最为常见（5807例），占49.8%，其次为直肠神经内分泌肿瘤（2835例），占24.3%，阑尾神经内分泌肿瘤（1298例）占11.1%，其他部位神经内分泌肿瘤所占比例均未超过10%。

4. 诊断标准

临床表现为腹胀、反酸、烧心、胃痛、消化道出血、缺铁性贫血、体重下降等，生化指标示血浆嗜铬粒蛋白A（chromogranin A，Cg A）升高，胃泌素水平升高，幽门螺杆菌抗体阳性，甲状腺过氧化物酶及胃壁细胞抗体阳性。内镜和镜下活检病理组织学检查及免疫组化可确诊。根据核分裂象数和（或）Ki-67标记率两项指标可分为G1、G2和G3。

5. 治疗特点

（1）内镜及手术治疗：Ⅰ型GNEN（G1）：对于＜1 cm的多发肿瘤，随访观察；对于＞1 cm的神经内分泌肿瘤，应行超声内镜检查，根据浸润深度和淋巴结转移情况决定内镜下切除还是外科手术切除。Ⅱ型GNEN（G2）：仅需行局部切除术。Ⅲ型GNEN（G3）和Ⅳ型GNEN（G4）：应按照胃癌的要求处理，行外科手术及术后治疗。

（2）放射性核素肽受体介导治疗：生长抑素受体显像阳性的GINEN（G1/G2）患者可考虑行放射性核素肽受体介导治疗（peptide receptor radionuclide therapy，PRRT），其主要不良反应为骨髓抑制和肾毒性。

（3）药物治疗：目前可用于GINEN的药物包括生长抑素类似

物、干扰素、依维莫司和化疗药物等。

【随访】

随访应包括生化指标（血浆 Cg A）、常规影像学检查（CT/MRI）及内镜检查。未复发 I 型 GNEN，应每 2 年复查胃镜；复发 I 型和所有 II 型 GNEN，应每年复查胃镜；III 型 GNEN 术后，应参照胃腺癌的要求进行复查。

病例点评

胃神经内分泌肿瘤是一组具有不同临床病理特征和生物学行为的异质性肿瘤，其主要临床表现为胃息肉、胃溃疡，也可表现为萎缩性胃炎或胃泌素瘤。GNEN 的内镜检出率近年来逐渐增加，其发生率占所有胃息肉的 0.6% ～ 2.0%，占全部神经内分泌肿瘤的 6%。该病在内镜下表现多样，初期多难以诊断，误诊率高。本例患者曾多次行胃镜检查及取活检，均诊断为胃息肉。通过胃镜仔细观察病灶及背景胃黏膜对胃神经内分泌肿瘤的诊断和判断分型非常重要。对可疑病例病灶取活检多块，对无病灶的胃底、胃体、胃窦黏膜各取活检 2 块以上。对直径＞ 1 cm 的肿瘤，建议行超声内镜以确定肿瘤侵犯胃壁的深度及周围淋巴结的情况。

（李云霄　朱思莹）

参考文献

1. OMORI T, KAMIYA Y, TAHARA T, et al. Correlation between magnifying narrow band imaging and histopathology in gastric protruding/or polypoid lesions：a pilot feasibility trial. BMC Gastroenterol，2012，12：17.

2. YAO T, KAJIWARA M, KUROIWA S, et al. Malignant transformation of gastric

hyperplastic polyps：alteration of phenotypes，proliferative activity，and p53 expression. Hum Pathol，2002，33（10）：1016-1022.

3. STOLTE M，STICHT T，EIDT S，et al. Frequency，location，and age and sex distribution of various types of gastric polyp. Endoscopy，1994，26（8）：659-665.

4. MIETTINEN M，LASOTA J. Histopathology of gastrointestinal stromal tumor. J Surg Oncol，2011，104（8）：865-873.

5. VANNELLA L，SBROZZI-VANNI A，LAHNER E，et al. Development of type I gastric carcinoid in patients with chronic atrophic gastritis. Aliment Pharmacol Ther，2011，33（12）：1361-1369.

6. GROZINSKY-GLASBERG S，THOMAS D，STROSBERG J R，et al. Metastatic type 1 gastric carcinoid：a real threat or just a myth? World J Gastroenterol，2013，19（46）：8687-8695.

7. MODLIN I Z M，KIDD M，SKOBEK-ENGEL G，et al. The history and epidemiology of neuroendocrine tumors. In：Caplin M，Kvols L，eds. Handbook of neuroendocrine tumors. 1st ed. UK：Bio Scientifica，2006：7-37.

8. MODLIN I M，LYE K D，KIDD M. A 5-decade analysis of 13，715 carcinoid tumors. Cancer，2003，97（4）：934-959.

9. 郭林杰，唐承薇. 中国胃肠胰神经内分泌肿瘤临床研究现状分析. 胃肠病学，2012，17（5）：276-278.

病例5　贲门失弛缓症

病历摘要

患者，男，34岁。

主诉：间歇性吞咽困难4余年。

现病史：患者 4 年前无明显原因出现吞咽困难、精神紧张、焦虑，天气寒冷时症状加重。每餐进食固体食物、液体食物均有困难，进食后有胸骨后胀满感，每日均有反酸、烧心症状，偶有恶心、呕吐，纳差，消瘦，体重下降约 15 kg。就诊于我院门诊，上消化道造影示食管下端贲门部呈鸟嘴状改变，考虑贲门失弛缓症，此次拟行内镜治疗入院。自发病以来，患者纳差，睡眠可，大小便正常，体重下降 15 kg 左右。

既往史：既往胃镜检查诊为"幽门螺杆菌感染"，予以四联药物根除。无吸烟、饮酒史，无肿瘤家族史，无药物及食物过敏史。

【体格检查】

发育正常，营养良好，正力体型。查体合作，无贫血貌。胸廓对称，无畸形，胸骨无压痛。双肺呼吸音正常，无异常呼吸音，未闻及干湿啰音及胸膜摩擦音。腹部平坦，无脐疝、腹壁静脉曲张，无皮疹、色素沉着，未见胃肠型及蠕动波。腹壁柔软，无压痛、反跳痛、肌紧张，未触及包块。肝脾未触及。胆囊区无压痛，Murphy征阴性。肾脏未触及，肾区及输尿管点无压痛。振水音阴性。肝浊音界正常，肝区、肾区无叩击痛，移动性浊音阴性。肠鸣音正常，未闻及血管杂音。

【辅助检查】

1. 入院前

2018 年 3 月 22 日上消化道造影：食管下端贲门部呈鸟嘴状改变，考虑贲门失弛缓症（图 5-1）。

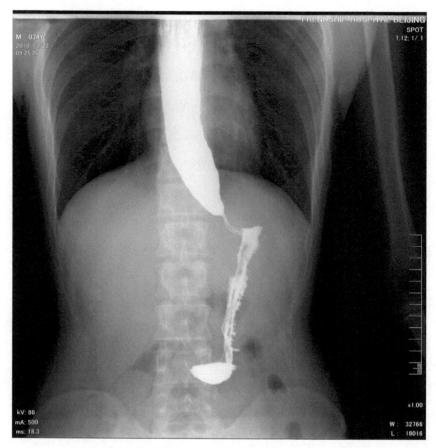

图 5-1 上消化道造影

2. 入院后

血常规：红细胞计数 4.35×10^{12}/L，血红蛋白 145 g/L、CRP、尿常规、便常规＋潜血、生化、凝血功能、艾梅乙丙检测、抗 ENA 抗体、ANA 抗体谱、免疫球蛋白＋补体、肿瘤标志物、甲状腺系列、糖化血红蛋白、抗链 O、类风湿因子、抗中性粒细胞胞浆抗体谱未见明显异常。

食管测压：表现为 100% 无蠕动，且远端收缩积分小于 100 mmHg，食管下括约肌残余压为 17.1 mmHg（正常值小于 15 mmHg），诊断为贲门失弛缓症芝加哥分型 Ⅰ 型（图 5-2）。

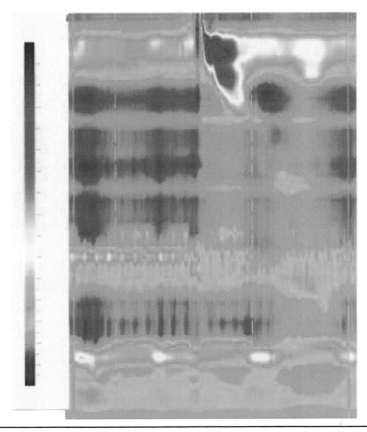

动力	静息压
LES 松弛率（%）：13	LES 呼吸平均值（mmHg）：20.7（13～43）
远端波波幅（mmHg）：N/A（43～152）	UES 平均值（mmHg）：39.0（34～104）
蠕动波持续时间（s）：N/A（2.7～5.4）	解剖
远端收缩积分：（mmHg×cm×s）：N/A	LES 近端（cm）：51.0
蠕动	LES 腹腔内部分（cm）：1.5
蠕动性吞咽百分比（%）：0	食管长度（cm）：31.0
同步收缩百分比（%）：0	食管裂孔疝：否
无效吞咽百分比（%）：100	残余压
	LES（mmHg，平均值）：17.1（＜15.0）
	UES（mmHg，平均值）：4.3（＜12.0）

图 5-2　食管测压结果

胸部 CT：食管扩张，食管下端贲门处管腔狭窄。

术前超声内镜：可见固有层增厚（图 5-3）。

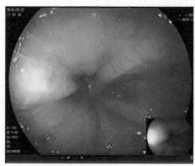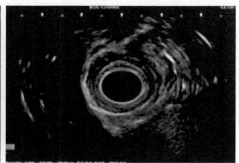

图 5-3　术前超声内镜检查

【诊断】

1. 入院诊断

贲门失弛缓症。

2. 诊断分析

患者为 34 岁男性，病程 4 年，表现为吞咽困难、进食后有胸骨后胀满感，与情绪波动及天气有关，体重明显下降，上消化道造影考虑贲门失弛缓症，胸部 CT 提示食管扩张、食管下段狭窄，食管测压提示贲门失弛缓症芝加哥分型Ⅰ型。

患者体重减轻 15 kg，每餐均有吞咽困难，偶有胸骨后疼痛及胃食管反流，根据贲门失弛缓症临床症状评分系统（Eckardt 评分）评分为 8 分，Ⅲ级。根据上消化道造影结果，本例患者食管直径 < 4 cm，影像学检查评级为Ⅰ级（轻度）。

【鉴别诊断】

（1）食管癌：食管癌患者年龄多在 40 岁以上，可表现为进行性吞咽困难。早期食管癌易被忽略，晚期表现为消瘦、贫血、营养不良、恶病质，内镜下可观察到食管肿物或溃疡，病理组织学检查可明确诊断。而本例患者年龄较食管癌常见发病年龄略小，吞咽困难是间断加重，且发作时往往进食固体及液体同样严重，胃镜检查进一步排除了食管癌。

（2）胃食管反流病：胃食管反流病的典型及常见症状表现为烧心、反酸，少数可见吞咽困难，可能是由于食管痉挛或功能紊乱，少部分是由食管狭窄所致，有严重食管炎或并发食管溃疡时，可伴有吞咽痛。部分患者通过胃镜可见食管黏膜糜烂或溃疡，但往往无明显食管扩张，部分患者通过上消化道造影可见胃内钡剂反流入食管。本例患者为间断吞咽困难，上消化道造影提示食管扩张、贲门部呈鸟嘴状改变，基本可以排除胃食管反流病。

（3）嗜酸细胞性食管炎：嗜酸细胞性食管炎是一种慢性的、由免疫/抗原介导的食管疾病，在临床上以食管功能障碍相关症状为特征，在组织学上以嗜酸性粒细胞为主的炎症为特征。该病患者可表现为食管功能障碍相关症状，类似贲门失弛缓症，内镜下可表现为多层圆环、狭窄（尤其是近端狭窄）、上皮下血管较正常情况减少、线性沟纹、白色丘疹（表示嗜酸性粒细胞微脓肿）、小管径食管。如果单纯凭内镜下表现不能确认或排除，可取活检，如果嗜酸性粒细胞峰值 ≥ 15 个 /HPF，则可确诊。本例患者可以进一步完善胃镜检查以明确诊断。

【治疗】

1. 治疗原则

确诊为贲门失弛缓症并影响生活质量者，均应接受治疗。

2. 治疗方案

本例患者贲门失弛缓症诊断明确，选择经口内镜食管下括约肌切开术（peroral endoscopic myotomy，POEM）治疗。过程顺利，术后患者恢复良好，术后第 3 天开始恢复饮水，逐渐过渡至半流食后出院。约 3 个月后随访，患者吞咽困难症状显著减轻，复查胃镜提示贲门开闭自然、内镜通过无阻力（图 5-4）。

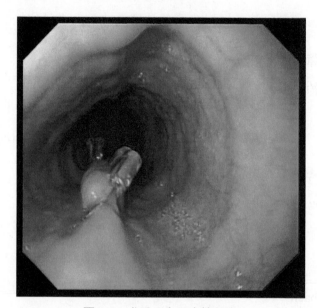

图 5-4　术后 3 个月内镜复查

病例分析与讨论

一、诊断方面

患者以慢性吞咽困难起病，CT 提示食管下段狭窄、中上段扩张，上消化道造影及食管测压提示贲门失弛缓症。

二、治疗方面

患者为 34 岁男性，既往体健，有手术意愿，无手术禁忌，因此予以 POEM 治疗。

三、个人经验分享

贲门失弛缓症是一类严重影响患者生活质量的疾病，一旦确诊，应早期行手术治疗，首选 POEM 或腹腔镜下肌切开术及胃底折叠术。

四、知识点提示

1. 定义

贲门失弛缓症又称贲门痉挛或巨食管，是由食管胃交界部神经肌肉功能障碍所致的功能性疾病。其主要特征是食管缺乏蠕动、食管下端括约肌高压和对吞咽动作的松弛反应减弱。临床表现为吞咽困难、胸骨后疼痛、食物反流以及因食物反流误吸入气管所致咳嗽、肺部感染等症状。

2. 流行病学特点

我国尚缺乏流行病学资料，该病在西方国家发病率约 1/10 万。

3. 病因学

病因尚不明确，一般认为是神经肌肉功能障碍所致，与食管肌层内 Auerbach 神经节细胞减少或缺乏，或神经节变性及副交感神经分布异常有关。

4. 发病机制

括约肌张力异常增高导致食管下段狭窄甚至梗阻，食物不能正常通过贲门，导致食管扩张，患者出现吞咽困难、反酸、胸骨后痛、体重减轻等表现。

5. 诊断标准

患者常有吞咽困难、反流、胸骨后痛和体重减轻等临床表现，上消化道造影见食管末端呈鸟嘴状改变，内镜下可见食管积食、扩张、贲门狭窄。该病诊断的金标准是食管测压，通常表现为食管平滑肌蠕动消失，食管下端括约肌松弛不全、张力增高。根据芝加哥分型，贲门失弛缓症分为 3 型（表 5-1）。

表 5-1　《2014 年新版芝加哥食管动力障碍分类标准》对贲门失弛缓症的分型

贲门失弛缓症芝加哥分型Ⅰ型（经典型）	食管下括约肌松弛压（IRP）> 15 mmHg，食管 100% 失蠕动收缩。若为期前收缩伴食管远端收缩积分（DCI）< 450 mmHg·s·cm，亦可诊断失蠕动
贲门失弛缓症芝加哥分型Ⅱ型（食管增压型）	食管下括约肌 IRP > 15 mmHg，食管 100% 失蠕动收缩，≥20% 的吞咽过程为全食管腔内高压
贲门失弛缓症芝加哥分型Ⅲ型（痉挛型）	食管下括约肌 IRP > 15 mmHg，食管无正常蠕动，≥20% 的吞咽过程存在期前（痉挛）收缩并伴 DIC > 450 mmHg·s·cm

6. 治疗特点

对于可行手术 / 内镜治疗的患者，预后一般较好，手术 / 内镜治疗后症状可迅速获得缓解。对于不愿意接受手术 / 内镜治疗或存在手术 / 内镜治疗禁忌的患者，可采用内镜注射肉毒毒素及药物治疗，但疗效有限。

根据 2018 年国际食管疾病学会指南，现有的治疗方案如下。

（1）经口内镜食管下括约肌切开术：是一种通过隧道内镜技术进行肌切开的内镜微创新技术，2008 年首次被应用于贲门失弛缓症的临床治疗，2010 年被引入我国。该方法通过在食管黏膜下建立隧道，在隧道中进行食管括约肌切开，操作简便，疗效确切，创伤小，得到了快速发展。经高分辨率食管测压证实且有症状的原发性贲门失弛缓症患者，大多可接受 POEM。主流学会指南已将 POEM 作为治疗贲门失弛缓症芝加哥分型Ⅰ型和Ⅱ型的主要方法，以及Ⅲ型贲门失弛缓症的优选疗法。POEM 的禁忌证包括重度糜烂性食管炎、严重凝血功能障碍、肝硬化合并门脉高压、曾接受可能损伤食管黏膜完整性或导致黏膜下纤维化的治疗（如放疗、内镜黏膜切除术或黏膜下剥离术、射频消融术等）。POEM 由内镜经验丰富的医师操作时是安全的，不良事件发生率低。其术后短期常见的不良事件包括气胸、气腹、黏膜撕裂、出血，长期不良事件中最常见的是胃食管反流。POEM 对于贲门失弛缓症是安全有效的，具有良好的短期临床成功率，与腹腔镜下肌切开术的疗效相差无几。Akintoye 等报道，POEM 术后 98% 的患者获得了临床成功，平均 Eckardt 评分从术前的（6.90±0.15）分降至 1 年内的（1.00±0.08）分。有关 POEM 术后长期影响（超过 1 年）的一些报告，如 Inoue 等报道其临床成功率在 1～2 年时为 91%，在 3 年时为 88.5%；也有研究报道 5 年后临床成功率为 83%，但尚需进行更大规模的研究。

（2）腹腔镜下肌切开术：可与胃底折叠术同时进行，是治疗贲门失弛缓症的传统方法，疗效确切，但创伤较内镜治疗大。该方法可以作为芝加哥Ⅰ型和Ⅱ型贲门失弛缓症的有效治疗方法，同时推荐术中增加部分胃底折叠术，以预防胃食管反流的发生，同时又不影响吞咽困难的充分控制。

（3）肉毒毒素注射疗法：通过内镜显露食管鳞状上皮与柱状上皮的交界处，然后将 100 U 肉毒毒素注入交界处上方，注射点至少 4 个（每个象限有 1 个）。肉毒毒素虽可阻断神经支配的括约肌收缩，但对括约肌的基础张力无效，故此种治疗方案仅能降低约 50% 的括约肌张力。另外，该方法在 50 岁以下年轻患者中应用有限，目前不推荐使用，亦不推荐对适合外科手术或气囊扩张术治疗的贲门失弛缓症患者注射肉毒杆菌毒素以控制症状。

（4）药物治疗：可选择钙离子通道拮抗剂、磷酸二酯酶抑制剂、胆碱能拮抗剂、β 受体激动剂和茶碱等，但目前缺乏强有力的证据证明上述药物持续有效。

（5）气囊扩张术：分级气囊扩张术是一种能改善贲门失弛缓症患者症状和吞咽功能的有效治疗手段，推荐将其作为控制贲门失弛缓症患者吞咽困难等症状的有效治疗手段，而不推荐将其作为食管直径大于 6 cm 且呈 S 形曲张患者的治疗方案。

【随访】

疗效评估：术后 2 ～ 4 周进行，包括主观症状评价和客观检查。主观症状可采用 Eckardt 评分（表 5-2），客观检查包括胃镜检查、食管测压、上消化道造影等。

术后复发的早期发现：术后 6 个月以上、Eckardt 评分 ≥ 4 分，结合食管测压、上消化道造影及胃镜检查结果，可诊断为术后复发。术后复发者应行进一步治疗，包括再次经口内镜下括约肌切开术、内镜下球囊扩张或支架置入等。

远期并发症的检测：远期并发症主要是胃食管反流，需每 1 ～ 2 年定期随访患者有无烧心、反酸等症状，必要时行 24 小时食管 pH 监测。

表 5-2　贲门失弛缓症 Eckardt 评分

评分	症状			
	体重减轻（kg）	吞咽困难	胸骨后疼痛	反流
0	无	无	无	无
1	< 5	偶尔	偶尔	偶尔
2	5 ～ 10	每天	每天	每天
3	> 10	每餐	每餐	每餐

注：0 级：0 ～ 1 分；Ⅰ级：2 ～ 3 分；Ⅱ级：4 ～ 6 分；Ⅲ级：> 6 分。
　　影像学检查评级标准：Ⅰ级（轻度）：食管直径 < 4 cm。Ⅱ级（中度）：食管直径为 4 ～ 6 cm。Ⅲ级（重度）：食管直径 > 6 cm，甚至扭曲成 S 形（乙状结肠型）。

病例点评

贲门失弛缓症是一种严重影响患者生活质量的疾病，常以吞咽困难为首发表现，病程长。但是有时临床症状不典型，如以反流、烧心为主要临床表现时，容易被误诊为胃食管反流病。而内镜尤其是无痛内镜下两者食管黏膜可能都无明显异常，从而延误了治疗，导致食管异常扩张和扭曲。因此，对于反复反流特别严重甚至呕吐的患者，一定要警惕贲门失弛缓症，上消化道造影及食管测压有助于诊断。本病的治疗方式主要是外科治疗或内镜治疗，行食管下括约肌切开术，以解除食管下段狭窄。目前 POEM 因创伤小、恢复快的特点，已经成为一线治疗。术前应认真评估患者的适应证，排除禁忌证，术中仔细操作，避免出现消化道穿孔导致气胸、气腹，术后常规予以胃肠减压，并应用质子泵抑制剂促进创面愈合。

（王媛媛　赵　彦）

参考文献

1. 周平红，李全林，姚礼庆. 经口内镜下肌切开术治疗贲门失弛缓症专家共识. 中华胃肠外科杂志，2012，15（11）：1197-1200.

2. VAEZI M F, PANDOLFINO J E, VELA M F. ACG clinical guideline: diagnosis and management of achalasia. Am J Gastroenterol. 2013, 108（8）：1238-1249.

3. VAEZI M F, RICHTER J E. Diagnosis and management of achalasia. American college of gastroenterology practice parameter committee. Am J Gastroenterol, 1999, 94（12）：3406-3412.

4. FRANCIS D L, KATZKA D A. Achalasia: update on the disease and its treatment. Gastroenterology, 2010, 139（2）：369-374.

5. INOUE H, SHIWAKU H, IWAKIRI K, et al. Clinical practice guidelines for peroral endoscopic myotomy. Dig Endosc. 2018, 30（5）：563-579.

6. INOUE H, MINAMI H, KOBAYASHI Y, et al. Peroral endoscopic myotomy（POEM）for esophageal achalasia. Endoscopy, 2010, 42（4）：265-271.

7. KHASHAB M A, VELA M F, THOSANI N, et al. ASGE guideline on the management of achalasia. Gastrointest Endosc, 2020, 91（2）：213-227.e6.

8. ZANINOTTO G, BENNETT C, BOECKXSTAENS G, et al. The 2018 ISDE achalasia guidelines. Dis Esophagus, 2018, 31（9）.

病例 6　胃体间质瘤

病历摘要

患者，男，64 岁。

主诉：发现胃内黏膜下隆起 1 年。

现病史：患者 1 年前于当地医院体检时行胃镜检查示慢性萎缩性胃炎伴糜烂、胃角黏膜下隆起，病理示轻度慢性非萎缩性胃炎、Hp（–）。患者平时无反酸、烧心，无腹痛、腹胀，无便血、黑便，无恶心、呕吐等不适，未予以特殊治疗。患者 9 天前于我院行超声内镜检查，提示胃体固有肌层低回声病变（间质瘤？），糜烂性胃炎，十二指肠多发霜斑样溃疡。现为进一步行内镜治疗收入我科。患者自发病以来，精神、食欲尚可，大小便正常，体重无明显改变。

既往史：肾病综合征病史 50 余年，高血压病史 14 年，糖尿病病史 14 年；否认心脏病、脑血管病、精神疾病病史。患者自诉 15 年前查乙肝表面抗原阳性，服用药物治疗后（具体不详），目前抗原已转阴性。否认结核史、疟疾史。8 年前因左侧肺癌行手术治疗，术后行 8 次化疗。因前列腺增生，1 年前行前列腺电切术。否认外伤、输血史，否认食物、药物过敏史，预防接种史不详。其他系统回顾无特殊。

【体格检查】

体温 36.2 ℃，脉搏 66 次 / 分，呼吸 16 次 / 分，血压 137/79 mmHg。神志清、精神可。未见颈静脉怒张及颈动脉异常搏动，未闻及颈动脉杂音。全肺未闻及明显干湿啰音。心界不大，心率 66 次 / 分，心律齐，心音可，未闻及明显杂音、心包摩擦音。腹平坦，腹软，无压痛、反跳痛，无腹肌紧张，肝脾肋下未触及，Murphy 征阴性，麦氏点无压痛，腹部叩诊呈鼓音。双下肢无水肿。

【辅助检查】

1. 入院前

胃镜（外院）：慢性萎缩性胃炎伴胃体糜烂，胃体小弯黏膜下隆起。

超声内镜（我院）：胃体中段小弯侧见一黏膜下隆起，表面黏膜光滑，大小约 1.2 cm×1.5 cm。超声所见：胃体部病变起源于固有肌层，呈低回声改变，以向腔外突出为主，病变内部回声欠均匀，截面约 1.2 cm×1.2 cm（图 6-1）。诊断：胃体固有肌层低回声病变（间质瘤？）。

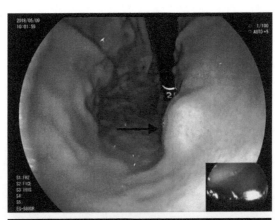

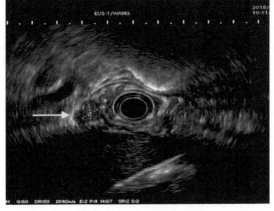

图 6-1　入院前超声内镜

2. 入院后

血常规及肝肾功能未见明显异常。

糖化血红蛋白：5.80%。

乙肝检查：乙肝表面抗体（HBsAb）407.14 mIU/mL，乙肝 e 抗体（HBeAb）0.03 S/CO，乙肝核心抗体（HBcAb）4.70 S/CO。

尿常规、便常规＋潜血、肿瘤标志物、甲状腺系列、凝血功能：大致正常。

腹盆 CT 平扫＋增强扫描：胃体小弯侧可见结节状影突向腔外，直径约 1.4 cm，密度均匀，平扫约 42 Hu，增强后动脉期约 55 Hu，静脉期约 78 Hu，强化较均匀，其内侧可见黏膜线强化，胃周脂肪清晰，未见肿大淋巴结；胃体后壁近小弯侧黏膜下病变，可能是间质来源肿瘤（图 6-2）。

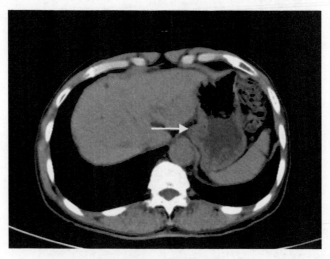

图 6-2　腹盆 CT

【诊断】

1. 入院诊断

胃间质瘤。

2. 诊断分析

患者为 64 岁男性，胃镜发现胃体黏膜下隆起。超声胃镜：胃体部病变起源于固有肌层，呈低回声改变，以向腔外突出为主，病变内部回声欠均匀，截面约 1.2 cm×1.2 cm。腹盆 CT 平扫＋增强扫描：胃体后壁近小弯侧可见结节状影突向腔外，直径约 1.4 cm，密度均匀，强化较均匀，其内侧可见黏膜线强化，未见肿大淋巴结。目前诊断：胃体黏膜下隆起，胃间质瘤。

【鉴别诊断】

（1）胃癌：临床表现无特异性，慢性起病，可有慢性消化性溃疡等病史，临床表现为上腹胀、腹痛、消化不良、呕吐、黑便、消瘦，随病情加重。早期癌灶不易被发现。晚期出现营养低下等恶病质表现，上腹部可触及包块。本例患者无消瘦、黑便等，无消耗性表现，行胃镜检查发现胃体黏膜下隆起，胃黏膜光滑，无糜烂溃疡，因此胃镜表现不支持胃癌。

（2）胃平滑肌瘤：多见于 50 岁以下，好发于胃窦及胃体部，呈圆形或椭圆形，大小可从数毫米到 20 cm 不等，患者通常无明显症状，即使肿瘤很大亦是如此。部分患者可有上腹饱胀不适、隐痛或胀痛等症状，病理可鉴别。胃镜下可发现上覆完整黏膜的圆形黏膜下病变，往往不出现溃疡或出血的情况。超声内镜引导细针穿刺抽吸术（endoscopic ultrasound-guided fine needle aspiration，EUS-FNA）或手术完整切除病变后进行病理诊断可鉴别。

（3）胃脂肪瘤：胃脂肪瘤是成熟脂肪细胞的良性黏膜内肿瘤，通常于内镜检查中偶然被发现。脂肪瘤可见于消化道的任何部分，不过最常见于下消化道，上消化道较为少见。内镜下脂肪瘤常表现为孤立性隆起，其上覆黏膜正常，表面光滑，色泽微黄。用活检钳

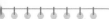

探触可发现其质软且常凹陷产生压痕，称为"枕头征"或"垫子征"。脂肪瘤通常＜ 4 cm。超声内镜可发现脂肪瘤源自黏膜下层，为边界规则的强回声均质性病变，可与胃间质瘤相鉴别。

（4）孤立性胃静脉曲张：孤立性胃静脉曲张患者往往可导致门脉高压的疾病（如肝硬化、布 - 加综合征等）。该病多出现在胃底或贲门区，在黏膜下行走，表面往往无食管静脉曲张的蓝色征或者红色征，超声内镜下表现为黏膜肌层或黏膜下层的低或无回声、呈簇状表现的静脉血管腔影，可与胃间质瘤相鉴别。

（5）胃类癌：胃类癌是罕见的内分泌细胞源性黏膜内肿瘤，具有恶性潜能，通常无症状，多在内镜检查、手术或尸检中偶然发现。内镜下观察到的类癌表现为小的、圆形无蒂或息肉样隆起，其上覆黏膜正常，很少出现溃疡，大小从数毫米至数厘米不等。超声内镜下类癌表现为边界规则的均质低回声或等回声病变。类癌起源于黏膜层或黏膜固有层，可侵入黏膜下层。行 EUS-FNA 或手术完整切除病变后组织进行病理诊断可鉴别。

【治疗】

1. 治疗原则

小于 2 cm 的肿瘤处理原则：当内镜下发现直径小于 2 cm 的胃肠道间质瘤（gastrointestinal stromal tumor，GIST）时，如果出现临床症状，内镜下观察到肿瘤体积增加和超声内镜下存在高危险因素的患者（EUS 下高危因素包括不规则腔外边界、不均质的超声类型、囊腔和强回声结节）可以考虑手术切除。而本例患者无高危因素，且有强烈的愿望，在没有内镜治疗禁忌证下，选择了内镜治疗。

2. 治疗方案

（1）完善术前检查，排除严重的心肺疾病；停用抗凝药物、免疫抑制剂等；禁食≥6小时；术前30分钟静脉滴注抗生素。

（2）超声内镜提示病变小于2 cm，内部回声欠均匀，患者有恐瘤心理，病变有内镜下诊治指征，行内镜下胃体黏膜下肿物内镜全层切除术（endoscopic full thickness resection，EFR）+尼龙圈钛夹荷包缝合术（图6-3）。

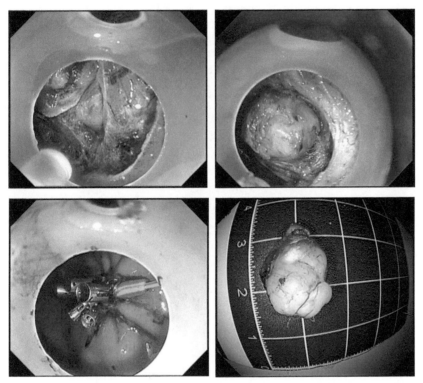

图6-3　内镜下胃体黏膜下肿物内镜全层切除术+尼龙圈钛夹荷包缝合术

病理：（胃体）灰白色组织一块，直径1.5 cm，胃梭形细胞肿瘤，核分裂象小于5个/50HPF。免疫组化：CD117（+），CD34（+），Dog-1（+），S-100（－），Actin（－），Desmin（－），Ki-67（3%）（图6-4）。根据《中国胃肠道间质瘤病理共识意见》，符合胃间质瘤（低危险性）。

（3）术后处理：禁食水72小时，流质→半流质→软食；胃肠减压；体位为半卧位（必要时）；予以抗生素、PPI、黏膜保护剂治疗；密切关注病理。

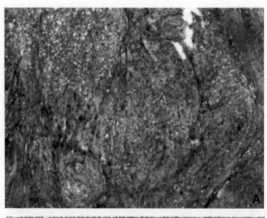
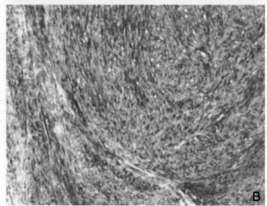

A. HE×40；B. HE×100。

图 6-4　术后病理

（4）EFR 术后并发症以消化道瘘及迟发性出血为重，密切观察生命体征，予以心电监护，监测心率和血压。一旦出现并发症，及时进行外科干预。

【随访】

对每位接受手术的 GIST 患者都推荐术后每隔 3～6 个月进行 1 次检查，其中包括询问病史和进行完整的体格检查，并且需要接受腹腔 / 盆腔 CT 扫描检查。

病例分析与讨论

一、诊断方面

患者为 64 岁男性，体检行胃镜时发现胃体黏膜下隆起，超声胃镜显示胃体固有肌层呈低回声病变（间质瘤？），腹盆 CT 可见胃体后壁近小弯侧黏膜下病变，考虑间质来源肿瘤可能。内镜治疗后病理回报符合胃间质瘤（低危险性）。

二、治疗方面

患者有内镜下诊治指征，行内镜下胃体黏膜下肿物 EFR+ 尼龙圈钛夹荷包缝合术，术后禁食水，行抗感染、PPI 治疗。

三、个人经验分享

小于 2 cm 的间质瘤恶性的概率较小，因此不需要特殊处理，可每年通过内镜下超声进行检查。患者病变大小接近 2 cm，并且存在恐瘤心理，因此进行了内镜治疗。在临床工作中，要结合患者的病情及社会心理等因素提供个体化治疗方案。

四、知识点指示

1. 定义

胃肠道间质瘤是起源于胃肠道壁内包绕肌丛的间质细胞缺乏分化或未定向分化的非上皮性肿瘤。

2. 流行病学

GIST 每年发病率约为 1/100000，是消化道最常见的软组织肉瘤。中位发病年龄在 60 ～ 65 岁。多数 GIST 为散发型，其中 95% 为孤立性病灶。GIST 可以起源于胃肠道的任何部位，其中最常见的部位是胃（40% ～ 60%）和小肠（25% ～ 30%），较少见的部位包括十二指

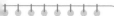

肠（5%）、结直肠（5%～15%）、食管（≤1%）和肛门（<0.5%）。

3. 临床表现

GIST 的症状因发病部位不同而千差万别，其中包括腹痛、腹胀、早饱等腹部不适、腹部肿块、腹腔出血、消化道出血及贫血。有部分患者以急腹症入院治疗，常为肿瘤破裂和消化道梗阻造成的急性腹痛。肝转移和腹腔播散转移是临床上 GIST 最常见的恶性表现，淋巴结转移极为少见。肺转移和腹腔外转移仅见于晚期患者。

4. 初步诊断方法

初步评估包括病史采集和体格检查，辅助检查除消化道内镜检查以外，还推荐应用胸部 X 线检查、腹盆部 CT/MRI 增强扫描对肝脏和腹膜进行评定。病理诊断是 GIST 诊断的金标准。最近的报道提示超声内镜下细针穿刺活检是最理想的获得组织的方法。经皮穿刺活检有造成肿瘤出血及腹腔内播散的风险，因此只适用于转移性病灶性质的确认。获得足够的组织后在显微镜下对形态学仔细辨认是确认 GIST 诊断的基础。GIST 需要根据形态学和免疫组化来确诊。在形态学上 GIST 表现为梭形细胞、上皮样细胞和混合型细胞。在显微镜下还要对核分裂象进行评估。CD17/CD34 免疫组化结构阳性可以诊断 GIST。对 *KIT* 和 *PDGFRA* 基因突变进行检测是必要的，80% 的 GIST 的络氨酸激酶受体编码基因 *KIT* 存在突变。这不仅可预测肿瘤对靶向治疗的有效性，而且对 CD17/CD34 阴性 GIST 的诊断有一定帮助。

5. 治疗原则

多学科治疗是 GIST 治疗的基础。治疗要依据肿瘤的大小、核分裂象、部位、术前分期等多方面因素，其中体积是决定手术治疗策略的重要依据。小于 2 cm 的肿瘤处理原则：当内镜下发现直径小于 2 cm 的 GIST 时，因为恶性的概率较小，因此不需要特殊处理，仅需要每年通过超声内镜进行定期检查。如果出现临床症状，内镜下观察到肿瘤体积增加和超声内镜下存在高危险因素的患者（EUS 下高危因素包括不规则腔外边界、不均质的超声类型、囊腔和强回声结节）可以考虑手术切除。大于 2 cm 的肿瘤处理原则：当肿瘤直径大于 2 cm 时，需要考虑手术治疗。外科手术适用于局限型或潜在可切除 GIST 患者和局部进展期不可切除而予以伊马替尼治疗后获得切除机会的患者。

6. 术后复发风险的评估

与大多数终究需要通过 TNM 分期来确定肿瘤的分级不同，GIST 需要通过肿瘤体积大小、核分裂象、肿瘤部位和肿瘤包膜是否完整等因素来评估术后复发风险，其中肿瘤体积和核分裂象与术后肿瘤复发风险关系最大。

7. 术后靶向治疗

研究人员已证实 GIST 对传统化疗不敏感。KIT 的激活是大部分 GIST 发病的主要分子机制，因此抑制 KIT 和手术成为原发 GIST 的主要治疗方法。对术后病理结果提示中危和高危复发的患者和术中肿瘤包膜破溃的患者，推荐术后口服伊马替尼治疗，不少于 36 个月，且伊马替尼的术后治疗应该在患者能够口服药物时尽快进行。对于低危患者可以不考虑靶向治疗。

（1）伊马替尼：伊马替尼是 KIT 选择性抑制剂，在大部分的 GIST 患者中取得了持续性的临床获益及客观有效率。目前将伊马替尼 400 mg/d 作为获得有效的起始剂量，疾病进展后可增量至 800 mg/d。推荐术前伊马替尼治疗（术前应用伊马替尼的指征）为可切除且获得阴性切缘但伴有明显手术风险的 GIST 患者的首选。伊马替尼常见的不良反应包括水潴留、腹泻、恶心、无力、肌肉痉挛、腹痛、肝损害、心血管事件和皮疹，这些不良反应会随着伊马替尼的停药而好转，其中出现严重的水潴留时需要谨慎评估。上述不良反应较严重时可考虑更换药物（如舒尼替尼）。

（2）舒尼替尼：舒尼替尼是一个多靶点的 KIT 抑制剂，当伊马替尼耐药时，应用舒尼替尼可以获得客观缓解率和疾病进展的控制。舒尼替尼最常见的不良反应包括腹泻、乏力和恶心。其他不良反应还包括手足皮肤反应、高血压、心脏毒性和甲状腺功能减退等。症状严重时可考虑减量或停药。

（3）瑞格非尼：当伊马替尼和舒尼替尼都无效的情况下可以考虑使用瑞格非尼，推荐的使用剂量为 160 mg/d，在进食时口服，服用 3 周停药 1 周。当患者再次出现对瑞格非尼的耐药情况时，再次口服伊马替尼仍然可以使部分患者受益。

病例点评

随着内镜检查的普及，GIST 的发现率逐渐升高。对于胃镜发现的小于 2 cm 的黏膜下病变，需进一步完善超声内镜检查以明确病变的来源；对于内镜下观察到肿瘤体积增加和内镜超声下存在高危险因素的患者，可以考虑内镜治疗。危险度评估对 GIST 的诊治是非常重要的，需要结合肿瘤的部位、大小、核分裂象及是否发生破裂等。对于不同风险等级患者，其治疗方法和随访也不同。

（卢玉杰　孙　灿）

参考文献

1. ESMO/European Sarcoma Network Working Group. Gastrointestinal stromal tumours: ESMO clinical practice guidelines for diagnosis, treatment and follow-up. Ann Oncol, 2014, 25 (Suppl 3): iii21-6.

2. GAAL J，STRATAKIS C A，CARNEY J A，et al. SDHB immunohistochemistry：a useful tool in the diagnosis of Carney-Stratakis and Carney triad gastrointestinal stromal tumors. Mod Pathol，2011，24（1）：147-151.

3. CSCO 胃肠间质瘤专家委员会. 中国胃肠间质瘤诊断治疗共识（2013 年版）. 临床肿瘤学杂志，2013，18（11）：1030-1038.

病例 7 胃息肉

病历摘要

患者，女，77 岁。

主诉：腹胀 8 月余，发现胃多发息肉 6 个月，再发 2 周。

现病史：患者 8 月余前无明显诱因出现腹胀，进食后明显加重，无烧心、反酸、嗳气，无恶心、呕吐，无呕血、黑便，无发热、黄疸，无腹泻、便秘，无腹痛、腹部包块等不适。6 个月前就诊于外院，行胃镜检查示胃多发息肉样病变，进一步于我科住院治疗，2017-11-7 行胃镜示胃多发息肉（部分恶变），行胃 ESD+EMR+ 钛夹夹闭术，病理诊断为胃恶性肿瘤、高分化腺癌。2 周前复查胃镜示胃底、胃体、胃窦可见多发 0.5～3.0 cm 的无蒂、亚蒂、带蒂息肉，诊断为胃多发息肉（恶变不除外）。自起病以来，患者精神、睡眠可，食欲可，大小便正常，近期体重无明显变化。

既往史：高血压病史 20 余年，最高为 170/80 mmHg，规律口服硝苯地平控释片，血压控制在 130～140/80 mmHg。脑供血不足病史 20 余年，间断口服脑心通、血栓通、盐酸氟桂利嗪等药物治疗。胆囊切除术后 11 年,发现左肾囊肿 1 年余。否认食物、药物过敏史。

【体格检查】

体温 36.5℃,脉搏 65 次 / 分,呼吸 17 次 / 分,血压 150/71 mmHg。双肺呼吸音正常,未闻及干湿啰音。心率 65 次 / 分,心律齐,未闻及心脏杂音。腹部饱满,右侧腹部可见长约 10 cm 陈旧性手术瘢痕,呼吸运动正常,无脐疝、腹壁静脉曲张,无皮疹、色素沉着,未见胃肠型及蠕动波。腹壁柔软,无压痛、反跳痛、肌紧张,未触及包块。肝脾未触及。肾脏未触及,肾区及输尿管点无压痛。振水音阴性。肝浊音界正常,肝区、肾区无叩击痛,移动性浊音阴性。肠鸣音正常,未闻及血管杂音。双下肢无水肿。

【辅助检查】

1. 入院前

腹部 CT 平扫 + 增强扫描(2017-10-31,我院):胃体、胃窦部腔内多发肿块,性质待定,请结合胃镜检查;升结肠壁稍增厚,请结合肠镜检查;升结肠、降结肠周围多发小淋巴结,性质待定;左肾囊肿;左侧肾盂旁囊肿。

电子胃镜(2017-11-7,我院):胃底、胃体、胃窦可见多发 0.5 ～ 4.0 cm 的无蒂、亚蒂、带蒂息肉,部分区域息肉紧密相邻,以胃体大弯最密集,部分息肉表面呈分叶状,表面充血色红;胃体大弯可见一枚 3.0 cm × 4.0 cm 带蒂息肉,息肉呈分叶状,蒂长 1.0 cm;胃窦后壁可见一枚 3.0 cm × 4.0 cm 带蒂息肉,表面呈结节状,蒂长 1.0 cm(图 7-1)。诊断:胃多发息肉(部分恶变)。

术后病理:(胃窦)息肉 2 枚,大小分别为 2.3 cm × 2.2 cm × 1.5 cm,2.5 cm × 2 cm × 1.8 cm,下方覆黏膜,两枚息肉相连,黏膜大小 2 cm × 1.7 cm,胃增生性息肉,部分癌变为高分化腺癌,癌瘤局限于息肉头部黏膜固有层，未见脉管侵犯，切缘干净；（胃体）息肉1枚，3 cm×2 cm×1.7 cm，覆黏膜1.5 cm×1.5 cm，胃增生性息肉，部分癌变为高分化腺癌，癌瘤局限于息肉头部黏膜固有层，未见脉管侵犯，切缘干净。

电子胃镜（2018-4-11，我院）：胃底、胃体、胃窦可见多发0.5～3.0 cm的无蒂、亚蒂、带蒂息肉，部分区域息肉紧密相邻，以胃体大弯最密集，息肉表面呈分叶状，表面充血色红；胃体大弯可见1枚3.0 cm×3.0 cm带蒂息肉，息肉呈分叶状，蒂长1.0 cm；胃窦前壁可见1枚3.0 cm×3.0 cm带蒂息肉，表面呈结节状，蒂长1.0 cm（图7-2）。各活检1块，组织软，弹性好。十二指肠球部及降段未见异常。诊断：胃多发息肉（恶变不除外）。

2. 入院后

（1）检验结果

血常规（2018-4-28）：WBC $2.96×10^9$/L，Hb 118 g/L，PLT $217×10^9$/L，余大致正常。

复查血常规示WBC波动于（2.74～3.44）$×10^9$/L。

生化（2018-4-28）：总胆固醇（CHOL）5.48 mmol/L，甘油三酯（TG）1.78 mmol/L，低密度脂蛋白胆固醇（LDL-C）3.16 mmol/L，余大致正常。

尿常规、便常规＋潜血、DIC、艾梅乙丙检测、糖化血红蛋白均正常。

（2）检查结果

胸部CT平扫（2018-4-28）：双肺多发结节性质待定，建议动态观察；左肺上叶钙化灶；左肺下叶背段条索影，考虑陈旧性病变。

腹部CT平扫＋增强扫描（2018-4-28）：胃体、胃窦部腔内多

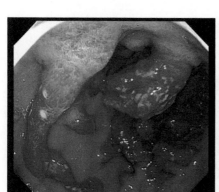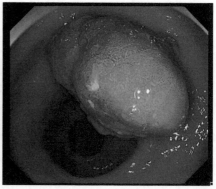

图 7-1　电子胃镜（2017-11-7）

发肿块，性质待定，请结合胃镜检查；升结肠壁稍增厚，请结合肠镜检查；升结肠、降结肠周围多发小淋巴结，性质待定；左肾囊肿；左侧肾盂旁囊肿。

【诊断】

1. 入院诊断

胃息肉。

2. 诊断分析

患者为 77 岁女性，慢性病程，临床主要表现为腹胀，既往胃镜示早期胃癌，病理示高分化腺癌，已行胃 ESD 术，此次复查胃镜再

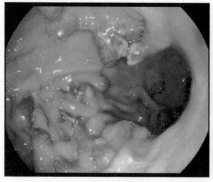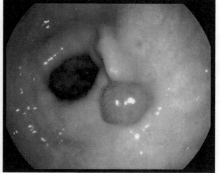

图 7-2　电子胃镜（2018-4-11）

次发现胃多发息肉，目前主要诊断为胃多发息肉、胃恶性肿瘤（高分化腺癌）。

【鉴别诊断】

（1）息肉-色素沉着-脱发-甲营养不良综合征：中老年发病，罕见的非遗传性疾病，表现为消化道多发息肉，消化道外表现为皮肤色素沉着、指甲萎缩、脱发、低蛋白血症，部分患者消化道息肉为非肿瘤性，可为幼年性息肉或炎性息肉，息肉可自限性减少或消失，有癌变倾向。本例患者无明显消化道外表现，既往行病理检查示高分化腺癌，诊断明确，此次因再次发现胃多发息肉入院，可再次行病理检查以排除此诊断。

（2）波伊茨-耶格综合征（Peutz-Jeghers syndrome）：青少年发病，为常染色体显性遗传病，表现为全消化道多发性息肉伴皮肤色素沉着，息肉病理为错构瘤，有癌变倾向。本例患者的息肉主要位于胃，且既往病理已明确为高分化腺癌，故可排除此诊断，可进一步取病理以明确诊断。

（3）恶性淋巴瘤：早期多无症状，随病情进展可出现腹痛、贫血、腹部包块、营养不良、出血等表现，常发生于胃窦部；胃镜表现为浸润型病变，胃壁增厚，胃腔狭窄，皱襞增粗，胃壁扩张性差，为结节型或溃疡型，单发或多发，依靠病理以明确诊断。本例患者复查胃镜未提示息肉为结节型或溃疡型，可进一步取病理以除外此诊断。

【治疗】

1. 治疗原则

胃息肉分肿瘤性和非肿瘤性息肉，最终需要依靠活检病理明确。对于肿瘤性息肉及具有恶性潜能的部分非肿瘤性息肉，及时治疗可有效预防其向胃癌进展。电子内镜治疗的主要方法有活检钳钳除法、高

笔记

频电凝电切法、激光灼切法、微波灼切法、尼龙绳套扎、金属夹、冷冻、射频、圈套法、内镜黏膜切除术和内镜黏膜下剥离术等，可根据胃息肉的大小、部位、数量选择一种或多种方法联合治疗。

2. 治疗方案

完善超声内镜、放大内镜检查，择期行内镜下病变切除术及病理评估。

超声胃镜（2018-5-2）：胃壁的 5 层结构清晰，胃体中部较大息肉呈高回声，来源于黏膜层，黏膜肌层稍增厚（图 7-3）。诊断：胃多发息肉。

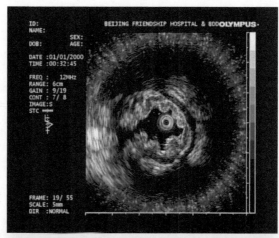
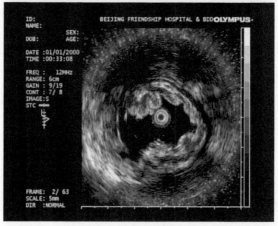

图 7-3 超声胃镜（2018-5-2）

放大胃镜（2018-5-2）：胃底、胃体黏膜可见散在多发无蒂息肉，为 0.5～1.0 cm，以及多发亚蒂条形息肉，最大 1.2 cm×1.5 cm，位于胃体中部前壁小弯侧，色红、表面覆苔，胃角光滑；胃窦后壁可见约 0.8 cm 无蒂息肉，色红。ME-NBI 观察：较大息肉窝间部黏膜增宽，部分区域腺管结构紊乱，腺管扩张迂曲（图 7-4）。诊断：胃多发息肉，慢性浅表性胃炎。

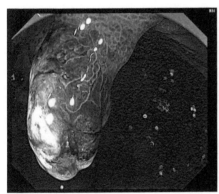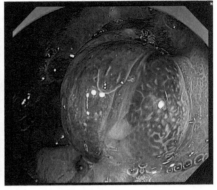

图 7-4　放大胃镜（2018-5-2）

电子胃镜 +EMR 术（2018-5-4）：分别于息肉根部注射生理盐水亚甲蓝，抬举征阳性，圈套器电凝电切息肉数十枚，止血钳处理创面，部分组织送病理活检。诊断：胃多发息肉样病变，慢性浅表性胃炎，EMR 术后。病理:（胃体 11 碎）息肉 11 枚，直径（0.3～1.2）cm×1.1 cm×0.7 cm，胃多发性增生性息肉。

📋 病例分析与讨论

一、诊断方面

患者为 77 岁女性，临床主要表现为腹胀，既往有早期胃癌病史。此次复查胃镜再次发现胃多发息肉，内镜切除后病理诊断为胃多发性增生性息肉。目前主要诊断为胃多发息肉、胃恶性肿瘤（高分化腺癌）术后。

二、治疗方面

患者既往有早期胃癌病史，内镜治疗后6个月复查胃镜发现胃多发息肉。完善超声内镜、放大内镜等检查后，进行内镜下EMR术。术后应用PPI治疗病变处形成的溃疡，并在术后第3、第6和第12个月各复查1次胃镜，监测病情变化。

三、个人经验分享

本例患者既往胃镜显示多发息肉，内镜下切除后病理提示高级别上皮内瘤变，诊断为早期胃癌。在行内镜治疗后6个月，复查胃镜再次发现胃多发息肉。胃息肉有恶性潜能，一旦确诊需积极治疗。对于有胃息肉或早期胃癌病史的患者，一定要重视内镜随访，及早发现病变。

四、知识点提示

1. 定义

胃息肉指胃黏膜上皮发生的局限性病变，向胃腔内突出，根据其组织病理学特征可分为肿瘤性及非肿瘤性息肉，前者是指胃腺瘤性息肉，后者包括增生性息肉、胃底腺息肉、炎性息肉等。胃息肉可发生于胃窦、胃体、胃底、贲门、胃角等部位，以胃窦最多见。

2. 病因及发病机制

胃息肉的具体病因及发病机制目前尚不明确，但大量研究表明其发生与幽门螺杆菌感染、长期应用PPI、胆汁反流、基因遗传环境及其他因素（吸烟、饮食习惯等）存在一定相关性。

3. 临床表现

无特异性，90% 以上胃息肉患者在临床上无明显症状，部分患者可表现为腹部不适、恶心、呕吐、腹胀、纳差、消化道出血等。随着电子内镜技术的发展及应用，胃息肉的诊断并不难，临床上首选胃镜检查。

4. 组织学类型

（1）胃腺瘤性息肉：是指发生于胃黏膜上皮细胞、多由增生的胃黏液腺所组成的良性肿瘤。腺瘤性息肉在胃息肉中占 6% ～ 10%。胃腺瘤性息肉通常发生于慢性萎缩性胃炎患者中，好发于胃窦部，胃体和贲门也可出现。由于胃腺瘤性息肉发生胃癌的风险较高，因此所有胃腺瘤性息肉均应切除。此外，腺瘤性息肉与萎缩性胃炎相关，应活检外观正常的胃窦及胃体黏膜以进行胃炎分期，从而评估癌症风险。所有患者均应接受检测以明确是否存在活动性幽门螺杆菌感染，如存在则应予以治疗。

（2）增生性息肉：发病较常见，发病率为 28% ～ 75%。其是上皮对慢性炎症刺激的应答，从而过度再生的结果。因此，通常在具有慢性炎症性疾病（如慢性萎缩性胃炎）、幽门螺杆菌感染、恶性贫血、靠近溃疡和糜烂灶及胃肠造口吻合等部位出现。很多研究证实增生性息肉可发展为恶性肿瘤，增生性息肉伴有不典型增生的发生率为 1% ～ 20%，伴有局灶癌变的发生率为 0.3% ～ 7.1%。增生性息肉若大于 1 cm 或有蒂，则发生恶性肿瘤的风险增加。在治疗方面，直径大于 0.5 cm 的增生性息肉应完全切除。此外，应该对外观正常的胃窦及胃体部黏膜进行活检，以评估是否存在异型增生和幽门螺杆菌感染。所有感染幽门螺杆菌的患者均应行根除治疗。应根据由合并的慢性萎缩性胃炎和其他胃癌危险因素引起的癌症风险来进行

73

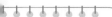

上消化道内镜监测，对于存在萎缩性胃炎、有胃癌家族史等胃癌高风险的患者，建议定期进行内镜监测（1～2年1次）。

（3）胃底腺息肉：在幽门螺杆菌感染率较低且普遍使用PPI的西方国家中，胃底腺息肉是最常见的息肉。胃底腺息肉通常较小（0.1～0.8 cm）、充血、无蒂（基底宽）且表面轮廓光滑。散发或PPI所致的胃底腺息肉无恶性潜能或恶性潜能极低。伴发息肉综合征的胃底腺息肉可伴随异型增生，但进展为恶性肿瘤的情况罕见。胃底腺息肉常为多发性，对具有代表性的息肉进行活检即可。直径大于等于1 cm的胃底腺息肉、发生溃疡的息肉或者位于胃窦部的息肉都应切除，以确认诊断和排除异型增生或者肿瘤。

（4）炎性息肉：胃黏膜炎症可呈结节状改变，凸出胃腔表面而呈现息肉状外观。炎性纤维样息肉极为罕见，在所有胃息肉中占比不足0.1%。炎性纤维样息肉在内镜下通常呈质硬、孤立性、无蒂或有蒂，并常出现溃疡。目前认为炎性纤维样息肉是一种反应性的非肿瘤病变，无癌变风险，切除后通常不会复发。

5. 治疗

目前胃息肉以内镜治疗为主，一般小于0.5 cm的微小息肉可直接采取活检钳钳除或内镜下氩等离子体凝固术，有研究认为直径小于1 cm的扁平息肉采取内镜下氩等离子体凝固术烧灼效果显著，直径1～2 cm的息肉多采用圈套器切除，而对直径大于2 cm的息肉可采用圈套器分次切除或采用内镜黏膜下剥离术。术后根据情况安排禁食水的天数，逐渐过渡饮食，密切观察血压、脉搏、呼吸等生命体征的变化，进行相关实验室检查，行胸部、腹部X线检查，需警惕出血、穿孔等并发症。术后1周是否复查内镜尚存争议。术后应用PPI或H_2受体拮抗剂治疗病变处形成的溃疡，若有Hp感染，建议术后根除 Hp，减少胃息肉再发及癌变的发生率。关于胃息肉恶变术后内镜随访，国内较为公认的是治愈性切除后第 3、第 6 和第 12 个月各复查 1 次胃镜，此后每年复查 1 次胃镜，并行肿瘤标志物和相关影像学检查。建议有条件的医疗单位开展对患者同时进行肠镜的复查研究。

病例点评

胃息肉并非少见，占胃镜检查患者的 4%～5%，患者下一步治疗及预后取决于病理结果。胃息肉病理分为增生性息肉、炎性息肉、腺瘤性息肉、胃底腺息肉等。其中腺瘤性息肉明确为癌前病变，需进一步治疗。增生性息肉是上皮对慢性炎症刺激的应答，从而过度再生的结果，可通过异型增生/癌的顺序发展为恶性肿瘤。本例患者为胃增生性息肉，大于 1 cm 并且有蒂，发生恶性肿瘤的风险较高，早期行内镜治疗，可明显提高患者生活质量及延长生存期。增生性息肉虽然癌变率较低，但确可以癌变，甚至直径较小者也可癌变，因此临床上应予以重视。

（褚　芮　孙　灿）

参考文献

1. 周贤斌，叶丽萍，邹多武. 消化道隆起性病变内镜治疗进展. 现代实用医学，2010，22（10）：1083-1087.

2. ENESTVEDT B K, CHANDRASEKHARA V, GINSBERG G G. Endoscopic ultrasonographic assessment of gastric polyps and endoscopic mucosal resection. Curr Gastroenterol Rep, 2012, 14（6）: 497-503.

3. FIXA B, VANÁSEK T, VOLFOVÁ M, et al. Cystická polypóza zaludku（polypy ze zlázek fundu）--vztah k neprítomnosti infekce Helicobacter pylori a k uzívání léků snizujících zaludecní aciditu [Cystic polyposis of the stomach（fundic gland polyps）-

-relationship to the absence of Helicobacter pylori infection and a therapy with drugs suppressing gastric acidity]. Cas Lek Cesk，2012，151（4）：196-200.

4. 郑恩典，翁雪健，郑亮，等．1352 例胃息肉临床特点分析 浙江实用医学，2013，18（3）：172-174.

5. KONO T，IMAI Y，ICHIHARA T，et al. Adenocarcinoma arising in gastric inverted hyperplastic polyp：a case report and review of the literature. Pathol Res Pract，2007，203（1）：53-56.

6. HAN A R，SUNG C O，KIM K M，et al. The clinicopathological features of gastric hyperplastic polyps with neoplastic transformations：a suggestion of indication for endoscopic polypectomy. Gut Liver，2009，3（4）：271-275.

7. 余艳秋，王建宁，翟启智，等．胃息肉 118 例内镜下治疗评价．医学伦理与实践，2013，26（23）：3086-3101.

8. 徐惠明，陈小芳，王键生，等．胃息肉 73 例内镜下治疗效果分析．中国血液流变学杂志，2011，21（4）：629-630.

9. 中华医学会消化内镜学分会中国抗癌协会肿瘤内镜专业委员会．中国早期胃癌筛查及内镜诊治共识意见（2014 年，长沙）．中国消化杂志，2014，34（7）：433-448.

病例 8　进展期食管癌

病历摘要

患者，男，80 岁。

主诉：确诊食管癌 1 年余，吞咽困难加重 20 天。

现病史：患者 1 年前无明显诱因逐渐出现进食后哽噎感，进粗食时较明显，伴有呃逆、反酸等不适，无进食后疼痛、声音嘶哑，无恶心、呕吐，无腹痛、呕血、黑便，未予以特殊诊治，随后上诉症状持续存在，并进行性加重，就诊于外院。行上消化道造影：食管下段占位，食管裂孔疝，食管反流性改变，慢性胃炎，考虑食管癌可能。转外院行胃镜：食管恶性肿瘤。病检：（食管 35 cm）腺癌，中分化，考虑年龄较大，体质较弱，手术风险较大，建议行局部放疗及综合治疗，家属商量后自动出院，后就诊于外院，行放疗 30 次，于 2017-9-19 开始予以口服替吉奥胶囊早 75 mg、晚 50 mg 化疗 3 个疗程，于 2018-2-28 复查胸部 CT，提示食管中下段管壁增厚，管腔狭窄，符合食管癌，较 2017-9-18 变化不大，患者未规律复查胃镜。20 天前患者自觉吞咽困难较前加重，可进食水及牛奶等，进食较慢，伴反酸、呃逆。1 天前就诊于我院，行上消化道造影示食管中下段占位病变，考虑食管癌，管腔明显狭窄。患者自发病以来，饮食不佳，大便 3～5 天 1 次，为干粪球状，近 1 年体重下降 6 kg。

既往史：高血压病史 10 余年，血压最高达 180/100 mmHg，既往服用"马来酸依那普利片 1 片，qd"，目前未服用任何降压药物，血压 110/70 mmHg 左右。9 年前因"胆囊息肉"于当地医院行胆囊切除术。否认食物、药物过敏史。

【体格检查】

体温 36.5 ℃，脉搏 84 次 / 分，呼吸 18 次 / 分，血压 123/61 mmHg。神清，精神可。双肺呼吸音粗，未闻及明显干湿啰音。心律齐，心音尚可，未闻及杂音。腹软，无压痛、反跳痛及肌紧张，肝脾未触及，双下肢无水肿。

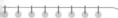

【辅助检查】

1. 入院前

电子胃镜（2017-4-24，外院）：食管中下段距门齿 30 cm 处开始见岛状红色黏膜隆起，距门齿 35 cm 右侧壁连前后壁见黏膜呈结节状肿块样物，向腔内突起，表面糜烂且溃疡形成，附着污浊灰白苔，组织脆，质僵硬，触之易出血，蠕动消失，管腔明显狭窄，内镜勉强通过；贲门松弛明显；胃底黏膜软，黏液湖清亮，胃底腔变浅；胃体规整柔软，胃角弧度存在，黏膜光滑柔软，充血水肿，黏膜略粗，四壁见条状纵行充血，并见散在点状糜烂；幽门圆，开放佳，黏膜充血水肿，色泽红，十二指肠液少量反流。诊断：食管恶性肿瘤。

胃窦及食管病理活检：（胃窦小弯）慢性萎缩性胃炎；（食管 35 cm）腺癌，中分化。

胸部、全腹部 CT 平扫＋增强扫描（2018-2-28，外院）：符合食管癌，较前（2017-9-18）变化不大；符合支气管炎表现，请结合临床；左肺下叶结节，建议动态观察；肝左叶囊肿；胆囊未见明确显示，请结合临床；双肾囊肿；右侧腹股沟膀胱疝；前列腺增生并钙化。

上消化道造影（2018-5-8，我院）：可见食管、胃、十二指肠依次显影；食管中下段局部管腔明显狭窄，远端管腔呈线样改变，局部食管壁僵硬，黏膜破坏、中断，其上方食管轻度扩张，造影剂通过明显受阻；胃腔及十二指肠可见少量造影剂流入。诊断：食管中下段占位病变，管腔明显狭窄，考虑食管癌。

2. 入院后

血常规（2018-5-10）：Hb 118 g/L。

生化（2018-5-10）：TBIL 37.28 μmol/L，间接胆红素（IBIL）

30.67 μmol/L。

凝血功能（2018-5-10）：纤维蛋白降解产物（fibrin degradation product，FDP）7.40 mg/L，D- 二聚体（D-dimer）1.90 mg/L。

肿瘤标志物（2018-5-10）：癌胚抗原（CEA）15.09 ng/mL，糖类抗原 19-9（CA19-9）408.40 U/mL，糖类抗原（CA50）61.23 ng/mL。

（2）检查结果

入院后完善胸部 CT 增强扫描：食管下段壁增厚并软组织肿块，考虑食管癌，请结合临床及内镜检查；左肺下叶外基底段结节状影，性质待定，肿瘤不除外，建议随访复查或进一步检查以明确诊断；双肺小结节，建议随访观察；双肺下叶条片及磨玻璃密度影，考虑慢性炎症可能，请结合临床复查；肺气肿；右肺下叶钙化灶，右肺门及纵隔钙化淋巴结；肝 S7 小结节，请结合临床及腹部检查。

2018-5-11 行内镜下食管支架置入术，术中所见：进镜至贲门处见管腔狭窄，表面黏膜粗糙，经鼻胃镜可通过。于狭窄处近端及远端分别标记后，留置钢丝，退镜，沿钢丝置入 20 mm×12.5 cm 半覆膜食管支架，过程顺利，X 线下位置满意。诊断：贲门肿物伴狭窄，内镜及数字减影血管造影（digital subtraction angiography，DSA）下支架置入术。术后安返病房，生命体征平稳。

【诊断】

1. 入院诊断

进展期食管癌。

2. 诊断分析

患者为 80 岁男性，慢性病程，表现为进行性吞咽困难。上消化道造影提示食管中下段局部管腔明显狭窄，远端管腔呈线样改变，局部食管壁僵硬，黏膜破坏、中断，其上方食管轻度扩张，造影剂通过明显受阻。电子胃镜：食管中下段距门齿 30 cm 处开始见岛状红色黏膜隆起，距门齿 35 cm 右侧壁连前后壁见黏膜呈结节状肿块样物，向腔内突起，表面糜烂且溃疡形成，附着污浊灰白苔，组织脆，质僵硬，触之易出血，蠕动消失，管腔明显狭窄。病灶取活检后病理提示（食管 35 cm）腺癌，中分化。结合患者症状、辅助检查及病理结果，目前食管中下段狭窄、食管癌（中分化腺癌）诊断明确。

【鉴别诊断】

（1）食管贲门失弛缓症：因食管蠕动波减弱或消失、食管下括约肌失弛缓，食物不能正常通过贲门。吞咽困难多呈间歇性发作，病程较长，食管下段（即狭窄上方）扩张明显，食管反流常见，反流量较大，为不含血性黏液，尤其在夜间平卧时可因呛咳而惊醒，甚至导致吸入性肺炎。患者常无显著进行性消瘦症状，X 线吞钡检查可见贲门梗阻呈梭形或漏斗状，边缘光滑，吸入亚硝酸异戊酯后贲门暂可舒张，可使钡剂通过；食管测压仅见非蠕动性小收缩波；食管镜或胃镜下见食管下段黏膜基本正常，食管腔内无新生物，有时内镜不能通过狭窄部，黏膜活检无癌细胞。本例患者内镜下无相关表现，暂不考虑本病。

（2）胃食管反流病：主要表现为胸骨后灼热感或疼痛，伴吞咽困难，多由酸性、过冷、过热食物诱发的食管痉挛引起。在后期常并发良性食管狭窄，行食管下段 LES 压力测定、食管内 24 小时 pH 监测，对酸、碱反流的诊断有帮助。病变显著者，在行食管镜或胃镜检查时，可见黏膜呈炎症、糜烂或溃疡表现。反流早期或病变轻者，糜烂或溃疡可不明显。本例患者镜下未见相关表现，本病可能性小。

（3）食管良性狭窄：一般由腐蚀性或反流性食管炎所致，也可由长期留置胃管、食管损伤或食管胃手术引起。X线钡餐可见食管狭窄、黏膜消失、管壁僵硬，狭窄与正常食管段逐渐过渡、边缘整齐、无钡影残缺征。本例患者病理示中分化腺癌，考虑该诊断可能性不大。

【治疗】

1. 治疗原则

早期食管癌可在胃镜下切除，达到根治效果。中晚期食管癌治疗方法包括手术、放疗、化疗及内镜治疗。

（1）手术：食管手术切除率为80%～90%，早期切除常可达到根治效果。但大部分患者在诊断时已进入中晚期，即使提高手术切除率，远期效果仍不能令人满意。

（2）放疗：主要适用于手术难度大的上段食管癌和不能切除的中下段食管癌。

（3）化疗：一般于食管癌切除术后2～4周内进行，常采用联合化疗方案。

（4）内镜治疗：对于早期食管癌可进行内镜下切除，对于进展期食管癌可进行姑息治疗。

2. 治疗方案

予以内镜下食管支架置入术，术后予以盐酸莫西沙星抗感染、抑酸、补液等治疗。

📋 病例分析与讨论

一、诊断方面

本例患者入院前已完善消化道造影、胸部CT增强扫描、胃镜等检查，并取活检，病理提示为食管中分化腺癌，诊断明确，但其活检病理无法明确判断浸润深度，若未行全面评估检查，则无法对原发灶、淋巴结及全身转移情况进行评估，故无法获得 TNM 分期。患者来我院就诊时已行放疗、化疗等治疗，进食困难明显，有贫血症状，故临床诊断为进展期食管癌。

二、治疗方面

进展期食管癌多采用手术、放疗、化疗、内镜治疗等综合治疗方案。本例患者已在外院行放疗及化疗，此次入院为缓解吞咽困难等症状行食管内支架置入术，在内镜直视下放置半覆膜支架，改善患者食管癌性狭窄，并可较长时间缓解梗阻，提高生活质量，改善营养状况。

三、个人经验分享

中晚期食管癌患者进食困难，营养状况较差，甚至可加重恶病质等情况，故可根据病情行食管支架置入术等姑息治疗以缓解症状。

四、知识点提示

1. 早期和进展期食管癌的定义

根据国际抗癌联盟公布的临床病理分期，以癌组织的浸润深度和淋巴结转移情况作为依据，原位癌和浸润固有层的黏膜内癌为早期食管癌，即 TNM 分期的 Tis 和部分 T1，浸润至黏膜下层和固有肌层者为进展期食管癌（T1～T4）。

2. 食管癌的 TNM 分期

美国癌症联合会（American Joint Committee on Cancer，AJCC）定期更新发布的恶性肿瘤 TNM 分期标准（第 8 版）对食管癌的分期见图 8-1。

T 分期

Tx：原发肿瘤不能确定

T0：无原发肿瘤证据

Tis：重度不典型增生

T1：侵犯黏膜固有层、黏膜肌层或黏膜下层
　　T1a：侵犯黏膜固有层或黏膜肌层
　　T1b：侵犯黏膜下层

T2：侵犯食管肌层

T3：侵犯食管纤维膜

T4：侵犯食管周围结构
　　T4a：侵犯胸膜、心包、奇静脉、膈肌或腹膜
　　T4b：侵犯其他邻近结构如主动脉、椎体、气管

N 分期

Nx：无法评估

N1：1～2 枚区域淋巴结转移

N2：3～6 枚区域淋巴结转移

N3：≥7 枚区域淋巴结转换

M 分期

M0：无远处转移

M1：有远处转移

L 分期

Lx：无法评估

上段：颈部食管下至奇静脉弓下缘水平

中段：奇静脉弓下缘下至下肺静脉水平

下段：下肺静脉下至胃，包括食管胃交界

图 8-1　恶性肿瘤 TNM 分期标准（第 8 版）对食管癌的分期

腺癌病理 TNM 分期见图 8-2。

		N0	N1	N2	N3	M1
Tis		0				
T1a	G1	IA				
	G2	IB	IIB	IIIA	IVA	IVB
	G3	IC				
T1b	G1	IB				
	G2		IIB	IIIA	IVA	IVB
	G3	IC				
T2	G1	IC				
	G2		IIIA	IIIB	IVA	IVB
	G3	IIIA				
T3		IIIB	IIIB	IIIB	IVA	IVB
T4a		IIIB	IIIB	IIIA	IVA	IVB
T4b		IVA	IVA	IIIA	IVA	IVB

图 8-2　腺癌病理 TNM 分期

鳞癌病理 TNM 分期见图 8-3。

		N0 L	N0 U/M	N1	N2	N3	M1
Tis		0					
T1a	G1	IA	IA	IIB	IIIA	IVA	IVB
	G2～3	IB	IB				
T1b		IB	IB	IIB	IIIA	IVA	IVB
T2	G1	IB	IB	IIIA	IIIB	IVA	IVB
	G2～3	IIIA	IIA				
T3	G1	IIIA	IIA	IIIB	IIIB	IVA	IVB
	G2～3	IIIA	IIB				
T4a		IIIB	IIIB	IIIB	IVA	IVA	IVB
T4b		IVA	IVA	IVA	IVA	IVA	IVB

图 8-3　鳞癌病理 TNM 分期

笔记

3. 食管癌的内镜治疗

早期食管癌内镜介入治疗是近年来食管癌的诊治进展之一，常用的内镜方法：①内镜黏膜切除术和内镜黏膜下剥离术；②内镜下消融术：包括氩离子血浆凝固法、微波法、激光法及光动力治疗等。

早期食管癌内镜治疗适应证：①重度不典型增生、原位癌及黏膜内癌；②病灶最大直径＜ 3 cm（相对指征，若病灶大可同期切除 2 次或更多）；③病灶侵及食管周径不超过 1/2 ～ 3/4 可作为相对指征；④最佳部位：病灶位于食管中下段，3 ～ 9 点钟方位。

内镜下进展期食管癌姑息治疗方法较多，包括单纯扩张术、食管支架置入术、光动力治疗、肿瘤内化疗药物注射术、肿瘤消融术等（表 8-1）。

表 8-1　内镜治疗方法

内镜治疗方法	特点
单纯扩张术	方法简单，但作用时间短，需反复扩，病变广泛者无法应用
食管支架置入术	维持时间长，适用于食管癌恶性梗阻、气管食管瘘、放疗后食管癌
光动力治疗	治疗食管癌的局部闭塞
肿瘤消融术	适用于外生型、息肉型肿瘤，且病灶位于食管中下段

4. 食管癌分期治疗模式

Ⅰ期：首选手术治疗。如心肺功能差或不愿手术者，可行根治性放疗。完全性切除的Ⅰ期食管癌患者，术后可不行辅助放疗或化疗。

Ⅱ期：首选手术治疗。如心肺功能差或不愿手术者，可行根治性放疗。对于完全性切除的 T2N0M0 患者，术后可不行辅助放疗或化疗；对于完全性切除的 T3M0N0 和 T1 ～ 2N1M0 患者，术后行辅

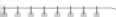

助放疗可提高 5 年生存率；对于食管鳞癌患者，不推荐术后行化疗；对于食管腺癌患者，可以选择术后辅助化疗。

Ⅲ期：对于 T3N1～3M0 和部分 T4N0～3M0 患者，目前仍首选手术治疗，有条件的医院可以开展新辅助化疗的研究，与单一手术相比，术前同步放化疗可能提高患者的总生存率。对于不能手术者，目前的标准治疗是放射治疗，有条件的医院可以开展同步放化疗的研究。对于Ⅲ期患者，术后辅助放疗可能提高 5 年生存率；对于食管鳞癌患者，不推荐术后化疗；食管腺癌患者可以选择术后辅助化疗。

Ⅳ期：以姑息治疗为主要手段，能直接化疗者首选化疗，治疗目的是延长生命、提高生活质量。姑息治疗主要包括内镜治疗和止痛对症治疗。

📋 病例点评

我国是世界上食管癌高发地区之一，平均每年死亡约 15 万人。食管癌以鳞状上皮癌多见，早期无明显症状，晚期最典型的临床表现为进行性吞咽困难。对食管癌患者施行以手术切除及放射治疗为主的综合治疗原则，依据肿瘤的部位、分期、病理、生物学特征、患者全身情况等综合考虑，选择外科手术、放疗、化疗及内镜治疗等方法。本例患者已明确诊断为食管中下段腺癌，并已在外院行放疗及化疗，由于高龄等因素，未接受手术治疗。对于此类患者，姑息治疗同样具有重要意义，一方面，可以有效缓解患者症状，改善生活质量；另一方面，能够增加患者进食，保证营养摄入，延长生命。

（曹依娜　姚伟龙）

参考文献

1. 国际抗癌联盟（UICC）临床肿瘤指南：食管癌. 中华胸部外科电子杂志. 2015，2（1）：7.

2. RICE T W，ISHWARAN H，FERGUSON M K，et al. Cancer of the esophagus and esophagogastric junction：an eighth edition staging primer. J Thorac Oncol，2017，12（1）：36-42.

3. 中华医学会消化内镜学分会，中国抗癌协会肿瘤内镜专业委员会. 中国早期食管癌筛查及内镜诊治专家共识意见（2014 年，北京）. 中华消化内镜杂志，2015，20（4）：205-224.

4. 王利，文黎明. 食管癌内镜下诊治进展. 现代医院，2016，16（5）：4.

5. TANAKA Y，YOSHIDA K，SUETSUGU T，et al. Recent advancements in esophageal cancer treatment in Japan. Ann Gastroenterol Surg，2018，2（4）：253-265.

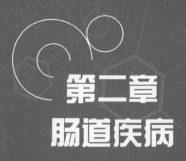

第二章
肠道疾病

病例 9 肠结核

病历摘要

患者，女，46岁。

主诉：腹痛、发热1年半，加重伴腹泻半年。

现病史：患者于2018年初无明显诱因出现腹痛，为以下腹部为主的隐痛，可耐受，于10余分钟后或排便排气后自行缓解，间断发作，偶伴发热，最高体温38℃，可自行退热，未监测体温，无畏寒、寒战、大汗、恶心呕吐、腹胀、腹泻、便血等不适，于当地医院多次就诊未明确病因，未规律治疗。2019年初症状加重，伴腹泻，为黄色不成形便至黄色稀水样便，2～5次/日，发热时伴畏寒，最高体温达 39℃，夜间为主，可自行退热，并逐渐出现盗汗。2019 年 4 月患者就诊于外院，复查肠镜示回肠末端及右半结肠多发环周溃疡；病理示黏膜重度慢性炎伴活动性及溃疡形成，伴淋巴组织增生，可见隐窝分支及隐窝炎，局灶伴隐窝脓肿形成，还可见腺体萎缩、破坏，腺体分泌减少。考虑诊断为克罗恩病，予以美沙拉嗪 4 g/d 口服治疗后腹痛、腹泻均好转。患者于服药后自行减量，症状逐渐复发。目前仍有间断下腹隐痛，腹泻 2～4 次/日，黄色稀便，伴有盗汗及发热等不适，为进一步诊治收入我科。

患者发病以来，精神弱，睡眠尚可，纳差，大便如前述，小便正常，近 1 年半体重下降 12 kg。

既往史：近半年出现间断干咳，偶有气短，未诊治。否认高血压、心脏病病史，否认糖尿病、脑血管病、精神疾病病史。否认肝炎史、结核史、疟疾史。

个人史：否认结核接触史。

月经史：月经量正常，颜色正常，无血块、无痛经。初潮年龄 13 岁，行经天数 3～5 天，月经周期 30 天。

【体格检查】

体温 36 ℃，脉搏 110 次/分，呼吸 18 次/分，血压 102/62 mmHg。发育正常，消瘦，自主体位，步态正常，正常面容，神志清晰，言语流利，查体合作。皮肤及黏膜：色泽正常，未见皮疹、瘀点、瘀斑、皮下结节，无肝掌、蜘蛛痣，无瘘管、溃疡及瘢痕。皮肤温度、湿度正常，弹性可。毛发分布正常。全身浅表淋巴结未触及。双肺呼吸音清，未闻及干湿啰音及胸膜摩擦音。心率 110 次/分，心律齐，各瓣膜区未闻及杂音、额外心音及心包摩擦音。腹软，无压痛、反跳痛及肌紧张，未触及包块，肝脾肋下未触及，麦氏点压痛（－），Murphy 征（－），输尿管点压痛（－）。肝区、脾区无叩痛，移动性浊音（－）。肠鸣音 3 次 / 分，未闻及血管杂音、气过水声及振水音，双下肢无水肿。

【辅助检查】

1. 入院前

血生化（外院）：ALB 23.4 g/L。

胃镜（外院）：慢性非萎缩性胃炎。

结肠镜（外院）：回肠末端及右半结肠多发环周溃疡。病理：（回肠末端）黏膜重度慢性炎伴活动性及溃疡形成，局部伴淋巴组织增生，腺体萎缩，分泌减少，可见隐窝炎，局灶伴隐窝脓肿；（回盲部）黏膜重度慢性炎伴活动性及溃疡形成，可见隐窝分支及隐窝炎，局灶伴隐窝脓肿形成，还可见腺体萎缩、破坏，腺体分泌轻度减少；（升结肠）黏膜重度慢性炎伴活动性及溃疡形成，伴淋巴组织增生，可见隐窝分支及隐窝炎，局灶伴隐窝脓肿形成，腺体萎缩、破坏、分泌减少。

2. 入院后

血常规 +CRP：WBC 6.98×10^9/L，Hb 54 g/L，PLT 551×10^9/L；CRP 194 mg/L。

血生化：ALB 16.4 g/L，ESR > 140 mm/h。

便常规：粪便潜血试验阳性，白细胞满视野。

结核感染 T 细胞检测：A 328*SCFs/10^6PBMC，B 180*SCFs/10^6PBMC。

结核菌素试验：阳性。

痰找结核菌：多次（－）。

其他化验结果：尿常规、肿瘤标志物、艾梅乙丙感染项目、甲状腺功能、免疫球蛋白及补体、便找寄生虫等化验未见明显异常；ANA 1:160（+）（均质、斑点型），其余抗核抗体及 ENA（-）。便培养、病毒 6 项、CMV DNA、难辨梭菌毒素、EBV DNA、G 试验（-）。

胸部 CT 增强扫描：双肺微小结节，右肺上叶钙化灶，双肺下叶后基底段条索灶。

腹盆 CT 增强扫描 + 小肠重建：右半结肠肠壁不均匀增厚，明显强化，内壁不规整，可见多发结节及条状结构突向肠腔内，肠壁可见点状气体影，浆膜面模糊毛糙，周围脂肪间隙可见云絮样渗出及索条影。回肠末端较细，管壁增厚，明显强化。盆腔内部分小肠肠壁轻度增厚，明显强化。右半结肠内侧及腹腔肠系膜可见多发淋巴结，最大短径 1.0 cm（图 9-1）。诊断：右半结肠及小肠改变，考虑炎症性改变。

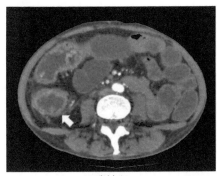
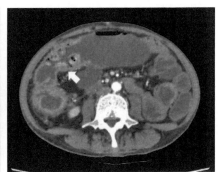

升结肠　　　　　　　　　横结肠近肝区

图 9-1　腹盆 CT 增强扫描 + 小肠重建

肠镜：进镜 80 cm 至回肠末端。自横结肠近肝区至回肠末端可见多发片状溃疡，表覆白苔，溃疡形态不规则，其间可见结节样增生组织，病变环管腔全周，回盲瓣变形，分别于回肠末端、回盲瓣、升结肠及横结肠各活检 2、2、2、4 块，组织脆，弹性差，易出血；

余所见结肠黏膜光滑，血管纹理清，半月襞完整，无糜烂、溃疡及新生物（图9-2）。诊断：右半结肠多发溃疡。

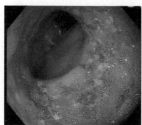 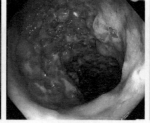 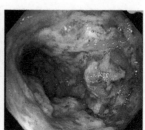

回肠末段   升结肠   横结肠

图9-2 肠镜

活检病理结果：慢性炎伴表面糜烂，隐窝数量减少，腺体间可见较多浆细胞、淋巴细胞、嗜酸性粒细胞，固有层深部见肉芽肿结节形成，不除外结核。

结核分枝杆菌检测：（回肠末端）检测到结核分枝杆菌，其余3部位未检测到结核分枝杆菌。

【诊断】

1. 诊断

肠结核。

2. 诊断分析

患者为46岁女性，主诉腹痛、发热1年半，加重伴腹泻半年。既往多次于外院就诊评估，不除外炎症性肠病，但治疗后症状反复。入院后化验示ESR及CRP明显增高，伴白蛋白降低和贫血，结核菌素试验及结核感染T试验阳性，胸部CT示陈旧性结核表现。结肠镜发现回肠末段、回盲部、升结肠及横结肠不规则环周溃疡，内镜下的表现支持肠结核。活检病理可见固有层深部肉芽肿结节形成。结核分枝杆菌检测阳性。故诊断较为明确。

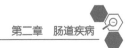

【鉴别诊断】

患者肠道多发溃疡，需要与其他引起回盲部及结肠溃疡的疾病相鉴别。

（1）克罗恩病：是一种慢性炎性肉芽肿性疾病，主要表现为腹痛、腹泻等，可伴有关节痛、发热等全身症状，表现为跳跃性病变，多见于回肠末段和邻近结肠，但可累及全消化道，特点为纵行溃疡，可出现铺路石样改变等，易出现穿孔、瘘管形成等并发症。本例患者表现为腹痛、发热、腹泻等，肠镜提示不连续多发溃疡，须考虑该病，但患者入院后结核菌素试验、结核感染T试验阳性，同时肠溃疡活检组织中检测到结核分枝杆菌，综合考虑，诊断肠结核可能性大。

（2）淋巴瘤：淋巴瘤累及肠道可出现腹痛、腹泻等症状，可伴有低热、乏力、消瘦等消耗性症状，一般情况恶化迅速。常见潜在淋巴结肿大和肝脾肿大，抗结核治疗无效。最终依靠肠镜下活检病理明确。本例患者病理未见恶性肿瘤改变，暂不考虑。

（3）结肠癌：老年人多见，早期并无特殊症状，晚期结肠癌可出现出血、肠梗阻等临床症状，主要依靠结肠镜下活检病理加以鉴别。本例患者多点活检病理未见癌性病灶，暂不考虑该诊断。

【治疗】

（1）积极纠正营养状态：患者基础营养条件差，予以静脉营养支持治疗，营养状况好转后过渡至正常饮食结合肠内营养剂。

（2）标准抗结核四联治疗：利福平胶囊 450 mg 口服，每日 1 次；异烟肼片 300 mg 口服，每日 1 次；吡嗪酰胺 0.75 g 口服，每日 1 次；盐酸乙胺丁醇片 750 mg 口服，每日 1 次。疗程为 9～12 个月。定期检测肝肾功能、复查肠镜评估。

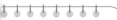

【随访】

加用抗结核治疗后，患者腹痛、盗汗、乏力、发热等症状持续缓解，无再发。电话随访，外院复查肠镜回肠末段、结肠溃疡已愈合。

病例分析与讨论

一、诊断方面

46岁女性，以腹痛、腹泻伴发热为主要临床表现，实验室检查提示 ESR 及 CRP 明显增高，伴白蛋白降低和贫血等慢性病消耗性疾病改变，结核菌素试验及结核感染 T 试验阳性，胸部 CT 示陈旧性结核表现。结肠镜发现回肠末段、回盲部、升结肠及横结肠不规则环周溃疡，内镜下表现支持肠结核。活检病理可见固有层深部肉芽肿结节形成。活检病理结核分枝杆菌检测阳性。故诊断肠结核明确。

二、治疗方面

肠结核属于结核病范畴，治疗上要求早期、规律、全程、适量、联合。

三、个人经验分享

肠结核患者的临床表现往往不典型，同一患者很少具有所有典型的右下腹痛、腹部包块、午后低热、盗汗等肠结核的表现。对于肠道不规则溃疡，尤其是回盲部溃疡，均需考虑肠结核可能，应积极筛查结核，注意与克罗恩病、淋巴瘤等疾病相鉴别。肠结核与克罗恩病的鉴别尤为困难，对于难以明确诊断的病例，可先予以试验性抗结核治疗，若有效则支持肠结核诊断；若抗结核治疗无效，则可在排除其他疾病后考虑克罗恩病诊断。

四、知识点提示

1. 定义

肠结核是结核分枝杆菌引起的肠道慢性特异性感染，以回盲部为好发部位。肠道本身起病者称为原发性肠结核，继发于肠外结核病者称为继发性肠结核。

2. 病因学

90% 以上肠结核由人型结核分枝杆菌引起。此外，牛型结核分枝杆菌也可致病。肠结核感染可经口、血行播散和邻近器官结核的波及所致。结核病的发病与否取决于入侵的结核菌数量和毒力、机体免疫功能及肠道局部抵抗力。

3. 流行病学特点

发病年龄：20～40 岁多见；女：男为 3:1。

4. 诊断标准

如患者有肠外结核病，出现下列情况应考虑肠结核：①腹痛、腹泻或与便秘交替，伴发热、盗汗等结核毒血症状；②右下腹包块、原因不明的肠梗阻；③ X 线钡剂检查示充盈不良、激惹、溃疡、肠腔狭窄等征象；④肠镜发现黏膜炎症、炎性息肉或肠腔变窄等（活检如见干酪样坏死性肉芽肿或结核分枝杆菌具确诊意义）；⑤结核菌素纯蛋白衍生物（PPD）试验强阳性；⑥对高度怀疑肠结核的病例，如抗结核治疗（2～6 周）有效，可做出肠结核的临床诊断。对诊断有困难病例，主要是增生型肠结核，有时需剖腹探查才能确诊。

5. 鉴别诊断

（1）克罗恩病：临床表现、X 线及内镜所见常与肠结核酷似。鉴别要点包括：①无肠外结核证据；②有缓解与复发倾向，病程一般更长；③X线发现病变虽以回肠末段为主，但可有其他肠段受累，并呈节段性分布；④更多并发瘘管或肛门直肠周围病变；⑤抗结核药物治疗无效；⑥临床鉴别诊断有困难而行剖腹探查者，切除标本及周围肠系膜淋巴结均无结核证据（有肉芽肿病变而无干酪样坏死），镜检与动物接种均无结核分枝杆菌发现。

（2）右侧结肠癌：比肠结核患者发病年龄大，常在40岁以上，一般无发热、盗汗等全身中毒表现。X线检查主要见钡剂充盈缺损，病变局限在结肠。结肠镜检查及活检可确诊。

（3）阿米巴病或血吸虫病性肉芽肿：有相应流行病学史。脓血便常见。粪便常规或孵化检查发现有关病原体。结肠镜检查多有助鉴别诊断。相应特效治疗有效。

（4）其他：肠结核有时还应与肠恶性淋巴瘤、耶尔森杆菌肠炎及一些少见的感染性肠病，如非典型结核分枝杆菌（多见于艾滋病患者）、性病性淋巴肉芽肿、梅毒侵犯肠道、肠放线菌病等鉴别。以发热为主要表现者需与伤寒等长期发热性疾病鉴别。

6. 治疗特点

肠结核治疗的目的是消除症状、改善全身情况、促使病灶愈合及防治并发症，强调早期治疗（肠结核早期病变是可逆的）。休息与营养可加强患者的抵抗力，是本病治疗的关键。

治疗原则：早期、规律、全程、适量、联合。

早期：有利于病变吸收。规律：避免耐药性的产生。全程：保证完成规律的治疗是提高治愈率和减少复发率的重要措施。适量：严格遵照适当的药物剂量用药，剂量过低影响疗效、产生耐药性，剂量过大产生药物毒副作用。联合：可提高疗效，通过交叉杀菌作用减少或防止耐药性的产生。

腹痛时可用抗胆碱能药物治疗。摄入不足或腹泻严重者应注意纠正水、电解质与酸碱平衡紊乱。对不完全性肠梗阻患者需进行胃肠减压。

　　手术适应证：①完全性肠梗阻者；②急性肠穿孔或慢性肠穿孔瘘管形成，经内科治疗而未能闭合者；③肠道大量出血，经积极抢救不能有效止血者；④诊断困难需剖腹探查者。

病例点评

　　肠结核诊断主要是依据典型的临床表现、腹部影像学及结核菌相关试验结果等。由于结核病原学结果，如抗酸染色、结核核酸扩增等阳性率较低，有时诊断较为棘手。同时，肠结核与炎症性肠病，尤其是克罗恩病的临床及影像学表现相似，不易鉴别。若回盲部或（和）邻近结肠溃疡患者有既往结核病史或现有肠外结核表现，结核菌素试验、T-SPOT.TB 等阳性，应高度怀疑肠结核。临床不能除外结核时，应首先行诊断性抗结核治疗 8 ~ 12 周，然后对患者的临床表现、内镜、影像学行再次评估，若治疗无效，再考虑克罗恩病等其他可能。肠结核的治疗要求早期诊断、早期治疗，并坚持规范药物治疗。患者经规范治疗，总体预后较好。

（王秋明　朱　敏）

参考文献

1. 林三仁. 消化内科学高级教程. 北京：人民军医出版社，2013.

2. RAN Z, WU K, MATSUOKA K, et al. Asian Organization for Crohn's and Colitis and Asia Pacific Association of Gastroenterology practice recommendations for medical management and monitoring of inflammatory bowel disease in Asia. J Gastroenterol Hepatol，2021，36(3):637-645.

病例 10　缺血性肠病

病历摘要

患者，女，67 岁。

主诉：腹痛伴血便 2 天。

现病史：患者于 2 天前无明显诱因出现腹痛，位于下腹部，呈持续性钝痛，随后开始出现暗红色血便，每天 3～5 次，每次量约 300 mL。自诉进食量多时腹痛及血便加重，伴发热，体温不详。无腹胀，无里急后重感，无恶心及呕吐等不适。为求诊治入院。自发病以来，患者饮食、睡眠可，大便如上所述，小便正常，体重、体力无明显变化。

既往史：高血压病史 10 年，未规律服用降压药，自诉血压控制不佳。2 型糖尿病病史 5 年，未规律服用降糖药物，自诉血糖控制不佳。

【体格检查】

体温 37.5 ℃，脉搏 70 次 / 分，呼吸 18 次 / 分，血压 150/100 mmHg。神志清楚，精神可。双肺呼吸音清，未闻及干湿啰音。心率 70 次 / 分，心脏各瓣膜听诊区未闻及心脏杂音。腹部平坦，无脐疝、腹壁静脉曲张，无皮疹、色素沉着，未见胃肠型及蠕动波。腹壁柔软，未触及包块。肝脾未触及，下腹部压痛，无反跳痛及肌紧张，Murphy 征阴性，肝浊音界正常，肝区、肾区无叩击痛，移动性浊音阴性。肠鸣音 5 次 / 分，双下肢无水肿。

【辅助检查】

血常规（2018-5-23，我院）：WBC 12.8×10^9/L，GR% 89.3%，

Hb 137 g/L，PLT 384×10^9/L；凝血功能未见异常。降钙素原检测、真菌 1，3-β-D-葡聚糖检测、病毒七项、呼吸道病原学 IgM 九联检、CMV DNA 测定、结核杆菌抗体试验、ANA 抗体谱、抗 ENA 抗体、免疫球蛋白＋补体未见明显异常。

便常规（2018-5-25，我院）：黄色黏液便，粪便潜血试验阳性，白细胞 6/HP，红细胞 0/HP。

便培养、便隐孢子＋贾第虫抗原、便阿米巴滋养体及包囊、便寄生虫卵（2018-5-25，我院）：均正常。

腹盆 CT 增强扫描（2018-5-23，我院）：部分结肠壁水肿增厚并周围渗出性改变、炎性病变可能，请结合临床；肝多发囊肿；双肾小结石；左肾高密度囊肿可能大（Bosniak Ⅱ级），余双肾囊肿（Bosniak Ⅰ级）；子宫类圆形软组织密度影，肌瘤可能；极少量盆腔积液。

肠镜（2018-5-25，我院）：横结肠左半距肛门 30～60 cm 范围内可见环周糜烂、溃疡，以降结肠距肛门 40 cm 处为重（图 10-1）。诊断考虑缺血性肠病。

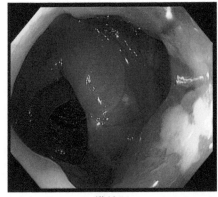
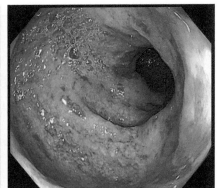

横结肠　　　　　　　　　　　降结肠

图 10-1　肠镜

笔记

【诊断】

1. 入院诊断

缺血性肠病。

2. 诊断分析

患者为67岁女性患者，有长期高血压、糖尿病病史，均控制差，存在动脉硬化危险因素。临床表现为急性病程，腹痛后血便，进食后症状加重。完善肠镜示横结肠左半距肛门 30 ~ 60 cm 范围内可见环周糜烂、溃疡，以降结肠距肛门 40 cm 处为重。符合缺血性肠病好发于左半结肠的特点。结合病史及肠镜检查诊断为缺血性肠病。

【鉴别诊断】

（1）溃疡性结肠炎：溃疡性结肠炎多为慢性病程，可表现为腹痛、腹泻、黏液脓血便，并可存在全身反应及肠外表现。肠镜可见黏膜充血、糜烂、溃疡，从直肠开始呈连续性、弥漫性分布。本例患者虽然临床表现为腹痛、便血，但病史过短，临床症状不典型，肠镜表现不支持该诊断。

（2）感染性肠炎：多由病毒、细菌、真菌等感染肠道引起，出现腹痛、腹泻、大便带脓血等症状，可伴发热、食欲不振、恶心及呕吐等症状，辅助检查可见血象炎症指标变化，病原学检测可见异常。肠镜检查显示肠道黏膜充血、水肿、糜烂甚至溃疡。本例患者表现为腹痛、便血，有发热症状，便常规可见白细胞，需警惕感染性肠病，但本例患者无不洁饮食史，完善肠道相关病原学检查未见异常，暂不支持该诊断。

【治疗】

1. 治疗原则

对怀疑肠系膜缺血的患者应立即禁食，必要时行胃肠减压、静脉营养支持。应密切监测血压、脉搏、每小时尿量，必要时测中心静脉压或肺毛细血管楔压。积极治疗原发病，纠正水、电解质平衡紊乱。早期使用广谱抗生素可预防菌血症。

2. 治疗方案

（1）内科治疗：禁食；静脉营养；应用广谱抗生素；积极治疗心血管系统原发病，停用血管收缩药；应用肛管排气缓解结肠扩张；应用血管扩张药物如罂粟碱 30 mg，肌内注射，每 8 小时 1 次。

（2）外科治疗：如患者出现腹部触痛加重、肌紧张、反跳痛、体温升高及肠麻痹，表明有肠梗死，需考虑手术治疗。

缺血性肠病预后一般较好，但早期发现、及早治疗尤为重要。

【随访】

2 周后复查肠镜，全结肠未见充血、糜烂、溃疡（图 10-2）。

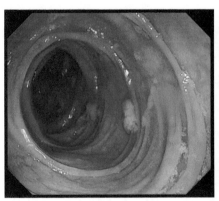　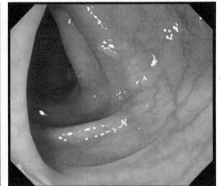

横结肠　　　　　　　　　　　　降结肠

图 10-2　复查肠镜

📋 病例分析与讨论

一、诊断方面

患者为 67 岁女性，有长期高血压、糖尿病病史，均控制差，存在动脉硬化危险因素，临床表现为腹痛后血便，肠镜提示缺血性肠病。

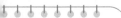

二、治疗方面

本例患者为缺血性结肠炎，入院后针对基础病积极控制血糖、血压，并予以禁食水、补液、预防性抗感染、应用扩血管药物等对症治疗，好转后出院。

三、个人经验分享

患者在发病早期仅表现为腹痛、血便、轻微发热等肠道系统疾病共有症状，需与感染性肠病、炎症性肠病等相鉴别。结合病史及肠镜检查及时诊断治疗，患者预后良好。

四、知识点提示

1. 定义

缺血性肠病是一种小肠、结肠血液供应不足导致不同程度的肠壁局部组织水肿、坏死，表现为腹痛、腹泻、便血、发热等一系列临床综合征的疾病。缺血性肠病分为急性肠系膜缺血（acute mesenteric ischemia，AMI）、慢性肠系膜缺血（chronic mesenteric ischemia，CMI）和缺血性结肠炎（ischemic colitis，IC）。临床上以缺血性结肠炎最为常见。

2. 流行病学特点

缺血性肠病可发生于各个年龄段，91%的患者年龄在50岁以上。其可发生于小肠及结肠的任何肠段，多见于左半结肠，尤以脾曲、降结肠、乙状结肠为主，约占80%。

3. 病因学及发病机制

缺血性肠病的病因可分为血管阻塞性缺血和非血管阻塞性缺血，大多数患者在进行血管造影时未发现特异性血管闭塞性病变。85%结肠缺血患者可在2周内自行恢复。血管本身的病变是引起肠道缺血的主要病理基础：①动脉粥样硬化：血管管腔狭窄、血流不畅引起相应部位血液供应减少。②栓塞：在高血压性心脏病、风湿性心脏病、感染性心内膜炎、心肌梗死、心房纤颤、外伤骨折、长期卧床等情况下，因为肠系膜上动脉主干口径较大，与腹主动脉呈倾斜夹角，故极易接纳来自心脏的栓子而发生栓塞。③全身性血管病变：如发生结节性多动脉炎、系统性红斑狼疮等自身免疫性疾病累及肠系膜血管时，可致使相应肠管血液供应不良而出现缺血性改变。

4. 诊断标准

缺血性结肠炎多发于中老年患者，在心血管疾病患者中多见，初发症状多为腹痛，其后出现腹泻和便血，也可无腹痛而仅有腹泻和便血。腹痛多为突发持续性绞痛，多于下腹部或脐周，可在进食后加重。腹泻多发生在便血之前。查体可有左下腹压痛。出现腹膜刺激征时提示肠穿孔。如未进行诊治而肠缺血持续存在，可出现脱水、休克。体格检查通常对本病无帮助。辅助检查包括腹部 CT、B 超、动脉血管造影、钡剂造影、结肠镜等。早期结肠镜检查具有确诊意义，可评估病变损伤范围、严重程度及预后，同时也可排除其他肠道疾病。结肠镜下表现为黏膜充血、水肿、瘀斑，黏膜下出血，黏膜呈暗红色，血管网消失，可有部分黏膜坏死，继之黏膜脱落，溃疡形成。镜下所见出血结节是该病特征性表现，由黏膜下出血或水肿形成所致。

5. 治疗特点

取决于症状的严重程度和医疗设施情况。内科治疗：通常需要"结肠休息"，减轻肠道缺血损伤，促进组织愈合，通常采用控制饮食、肠内营养、胃肠减压、扩张血管、改善循环、抗生素预防感染等，多数于 2 周内病情改善。外科治疗：病情改善差，出现腹膜刺激征，提示肠穿孔、坏疽性结肠炎、中毒性巨结肠、结肠狭窄时，需要手术切除肠管。缺血性肠病预后一般较好，但早期发现、及早治疗尤为重要。

病例点评

本例患者有高血压、糖尿病等引起动脉病变的基础疾病，有典型腹痛、便血症状，行肠镜检查进一步证实，考虑为缺血性结肠炎。予以禁食水治疗后症状缓解，肠镜示黏膜病变缓解。缺血性肠病治疗关键为早期诊断，一旦确诊，予以禁食水、补液、扩血管治疗，多数患者预后好。如果因病变范围广导致结肠大面积坏死，则早期会出现休克，继而多脏器功能衰竭，预后差，因此临床医师需提高对本病的诊断意识，早诊早治，如怀疑此疾病，应尽快完善肠镜检查。

（朱立龙　张　希）

参考文献

1. 林三仁. 消化内科学高级教程. 北京：人民军医出版社，2009.

2. 林果为，王吉耀，葛均波. 实用内科学. 15版. 北京：人民卫生出版社，2017.

3. 缺血性肠病诊治中国专家建议（2011）写作组，中华医学会老年医学分会，《中华老年医学杂志》编辑委员会. 老年人缺血性肠病诊治中国专家建议（2011）. 中华老年医学杂志，2011，30（1）：1-6.

病例 11　结核性腹膜炎

病历摘要

患者，女，21岁。

主诉：间断腹痛1个月。

现病史：患者 1 个月前无明显诱因间断出现剑突下、脐周疼痛，性质描述不清，无明显加重或缓解因素，NRS 评分为 1 分，未予以特殊关注。10 余天前患者腹痛较前稍加重，平卧时可稍好转，剧烈运动或深呼吸时加重，程度可耐受，排气、排便后无好转。于外院就诊考虑"胃病"，予以头孢类抗生素、维 U 颠茄铝等保护胃黏膜药物对症治疗后，症状无明显好转。完善腹部 CT 提示腹水，腹膜炎不除外。1 日前于我院门诊就诊，查胸片未见明显异常。腹部超声提示腹腔内见液性暗区。患者自幼时起有便秘，每周排便 1～3 次，大便多呈球状，于饮食不当或经期时间断出现稀便。

患者自发病以来，无盗汗、消瘦症状，无头晕、头痛、恶心、呕吐、心慌、光过敏、皮疹、雷诺现象、骨骼肌肉酸痛等不适。食欲差，睡眠、精神尚可，二便如前述，体重无明显变化。

既往史：无特殊。

个人史：出生并久居于河北，否认疫水、疫区接触史，否认其他放射性物质及毒物接触史。免疫接种史不详。否认吸烟史，否认饮酒史。

【体格检查】

体温 36.4 ℃，呼吸 16 次 / 分，脉搏 80 次 / 分，血压 112/68 mmHg，腹围 66 cm，体重 45 kg。发育正常，营养良好，神志清醒，精神好。全身皮肤黏膜无黄染、苍白。双侧颌下各可及 1 枚 0.5 cm×0.8 cm 的淋巴结，质韧、活动度好，无触痛；左侧腋下可及 1 枚1.0 cm×0.5 cm 的肿大淋巴结，质韧、活动度好，无触痛。双肺呼吸音清，双肺未闻及干湿啰音及胸膜摩擦音。心率 80 次 / 分，心律齐，各瓣膜区未闻及杂音、额外心音及心包摩擦音。腹部略膨隆，脐周轻压痛，无反跳痛及肌紧张，未触及包块，肝脾肋下未触及，麦氏点压痛（－），Murphy 征（－），输尿管点压痛（－）。肝区、脾区无叩击痛，移动性浊音可疑。肠鸣音 3 次 / 分，未闻及血管杂音、气过水声及振水音，双下肢无水肿。

【辅助检查】

1. 入院前

血常规、肝肾功能、ESR、人绒毛膜促性腺激素、乙肝五项、梅毒、HIV、丙肝：未见异常。

免疫球蛋白：IgG 1850.00 mg/dL（参考值：700 ～ 1600 mg/dL），IgM、IgA、补体 C3、补体 C4 未见异常。

ANCA、抗 Sm、RNP、SSA、SSB、Scl-70 抗体、ENA：未见异常。

ANA：1∶160（斑点，核点），1∶80（胞质）。

CEA、甲胎蛋白（AFP）、CA19-9：未见异常。

CA125：大于 1000 U/mL。

腹部 CT（外院）：腹水，腹膜炎不除外。

2. 入院后

生化：血清总蛋白（TP）65.4 g/L，ALB 35.2 g/L，钾（K）3.61 mmol/L，钠（Na）143.1 mmol/L，氯（Cl）104 mmol/L，二氧化碳（CO_2）23.60 mmol/L，钙（Ca）2.08 mmol/L，血尿素氮（BUN）2.68 mmol/L，肌酐（Cr）52.00 μmol/L，阴离子间隙（AG）15.50 mmol/L，葡萄糖（GLU）5.19 mmol/L，渗透压（OSM）294.1 mosm/L。

肿瘤标志物：AFP、CEA、CA19-9、CA153、鳞状上皮细胞癌抗原、神经元特异性烯醇化酶、细胞角蛋白片段 211、CA724、糖类抗原均未升高，CA125 ＞ 1000 U/mL。

尿常规：尿胆红素（BIL）（－），尿胆素原（URO）（＋），尿酮体

（KET）（+++），尿液葡萄糖（–），抗坏血酸（ASC）（–）。

结核感染检查：T-SPOT.TB 阳性。PPD 试验 48～72 小时（++）。

腹水常规：外观橘黄色，透明度浑浊。凝固性不凝固，比重＞1.018，李凡他试验（Rivalta）阳性。有核细胞计数 2.2×10^9/L，白细胞分类—单个核细胞 70%，白细胞分类—多核细胞 30%，红细胞大量。腹水培养：未生长细菌；腹水浓缩涂片未见肿瘤细胞、结核杆菌；腹水化验无 ADA。

血清 – 腹水白蛋白梯度（SAAG）= 43.2–35.2（人血白蛋白 – 腹水白蛋白）= 8 g/L（＜ 11 g/L）。腹水为黄色、血性液体，存在大量红细胞，比重大于 1.018，考虑为渗出液。

胃镜：慢性浅表性胃炎。

腹部超声：腹腔内见游离液性暗区，最深约 2.3 cm，位于下腹部。

结肠镜：钩拉法循腔进镜 90 cm 至回肠末端，进镜难度大。回肠末段见一类圆形溃疡，大小约 0.6 cm×0.5 cm，表覆黄苔，周围黏膜充血水肿、隆起，活检 2 块，组织弹性好。回盲部阑尾开口周围黏膜充血，活检 1 块。直肠黏膜见片状红斑、充血，于横结肠、直肠各活检 1 块。余所见结肠黏膜光滑，血管纹理清，半月襞完整，无糜烂、溃疡及新生物。回盲瓣呈唇形，阑尾开口清楚，未见新生物（图 11-1）。诊断：回肠末端溃疡（肠结核？）。

结肠活检病理：横结肠活检组织 1 块：结肠黏膜组织呈慢性炎；回盲部活检组织 1 块：结肠黏膜组织呈慢性炎；直肠活检组织 1 块：结肠黏膜组织呈慢性炎；回肠末端活检组织 2 块：小肠黏膜组织呈活动性慢性炎伴上皮样肉芽肿，待除外结核。

胸部 CT：双侧胸廓对称，右肺上叶尖段、右肺中叶、右肺下叶背段及左肺下叶外基底段见多发模糊结节，直径为 0.2～0.7 cm，两侧肺门区及纵隔内未见异常增大的淋巴结；气管及大支气管通畅，无胸腔积液表现，心影不大。诊断：双肺多形态病变，考虑结核，请结合临床。

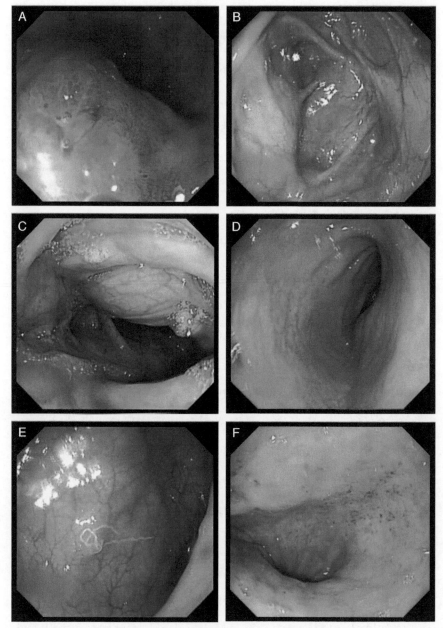

图 11-1　肠镜报告（2015-8-20）

PET/CT：双肺多发软组织、磨玻璃密度结节，沿支气管呈簇状分布，葡萄糖代谢增高；双侧胸膜处多发葡萄糖代谢增高灶，部分胸膜轻度增厚或伴软组织结节，葡萄糖代谢增高；腹膜弥漫不均匀增厚伴多发软组织结节，葡萄糖代谢增高；双侧膈角腹膜多发淋巴结，葡萄糖代谢增高。综上考虑多发肺结核、胸膜、腹膜、淋巴结结核可能大。

【诊断】

1. 入院诊断

结核性腹膜炎、肠结核、肺结核。

2. 诊断分析

患者为 21 岁女性，以腹痛、腹水入院，腹部超声提示腹水，腹水常规提示渗出液，T-SPOT.TB 阳性，PPD（++）。胸部 CT 示肺结核可能性大。PET/CT 考虑多发肺结核、胸膜、腹膜、淋巴结结核可能大。结肠镜示回肠末端溃疡（肠结核？），病理示活动性慢性炎伴上皮样肉芽肿，综合考虑后临床诊断为结核性腹膜炎、肠结核、肺结核。

【鉴别诊断】

患者以间断腹痛为主要表现，辅助检查提示存在腹水增多，需要与引起腹水的疾病相鉴别。

（1）腹腔恶性肿瘤：包括腹膜转移瘤、恶性淋巴瘤、腹膜间皮瘤等。诊断需要依靠腹水找到癌细胞，或是依靠腹部 CT 等检查发现原发灶。患者入院 CT 未发现占位性病变，入院后需完善腹水检查以进一步明确诊断。

（2）自身免疫病相关：21 岁女性，病程较短，以腹痛伴腹水为主要表现，辅助检查提示 ANA 轻度升高，需注意有无免疫系统疾病，如系统性红斑狼疮引起的浆膜腔积液，但患者无皮疹、光过敏等表现，自身免疫病其他相关指标未见明显异常，暂不支持该诊断。

（3）肾脏相关：21 岁女性，病程较短，以腹痛伴腹水为主要表现，需注意有无急慢性肾炎等肾脏相关疾病因素，但患者既往病史无相关证据，查体未见明显皮肤水肿，肝肾功能未见异常，暂不支持该诊断。

（4）肝脏相关：21 岁女性，病程较短，以腹痛伴腹水为主要表现，查体未见明显静脉曲张，SAAG 符合渗出液，腹部超声检查未见肝脏明显异常，暂不支持该诊断。

【治疗】

1. 治疗原则

标准抗结核治疗。

2. 治疗方案

与呼吸内科医师讨论后决定给予 2HRIE/4HR 方案（即采用顿服异烟肼、利福平、吡嗪酰胺和乙胺丁醇 2 个月后再顿服异烟肼、利福平 4 个月），疗程共 6 个月。

【随访】

患者腹痛好转，腹部 B 超提示腹水消失。复查肠镜示回肠末端溃疡愈合（图 11-2）。

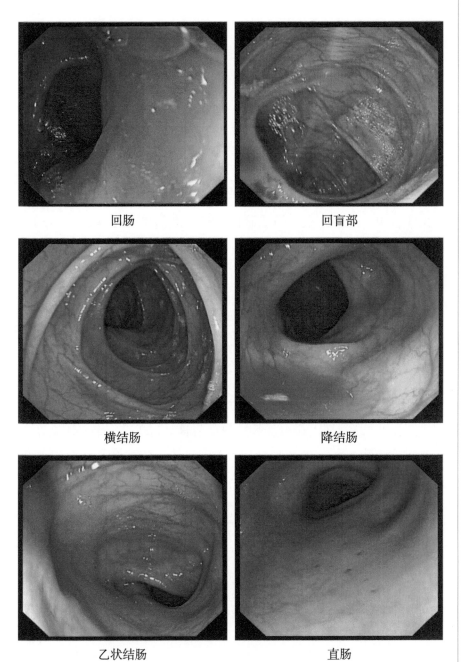

回肠 回盲部

横结肠 降结肠

乙状结肠 直肠

图 11-2 第 2 次肠镜未见异常（病理示结肠黏膜组织呈慢性炎）

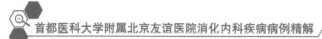

🩺 病例分析与讨论

一、诊断方面

（1）腹水的诊断与鉴别诊断：患者以腹痛及腹水原因待查收入院。腹水诊断目前多依据腹水中 SAAG 来分类：①门脉高压性腹水，SAAG ≥ 11 g/L，常见于肝硬化引起的门脉高压性腹水，还包括心源性腹水、布 – 加综合征、门静脉血栓等，本例患者 SAAG 为 8 g/L，可以排除门脉高压性腹水。②非门脉高压性腹水，SAAG < 11 g/L，多见于腹腔恶性肿瘤、结核性腹膜炎、胰源性腹水、胆源性腹水和肾病综合征等，本例患者为年轻女性，辅助检查腹水为渗出液，T-SPOT.TB 阳性，PPD（++），高度怀疑结核性腹膜炎。

（2）结核中毒症状缺乏情况下的诊断思路：结核性腹膜炎多继发于肺结核及体内其他部位的结核，即使患者无明显呼吸道症状，但仍完善了胸部 CT，提示了肺结核的可能，PET/CT 提示多发结核的可能。完善了肠镜检查发现回肠末端溃疡，结合病史及病理考虑肠结核的存在。

（3）CA125 升高的意义：CA125 抗原是来源于体腔（心包、胸膜和腹膜）和米勒管（输卵管、子宫内膜和宫颈内膜）上皮细胞的一种大型跨膜糖蛋白，虽然 CA125 升高可见于肿瘤，如卵巢癌、乳腺癌、胰腺癌、胃癌及结直肠癌等，但当出现胸腹水时，CA125 可以异常升高，而非因肿瘤存在。

二、治疗方面

结核性腹膜炎应在早期进行合理、足疗程的规范治疗，密切监测肝功能，警惕药物不良反应。拟诊患者往往在 2 个月左右可以看出疗效，如为肠结核在抗结核治疗 2 个月时复查肠镜，溃疡可见明显愈合。

三、个人经验分享

当结核性腹膜炎及肠结核患者无典型的午后低热、盗汗等表现时，应充分结合患者年龄、实验室检查及影像学检查以辅助诊断，试验性抗结核治疗的疗效对诊断也有很大的帮助。

四、知识点提示

1. 定义

结核性腹膜炎是结核分枝杆菌引起的慢性、弥漫性腹膜炎症，可见于任何年龄，以中青年女性较多见。

2. 病理类型

渗出型：以腹水为主要临床表现，腹水少量至中量。

粘连型：常由渗出型在腹水吸收后逐渐形成，但也可隐匿起病。病变发展缓慢，最终以粘连为主，临床上可表现为肠管因压迫或束缚而发生肠梗阻。

干酪型：多由渗出型和粘连型演变而来，为本病的重型，并发症常见，可出现腹腔脓肿、各种窦道或瘘管。

3. 鉴别诊断

结核性腹膜炎的鉴别诊断主要是依靠不同的临床表现，进行不同的鉴别诊断：①以腹水为主的鉴别诊断：腹腔恶性肿瘤、肝硬化腹水等；②以腹部包块为主的鉴别诊断：腹部肿瘤、克罗恩病等；③以发热为主的鉴别诊断；④以急性腹痛为主的鉴别诊断。

4. 治疗特点

腹腔结核的治疗强调早期、足疗程治疗，避免复发及防止并发症。休息与营养可加强患者的抵抗力，是本病治疗的关键。

治疗原则：早期、规律、全程、适量、联合。

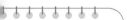
①早期：有利于病变吸收。②规律：避免耐药性的产生。③全程：保证完成规律的治疗是提高治愈率和减少复发率的重要措施。④适量：严格遵照适当的药物剂量用药，剂量过小影响疗效和产生耐药性，剂量过大产生药物毒副作用。⑤联合：可提高疗效，通过交叉杀菌作用减少或防止耐药性的产生。

手术适应证：①完全性肠梗阻或不完全肠梗阻经内科治疗无好转者；②急性肠穿孔或腹腔脓肿经抗生素治疗未见好转者；③肠瘘经抗结核化疗与加强营养而未能闭合者；④诊断困难，与急腹症不能鉴别者，需剖腹探查。

📋 病例点评

本例患者结核性腹膜炎合并肺结核及肠结核诊断基本明确，依据如下：21 岁患者，临床表现为腹痛、腹水；PPD 试验（++），T-SPOT.TB 阳性，腹水检查提示 SAAG < 11 g/L，且为渗出液，存在大量的单核细胞；胸部 CT 提示肺结核可能，结肠镜提示回肠末端溃疡，活检可见上皮样肉芽肿。虽然没有直接的证据提示结核性腹膜炎，但是上述临床表现、辅助检查支持结核性腹膜炎，试验性抗结核治疗有效进一步验证了该诊断。在结核性腹膜炎的诊断中腹水的检查有很大的临床意义。本例患者腹水的特点：SAAG < 11g/L，腹水总蛋白 > 25 g/L。

（王秋明　乔新伟）

参考文献

1. 杨卫文，杨景林，陈智. 孤立性直肠结核 12 例临床分析. 中华消化内镜杂志，2002，19（2）：116-117.

2. 邹宁，刘晓红. 肠结核与克罗恩病的鉴别诊断. 胃肠病学，2003，8（5）：附 13- 附 14.

3. MISRA S P，MISRA V，DWIVEDI M，et al. Colonic tuberculosis：clinical features，endoscopic appearance and management. J Gastroenterol Hepatol，1999，14（7）：723-729.

病例 12　家族性腺瘤性息肉病

病历摘要

患者，男，19 岁。

主诉：发现结肠息肉 4 年。

现病史：2014 年 7 月因有腺瘤性息肉病家族史，于外院行结肠镜检查，结果示结肠多发息肉（数十个息肉，直径均小于 1 cm），无腹痛及腹胀，无大便习惯改变，无黑便及便血等不适，于外院行"结肠镜下结肠息肉切除术"，病理示低级别管状腺瘤。此后患者分别于 2015 年 3 月及 2016 年 3 月于外院行"结肠镜下结肠息肉切除术"，病理示低级别管状腺瘤。患者无大便习惯改变，无黑便及便血，无里急后重感，无皮肤色素沉着，无口腔黏膜改变，无脱发等不适，为行肠镜检查及镜下治疗收入我科。

既往史：体健，否认食物、药物过敏史。

家族史：母亲及 1 个姐姐均患有家族性腺瘤性息肉病。

【体格检查】

体温 36.5 ℃，脉搏 80 次 / 分，呼吸 15 次 / 分，血压 130/75 mmHg。

全身浅表淋巴结未触及。双肺呼吸音清，未闻及干湿啰音。心率80次/分，心律齐，未闻及异常心音。腹壁柔软，无压痛、反跳痛、肌紧张，未触及包块。肝脾未触及。胆囊区无压痛，Murphy征阴性。肾脏未触及，肾区及输尿，无压痛。振水音阴性。肝浊音界正常，肝区、肾区无叩击痛，移动性浊音阴性。肠鸣音正常，未闻及血管杂音。肛门指诊无肿物触及，指套无血迹。

【辅助检查】

1. 入院前

结肠镜（2014年7月，外院）：结肠多发息肉（数十个息肉，直径均小于1 cm）。病理：低级别管状腺瘤。

2. 入院后

血常规、生化、DIC、肿瘤标志物、艾梅乙丙检测、便常规+潜血、尿常规：均正常。

结肠镜：全结肠散在数百枚直径为0.2～0.8 cm的息肉，分别行EMR及内镜下氩等离子体凝固术。镜下诊断：家族性腺瘤性息肉病，结肠息肉EMR术及内镜下氩等离子体凝固术（argon-plasma coagulation，APC）（图12-1）。病理：（回盲部）呈低级别管状腺瘤；（直肠1）息肉1个，0.8 cm×0.5 cm×0.6 cm，蒂长0.4 cm，呈低级别绒毛管状腺瘤，蒂部干净；［直肠2（9碎）］呈低级别绒毛管状腺瘤，小灶性呈高级别绒毛管状腺瘤；（降结肠）呈低级别管状腺瘤；［乙状结肠（11碎）］呈低级别绒毛管状腺瘤，小灶性呈高级别绒毛管状腺瘤（图12-2）。

胃镜：胃体及胃窦可见散在扁平息肉，直径0.2～0.5 cm，分别行氩等离子体凝固术（图12-3）。镜下诊断：胃多发息肉，胃息肉氩等离子体凝固术。病理：增生性息肉。

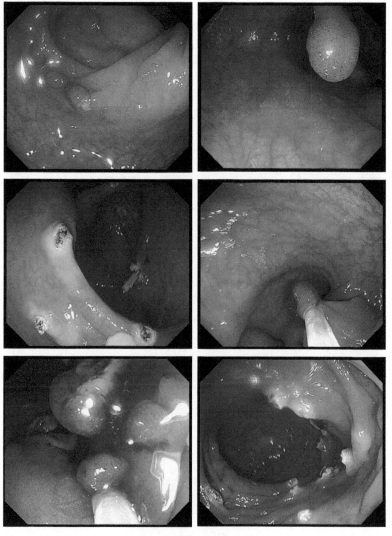

图 12-1　结肠镜检查所见

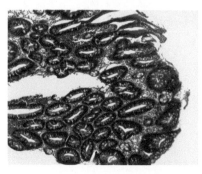

图 12-2　结肠腺瘤病理

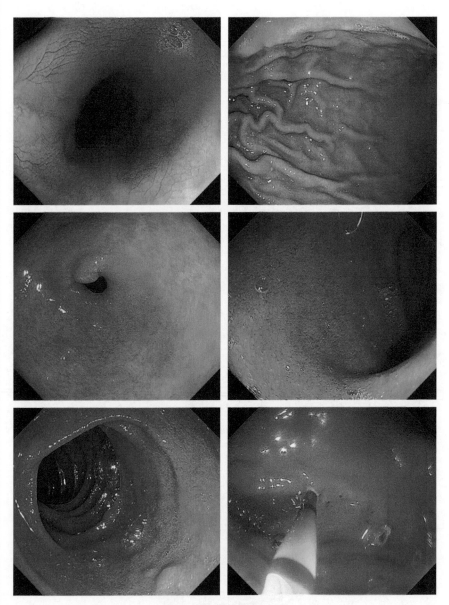

图 12-3　胃镜检查所见

【诊断】

1. 入院诊断

家族性腺瘤性息肉病。

2. 诊断分析

患者为 19 岁男性，其母亲及 1 个姐姐患有家族性腺瘤性息肉病，患者无大便习惯改变，无黑便及便血，无皮肤色素沉着，无口腔黏膜改变等临床表现，外院结肠镜示息肉数量多达数十个，直径小于1 cm，曾行 3 次 "结肠镜下结肠息肉切除术"，病理示低级别管状腺瘤。目前诊断：家族性腺瘤性息肉病。

【鉴别诊断】

（1）波伊茨 – 耶格综合征：为常染色体显性遗传病，约 50% 患者有明确家族史，常见于青少年，主要表现为面部、口唇周围和颊黏膜的色素沉着，以及胃肠道多发息肉。息肉病理示错构瘤，有癌变倾向。本例患者为 19 岁男性，无面部及口唇色素沉着，有腺瘤性息肉病家族史，病理示低级别管状腺瘤，不支持该诊断。

（2）息肉 – 色素沉着 – 脱发 – 甲营养不良综合征：中老年发病，罕见的非遗传性疾病，表现为消化道多发息肉，消化道外表现为皮肤色素沉着、脱发、低蛋白血症，部分患者的消化道息肉为非肿瘤性，可为幼年性息肉或炎性息肉，息肉可自限性减少或消失，有癌变倾向。本例患者为 19 岁男性，无消化道外表现，有腺瘤性息肉病家族史，病理示低级别管状腺瘤，不支持该诊断。

（3）幼年性息肉病：分为遗传性和非遗传性，儿童、少年及青少年多见，好发于直肠和乙状结肠，可发生于全消化道，组织学表现为错构瘤，部分息肉可有腺瘤成分。本例患者为 19 岁男性，有腺瘤性息肉病家族史，病理示低级别管状腺瘤，不支持该诊断。

（4）考登综合征（Cowden syndrome）：又称多发性错构瘤综合征，为常染色体显性遗传病，临床表现为消化道息肉病合并口腔（口唇、口腔、咽黏膜乳头状瘤）及皮肤病变（面部、口角及四肢多发光滑或角化过度性丘疹）。本例患者为 19 岁男性，无口腔及皮肤病变，有腺瘤性息肉病家族史，病理示低级别管状腺瘤，不支持该诊断。

【治疗】

1. 治疗原则

消除息肉或延缓腺瘤性息肉进展，阻断癌变发生。

2. 治疗方案

内镜黏膜切除术及内镜下氩等离子体凝固术。

（1）术前评估患者全身状况，排除麻醉和内镜治疗禁忌证，向患者及其家属详细说明内镜切除治疗的相关事项，签署知情同意书。术前应充分做好肠道准备，术中使用 CO_2 气泵，减少并发症。

（2）因为结肠息肉较多，病理提示低级别管状腺瘤，较大息肉者行内镜下 EMR 治疗，较小息肉者行内镜下氩等离子体凝固术治疗。

（3）术后予禁食水 72 小时，应用抗生素及补液治疗。

（4）术后 24 小时复查血常规。

【随访】

如果发现 APC 基因突变阳性，家族中所有 10 岁以上成员都应做同样的基因检测。对存在经典型家族性腺瘤性息肉病风险者，应在 10 ～ 12 岁开始筛查结直肠癌，先采用可屈性乙状结肠镜或结肠镜筛查，若发现结直肠腺瘤，则应用全结肠镜检查。即使无结直肠腺瘤，也应每年复行结肠镜筛查。APC 基因突变携带者应终生筛查。对于未发现 APC 基因突变的家族中患者的一级亲属，若 40 岁之前的检查均未发现腺瘤，40 岁后可每 3 ～ 5 年做 1 次结肠镜筛查。不同于经典型家族性腺瘤性息肉病，轻表型家族性腺瘤性息肉病的起病较晚，病变更靠近侧。由于近侧发生病变而远处不受累的风险较高，对风险人群应从其 25 岁起每 1 ～ 2 年筛查 1 次。同时，家族性腺瘤性息肉病（经典型或轻表型）患者应在结肠息肉病发生时或 25 ～ 30 岁（以先发生者为准）开始胃镜筛查。

病例分析与讨论

一、诊断方面

支持依据：患者有腺瘤性息肉病家族史，肠镜示全结肠散在数百枚直径 0.2 ～ 0.8 cm 息肉，术后病理示呈低级别绒毛管状腺瘤，小灶性呈高级别绒毛管状腺瘤，未见错构瘤样改变。

不支持依据：患者目前未行 *APC* 基因检测以进一步明确。

二、治疗方面

本例患者内镜下可见数百枚直径 0.2 ～ 0.8 cm 息肉，分别行内镜下 EMR+APC 术治疗，避免了外科手术的相关风险，保存了肠道的正常生理功能，降低了结肠癌发病风险，不影响患者的劳动能力及生活质量，易被患者接受。

三、个人经验分享

家族性腺瘤性息肉病在分子生物学、遗传学及临床研究领域均获得了重要进展，为进行肿瘤预测、早期诊断和有效防治提供了一个新的技术平台，对高危患者进行基因及遗传学早期诊断，还可通过产前和植入前遗传学诊断等方法终止突变基因的遗传，防止携带突变基因患儿的出生，保证后代正常健康。缩短高危患者内镜随访时间，及早行内镜治疗及化学预防，定期治疗及随访，避免后期手术带来的风险及并发症。

四、知识点提示

1. 定义

家族性腺瘤性息肉病是一种罕见的常染色体显性遗传性疾病，由第 5 号常染色体长臂上 APC 基因突变，使第 5 号染色体 2 区 1 带（5021）上的肿瘤抑制基因缺失，出现细胞生长分化的进行性失控所致。临床特征主要是结直肠黏膜上布满腺瘤样息肉，常在 20～30 岁发病，未经治疗 15 年左右发生恶变，恶变率极高，可达 100%。

2. 流行病学特点

家族性腺瘤性息肉病发病率为 1/17 000～1/5000。经典型家族性腺瘤性息肉病表现为存在 100 个或更多结直肠腺瘤性息肉，若充分发展可达到数千个结直肠腺瘤，患结直肠癌的风险可高达 100%。轻表型家族性腺瘤性息肉病表现为发病较晚且只有少数结直肠腺瘤，结直肠癌的终生风险为 80%。95% 家族成员在平均 35 岁时出现结肠腺瘤，多数成员 40 岁左右发生癌变。多数腺瘤平均历时约 10 年演变成癌，腺瘤越多，发生结肠癌的概率越大。如果及时切除腺瘤，结肠癌的发生率会有所下降，否则 80%～100% 将发生癌变。每年有 0.5%～1% 的新发大肠癌来自家族性腺瘤性息肉病患者。

3. 诊断标准

我国家族性腺瘤性息肉病筛选标准：结肠内弥漫腺瘤性息肉 100 颗以上；腺瘤性息肉不足 100 颗者，伴有家族史或先天性视网膜色素上皮肥厚者。一旦发现符合上述标准的患者，应当立即做 APC 基因检测。

4. 治疗特点

（1）化学预防性用药：其主要作用包括：①延迟预防性结直肠切除术；②防止行全结肠切除、回肠直肠吻合术后残留的直肠癌变进展；③防止上消化道肿瘤的形成和进展。目前已发现多达 200 余种化学药物有预防腺瘤性息肉生长及癌变的作用，其中非甾体抗炎药、他汀类药物、二甲双胍、姜黄素、二氟甲基鸟氨酸等已被研究作为潜在的化学预防剂，但化学预防性用药对家族性腺瘤性息肉病患者的作用存在争议，其预防癌症的效果尚不明确。

1）舒林酸：每日口服舒林酸 150 mg bid，服用药物过程中患者息肉数目及大小均减少，但舒林酸无法延迟腺瘤首发时间。

2）COX-2 抑制剂：塞来昔布的使用剂量为 16 mg/（kg·d），相当于成人 400 mg bid 剂量，治疗 3 个月后显示结直肠息肉减少的数目约为 44.2%，但由于其可能增加心血管疾病风险，使用受限。

3）阿司匹林和非甾体抗炎药：一项试验将 206 例家族性腺瘤性息肉病患者随机分配接受阿司匹林（600 mg）和（或）抗性淀粉治疗，结果两种干预均未显著降低腺瘤数量或大小。

（2）内镜治疗：对于早期诊断出家族性腺瘤性息肉病且拒绝手术和（或）有手术禁忌证的患者，可逐年随访、逐年内镜下摘除较大的息肉。目前建议对直径 ≥ 1 cm 腺瘤性息肉予以内镜下切除，并配合定期内镜随访，对病理证实癌变的患者建议行外科治疗。

（3）基因治疗：家族性腺瘤性息肉病患者多数系 *APC* 基因发生突变所致，具有较高的遗传倾向。近年研究发现 *APC* 基因不仅与结直肠癌有关，而且与其他多种肿瘤的发生也存在关联。通过 PCR 和（或）FISH 技术检测基因突变位置，对家族性腺瘤性息肉病的早期诊断和治疗十分重要。

（4）手术治疗：结肠切除术的适应证包括确定或怀疑存在结直肠癌；存在结肠肿瘤相关的严重症状（如严重的胃肠道出血）；腺瘤伴高级别异型增生或多个腺瘤大于 6 mm；在连续检查中发现息肉数量显著增加；因存在众多小息肉而无法充分检查结肠者。

病例点评

　　家族性腺瘤性息肉病是一种常染色体显性遗传病。本例患者多次于外院行肠镜检查均诊断为"结肠息肉"，未诊断为"家族性腺瘤性息肉病"，说明对家族性腺瘤性息肉病认识不足。若在肠镜检查中发现结肠息肉（数量大于 100 颗），均应考虑家族性腺瘤性息肉病，应详细追问患者的家族史，检测患者 *APC* 基因，并动员其亲属进行基因检测及结肠镜筛查，如其家系成员也出现此类病变，应高度怀疑，或检测 *APC* 基因突变，可明确诊断。本例患者的母亲及姐姐均患有家族性腺瘤性息肉病，为其提供了家族史依据，但本例患者及其家属未行 *APC* 基因检测。在治疗上本例患者选择内镜下腺瘤切除治疗，术后每年复查肠镜，一旦发现腺瘤即行内镜下腺瘤切除术，如发现癌变，建议行外科手术治疗。

（陈菲菲　朱思莹）

参考文献

1. BURN J，BISHOP D T，CHAPMAN P D，et al. A randomized placebo-controlled prevention trial of aspirin and/or resistant starch in young people with familial adenomatous polyposis. Cancer Prev Res（Phila），2011，4（5）：655-665.

2. GLASER E M. Inherited predisposition to colon cancer. Cancer Nurs，1998，21（6）：377-383.

3. 何剪太，李晓莉，张阳德. 家族性腺瘤性息肉病的临床研究进展. 中国内镜杂志，2008，14（4）：375-378.

4. 全国遗传性大肠癌协作组. 中国人遗传性大肠癌筛检标准的实施方案. 中华肿瘤杂志，2004，26（3）：191-192.

5. 徐桂林，李达周，王雯. 家族性腺瘤性息肉病的非手术治疗进展. 临床消化病杂志，2017，29（1）：58-61.

6. GIARDIELLO F M, HAMILTON S R, KRUSH A J, et al. Treatment of colonic and rectal adenomas with sulindac in familial adenomatous polyposis. N Engl J Med, 1993, 328（18）: 1313-1316.

7. LYNCH P M, AYERS G D, HAWK E, et al. The safety and efficacy of celecoxib in children with familial adenomatous polyposis. Am J Gastroenterol, 2010, 105（6）: 1437-1443.

病例 13　息肉 – 色素沉着 – 脱发 – 甲营养不良综合征

病历摘要

患者，男，66 岁。

主诉：皮肤发黑、脱发、指甲脱落 11 年。

现病史：患者 11 年前无明显诱因出现全身皮肤发黑、脱发、指甲脱落，同时伴腹痛、腹泻，就诊于外院，诊断为"慢性积蓄性砷中毒"，予以中药治疗，症状逐渐缓解。9 年前患者因胃部不适，就诊于山东某医院，诊断为"胃息肉病"（具体不详），未予以特殊治疗，后腹泻较重，出现双下肢水肿，于北京某医院就诊，行胃镜、肠镜、小肠镜检查示消化道多发息肉，实验室检查示低蛋白血症、重度贫血，诊断为息肉 – 色素沉着 – 脱发 – 甲营养不良综合征，又称克朗凯特 – 卡纳达综合征。给予美沙拉嗪口服 3 个月后，患者症状无改善。患者腹泻，大便为黄色稀水样，7～8 次 / 日，肉眼未见便血，并出现皮肤发黑、脱发、脱眉、指甲脱落，伴恶心、腹痛、

125

明显消瘦（具体体重不详），无发热、寒战。予以补充白蛋白、纠正贫血、止泻等对症治疗，症状稍好转，后于当年9月于我院行部分结肠息肉电切术，并给予口服泼尼松20 mg治疗，同时自服中药治疗（具体药物不详），患者皮肤发黑、脱发、指甲脱落等症状明显缓解。患者定期复查结肠镜，一旦发现较大息肉就及时行内镜下息肉电切术。4年前将口服激素减至泼尼松每日5 mg，并逐渐停药。3年前、1年前分别因腹部隐痛于我院治疗，行胃、肠息肉切除术，术后症状缓解。近2个月患者自觉指甲变软，无指甲脱落、脱发，伴腹部隐痛、排气增多，排气后腹痛缓解，排便1～3次/日，便不成形，色稍深，无血便。此次患者为再次检查及治疗入院。

患者近一年体重减轻约4 kg。饮食、睡眠可，小便无明显异常，大便如前述。

既往史：既往糖尿病病史18年，目前口服阿卡波糖1片tid、盐酸二甲双胍1片tid及皮下注射门冬胰岛素30R 28 IU-26 IU-26 IU控制血糖，自诉血糖水平尚平稳（具体不详）。血脂代谢异常18年，口服非诺贝特1片qd，未规律检测血脂。骨质疏松症15年，目前口服碳酸钙、骨化三醇、阿伦磷酸钠1片qw及皮下注射依降钙素20 IU qw。高血压病史12年，血压最高至180/100 mmHg，口服硝苯地平1片bid、盐酸贝那普利片1片bid治疗，血压控制良好。左足骨折术后12年，右下臂骨折病史2个月。反流性食管炎病史12年，目前口服泮托拉唑钠1片qd、铝碳酸镁咀嚼片1片tid。10年前因输尿管息肉、结石，于北京某医院行右输尿管部分切除术。8年前于我院行息肉电切术时出血，给予输血治疗，输血过程顺利。胆囊结石病史3年，未给予特殊治疗。右下腹壁疝病史3年，右下腹壁切口疝修补术后1年。对磺胺药过敏。

【体格检查】

体温 36.3 ℃，呼吸 17 次 / 分，脉搏 84 次 / 分，血压 135/75 mmHg，神志清、精神可，在面部、四肢、掌跖有褐色素沉着，皱折部更明显，头部弥漫性脱发，指甲发育异常肥大（图 13-1）。未见颈静脉怒张及颈动脉异常搏动，未闻及颈动脉杂音。全肺未闻及明显干湿啰音。心界不大，心率 84 次 / 分，心律齐，心音可，未闻及明显杂音、心包摩擦音。腹平坦，腹软，右下腹可见一长约 15 cm 纵行瘢痕，未见胃肠型及蠕动波，无腹壁静脉曲张，无压痛、反跳痛、肌紧张，无液波震颤与振水声。肝脾肋下未触及，胆囊未触及，Murphy 征阴性，肾脏未触及，各输尿管压痛点无压痛，肝脾区叩击痛阴性，双侧肾区无叩痛，无移动性浊音，听诊肠鸣音正常，约 4 次 / 分，无气过水声及血管杂音。

【辅助检查】

1. 入院后

血常规：RBC 4.08×10^{12}/L，Hb 139 g/L。

凝血功能：凝血酶原活动度（PTA）124.40%，活化部分凝血活酶时间（APTT）17.90 s，纤维蛋白原（Fbg）1.59 g/L。

生化：TP 60.9 g/L，ALB 39.4 g/L，尿素氮 8.08 mmol/L。

血脂：CHOL 3.21 mmol/L，TG 5.48 mmol/L，HDL-C 0.52 mmol/L，LDL-C 1.74 mmol/L。

血糖：GLU 8.26 mmol/L，HbA1c 7.00%。

甲状腺功能、肿瘤标志物、ESR、艾梅乙丙检测未见明显异常。

右侧腕部 X 片：右侧桡骨远端骨折，右桡尺骨远侧关节半脱位，请结合临床。

腹部超声：脂肪肝，肝大，胆囊缩小。

胸部 CT：右肺下叶结节，性质待定，建议 3 个月后复查。

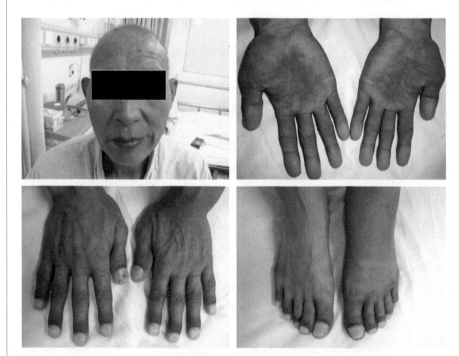

图 13-1　临床照片：患者表现为皮肤色素沉着、脱发、指甲脱落

【诊断】

1. 入院诊断

息肉 - 色素沉着 - 脱发 - 甲营养不良综合征。

2. 诊断分析

患者为 66 岁男性，慢性病程，11 年前无明显诱因出现全身皮肤发黑、脱发、指甲脱落，伴腹痛、腹泻，消化道内镜示肠道多发息肉，诊断为息肉 – 色素沉着 – 脱发 – 甲营养不良综合征，口服泼尼松治疗后症状好转，后每年规律复查并切除消化道息肉，间断出现腹痛、腹泻症状，对症治疗后好转。

【鉴别诊断】

（1）结肠癌：老年患者多见，临床通常表现为大便性状改变、消瘦、贫血、腹部肿块，可有便血或黑便，结肠镜及病理检查可明确诊断。本例患者为66岁男性，既往明确诊断为息肉-色素沉着-脱发-甲营养不良综合征，进一步复查肿瘤标志物及肠镜切除活检除外结肠癌。

（2）炎性息肉：常继发于各种炎症性疾病，如溃疡性结肠炎、克罗恩病，由于炎症的损伤使肠黏膜发生溃疡、上皮破坏，继之上皮再修复、纤维组织增生，增生的纤维组织与残存的岛状黏膜构成息肉，可行肠镜取病理以进一步明确。

（3）错构瘤性息肉：表现为正常细胞过度生长和组织结构紊乱，非肿瘤性但具有肿瘤样增生特征，幼年性息肉是黏膜固有间质成分形成的错构瘤，腺管呈囊性扩张，但腺管上皮一般无异型性，息肉体积较大，充血明显，多有蒂，结合病理可明确诊断。根据外院肠镜及病理结果，暂除外错构瘤性息肉。

（4）其他肠道息肉病：如黑斑息肉病、幼年性息肉、家族性结肠息肉病、加德纳综合征、特科特综合征具有明显遗传性、家族性，不具有脱发、指（趾）甲萎缩等特征。

（5）梅内特里耶病（Menetrier disease）：与息肉-色素沉着-脱发-甲营养不良综合征胃黏膜改变相似，都具有蛋白丢失性肠病的特点，但梅内特里耶病仅限于胃，不伴外胚层病变。

【治疗】

1. 治疗原则

以积极的对症处理、营养支持、抗生素和糖皮质激素治疗为主，组胺受体拮抗剂和美沙拉嗪亦有一定作用。息肉可在内镜下摘除，手术仅适于息肉-色素沉着-脱发-甲营养不良综合征合并症。

2. 治疗方案

（1）完善相关检查，继续行降压、降糖、补钙等对症治疗。

（2）电子胃镜＋肠镜＋息肉切除术，术后给予禁食水、预防性抗感染、抑酸、营养支持等治疗。

电子胃镜（图13-2）：食管黏膜光滑，呈粉红色，未见糜烂、溃疡及静脉曲张；贲门开闭自然，齿状线清楚；胃底、胃体、胃窦布满息肉，直径0.2～0.3 cm，表面光滑，分别于胃体下部后壁、胃体大弯、胃体小弯息肉予以生理盐水亚甲蓝注射液黏膜下注射，抬举征阳性，用圈套器高频电切除，创面用钛夹封闭。另胃体后壁上部可见一较大广基息肉，直径约为1.0 cm，表面光滑，予以生理盐水亚甲蓝注射液黏膜下注射，抬举征阳性，用圈套器高频电切除，创面用钛夹封闭。反复冲洗及观察，未见活动性出血。诊断：胃EMR术＋钛夹封闭术，胃多发息肉（山田Ⅱ型）。

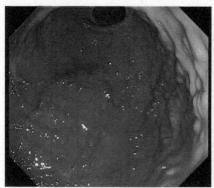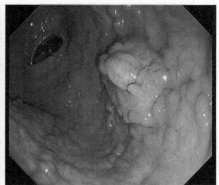

图13-2 电子胃镜

电子肠镜（图13-3）：肠道准备极差，见大量粪便残渣，影响观察。钩拉法循腔进镜80 cm至回盲部，进镜顺利。升结肠、横结肠、降结肠散在息肉十余枚，直径0.6～1.2 cm，表面光滑，予以生理盐水亚甲蓝注射液黏膜下注射，抬举征阳性，分别予以圈套器和热活检钳高频电切除，创面用钛夹封闭，反复冲洗及观察，未见活动性出血。余所见结肠黏膜光滑、血管纹理清、半月襞完整，无糜烂、溃

笔记

痒及新生物。回盲瓣呈唇形，阑尾开口清楚，未见糜烂、溃疡及新生物。诊断：结肠多发息肉（山田Ⅱ～Ⅲ型），结肠 EMR 术＋钛夹封闭术。

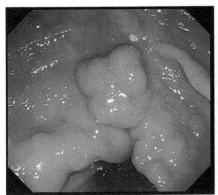
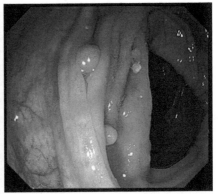

图 13-3　电子肠镜

【随访】

每年复查胃镜及结肠镜。

病例分析与讨论

一、诊断方面

患者为 66 岁男性，55 岁时起病，表现为全身皮肤发黑、脱发、指甲脱落，同时伴腹痛、腹泻。胃肠镜检查示消化道多发息肉，糖皮质激素治疗有效，结合病史及辅助检查，考虑诊断为息肉－色素沉着－脱发－甲营养不良综合征。

二、治疗方面

患者口服糖皮质激素治疗有效，目前停药后症状控制可。定期监测血常规、生化，纠正低蛋白血症、贫血、电解质紊乱等；定期复查胃肠镜，必要时行内镜下切除术。

三、个人经验分享

息肉－色素沉着－脱发－甲营养不良综合征是一种罕见的非家族性息肉病综合征，目前发病机制尚不清楚，可能与免疫异常、感染等相关。其诊断需要依据病史、体格检查、胃肠道息肉病的内镜表现和组织学结果。息肉－色素沉着－脱发－甲营养不良综合征进展使死亡率高达 55%，通常死于贫血、胃肠道出血、充血性心力衰竭和败血症等并发症。此外，胃肠道息肉癌变是重要的死亡原因之一，12.5% 的息肉患者会发生癌症。本例患者在诊断后进行糖皮质激素治疗，依从性好，病程中一直密切随访，目前治疗效果非常理想，因此，早期诊断并提供适当的治疗和随访是非常重要的。对于罕见病例要积极查阅文献、指南，诊治方案需个体化。

四、知识点提示

1. 定义

息肉－色素沉着－脱发－甲营养不良综合征是由 Cronkhite 和 Canada 于 1955 年首先报道的一种罕见疾病，其主要特征为胃肠道多发息肉；外胚层病变（毛发脱落、指（趾）甲萎缩脱落及皮肤色素沉着）；无家族史；成年发病多见。

2. 病因与发病机制

发病年龄多在 50～70 岁，平均 60 岁左右，男女比为 3∶2。息肉－色素沉着－脱发－甲营养不良综合征病因不清，多数认为与免疫异常、感染、缺乏生长因子或砷中毒等有关，精神紧张、劳累、长期服药或手术等为诱发因素。

3. 临床表现

胃肠道症状及外胚层病变是息肉－色素沉着－脱发－甲营养不良综合征的主要表现。慢性腹泻、腹痛、体重下降为常见的胃肠道症状，其中腹泻是主要临床表现，多为慢性水样泻，有的会伴有血便或隐血。此外，有的患者还会出现恶心、呕吐、肠套叠、味觉减退、味觉过敏、周围神经病变、白内障、舌乳头萎缩、多发性骨髓瘤等特殊表现。息肉－色素沉着－脱发－甲营养不良综合征较为特异的体征是有外胚层病变，如脱发、指（趾）甲萎缩、皮肤黏膜色素沉着等，其皮肤色素沉着为弥漫性，也可表现为斑点状，主要分布于面、掌、跖、唇、舌、口腔黏膜、会阴等处。

4. 诊断依据

目前尚无明确的诊断标准，对于符合以下表现的患者可考虑本病：①发病年龄以中老年为主，男性多见；②无息肉病家族史；③表现为腹泻、腹痛，伴食欲不振、体重下降等症状；④有外胚层病变，如皮肤色素沉着、脱发、指（趾）甲萎缩等；⑤胃肠道广泛多发息肉；⑥随病情进展出现低蛋白血症、贫血等。

5. 治疗

治疗包括内科保守治疗和外科手术治疗。内科保守治疗包括营养支持、糖皮质激素、抗生素、抗凝剂、组胺受体拮抗剂等治疗，以及内镜下息肉摘除。其中营养支持、对症治疗是基础治疗，也是非常重要的治疗方法；抗生素及组胺受体拮抗剂的应用可使部分患者腹部症状改善。糖皮质激素治疗本病的有效性尚未被大规模循证医学证实，但已成为首选的经验用药，小剂量糖皮质激素治疗可长期缓解症状。此外，胃肠切除术后及内镜下息肉摘除复发者应用糖皮质激素治疗仍可获得满意疗效。糖皮质激素治疗的机制可能与减轻胃肠道炎症及抑制自身免疫反应等有关。外科手术治疗适用于息肉癌变和消化道梗阻。

病例点评

　　息肉－色素沉着－脱发－甲营养不良综合征是一种获得性、非家族性综合征，多为中老年发病，其特征为弥漫性胃肠道息肉病，伴皮肤黑斑、脱发、腹泻、腹痛、体重减轻和营养不良等。本病呈进展性，预后不良。在诊治过程中，不应仅仅关注消化系统的症状，还要结合患者的临床表现做出诊断。

（李晓冉　孙　灿）

参考文献

1. SWEETSER S, AHLQUIST D A, OSBORN N K, et al. Clinicopathologic features and treatment outcomes in Cronkhite-Canada syndrome: support for autoimmunity. Dig Dis Sci, 2012, 57（2）: 496-502.

2. CRONKHITE L W Jr, CANADA W J. Generalized gastrointestinal polyposis; an unusual syndrome of polyposis, pigmentation, alopecia and onychotrophia. N Engl J Med, 1955, 252（24）: 1011-1015.

3. VERNIA P, MARCHEGGIANO A, MARINARO V, et al. Is Cronkhite-Canada Syndrome necessarily a late-onset disease? Eur J Gastroenterol Hepatol, 2005, 17（10）: 1139-1141.

4. TAKEUCHI Y, YOSHIKAWA M, TSUKAMOTO N, et al. Cronkhite-Canada syndrome with colon cancer, portal thrombosis, high titer of antinuclear antibodies, and membranous glomerulonephritis. J Gastroenterol, 2003, 38（8）: 791-795.

5. NAOSHIMA-ISHIBASHI Y, MUROFUSHI T. A case of Cronkhite-Canada syndrome with vestibular disturbances. Eur Arch Otorhinolaryngol, 2004, 261（10）: 558-559.

病例 14　结肠侧向发育型肿瘤

病历摘要

患者，男，55 岁。

主诉：大便不成形 2 月余。

现病史：患者 2 月余前大便不成形，每日 1 ～ 2 次，无黏液脓血便，无腹痛。就诊于我院并行肠镜检查，肠镜示距肛门 45 cm 处脾曲肛侧可见一大小约 1.5 cm × 1.2 cm 侧向发育型肿瘤（laterally spreading tumor，LST）。活检 1 块，病理示结肠低级别管状腺瘤，考虑结肠 LST，为进一步行内镜治疗收入我科。患者自发病以来，无反酸、烧心，无恶心、呕吐，无腹胀。

既往史：慢性咽炎 30 年，慢性胃炎 10 年，发现胆囊壁增厚 6 个月。否认高血压、心脏病、糖尿病、脑血管病、精神疾病病史。否认肝炎、结核、疟疾史。否认手术、外伤、输血史。否认食物、药物过敏史。

【体格检查】

体温 36.2 ℃，脉搏 76 次 / 分，呼吸 16 次 / 分，血压 131/86 mmHg。神志清、精神可。心肺查体大致正常。腹平坦，腹软，无压痛、反跳痛，无肌紧张，肝脾肋下未触及，Murphy 征阴性，麦氏点无压痛，腹部叩诊呈鼓音，肠鸣音 3 次 / 分。双下肢无水肿。

【辅助检查】

1. 入院前

胃镜（2018-3-12，我院）：慢性浅表性胃炎。

肠镜（2018-3-12，我院）：距肛门 45 cm 处脾曲肛侧见一大小约 1.5 cm×1.2 cm LST 样病变，表面光滑，无凹陷，无结节样改变。活检 1 块，组织软，弹性好。诊断：结肠 LST——平坦隆起型（图 14-1）。

肠镜病理（2018-3-15，我院）：结肠低级别管状腺瘤。

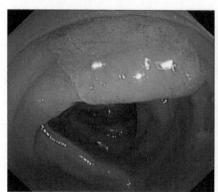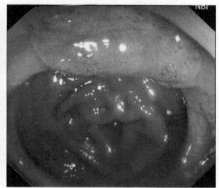

图 14-1　肠镜检查所见

2. 入院后

血常规、便常规＋潜血、凝血功能、艾梅乙丙检测、ESR、肿瘤标志物、甲状腺系列、糖化血红蛋白、肝肾功能及电解质正常。

【诊断】

1. 入院诊断

结肠侧向发育型肿瘤。

2. 诊断分析

患者为 55 岁男性，无特异性临床症状，完善肠镜检查提示距肛门 45 cm 处脾曲见一大小约 1.5 cm×1.2 cm LST 样病变，活检病理结果均符合低级别管状腺瘤，考虑结肠良性肿瘤诊断基本明确。

【鉴别诊断】

结肠早癌：患者为 55 岁男性，可见结肠 LST 样病变，虽活检未见恶性证据，但 LST 样病变较普通息肉状腺瘤具有更高的恶变倾向，需警惕结肠早癌的可能。但本病变直径小于 20 mm，白光内镜下病变表面平坦光滑，无饱满感，无僵硬感，未见凹陷性改变，未见不均匀结节样改变，考虑结肠良性肿瘤可能性大。

【治疗】

1. 治疗原则

对于 LST 最重要的是判断病变是否癌变，以及癌变累及深度。对于良性 LST 及早期癌变局限于黏膜内的 LST，内镜治疗是首选方法，而对于已经浸润至黏膜下层或更深的 LST 则有淋巴转移的风险，外科手术是比较稳妥的处理方式。

2. 治疗方案

（1）内镜治疗：完善超声内镜，病变起源于黏膜层，呈低回声，黏膜下层完整（图 14-2）。行 ESD 完整切除病变，将标本送检。

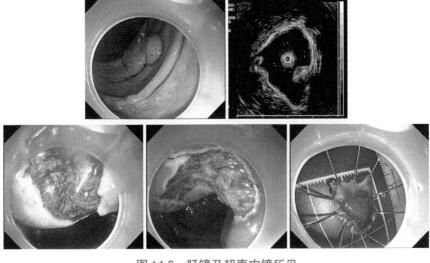

图 14-2 肠镜及超声内镜所见

（2）术后处置：禁食水 24 小时，静脉补液支持治疗，预防性应用头孢呋辛钠抗感染治疗 3 天。

【随访】

术后病理回报：降结肠近脾区切除的标本呈低级别管状腺瘤，ESD 标本各切缘干净。

根据《中国早期结直肠癌筛查及内镜诊治指南》建议，本病需年度复查。

病例分析与讨论

一、诊断方面

侧向发育型肿瘤是一种形态学描述，病理上主要分为腺瘤和黏膜内癌。本例患者形态学诊断为 LST，根据白光内镜下的特点，即病变扁平表面光滑，色泽均一，无糜烂，无凹陷性改变，无不均匀结节，病变处无紧满感，无僵硬感，病变处病理学诊断为结肠低级别管状腺瘤。

二、治疗方面

本例患者超声内镜提示病变起源于黏膜层且黏膜下层完整，病变直径为 1.5 cm，可行 ESD。

三、个人经验分享

结肠 LST 诊疗方案的制定与病变性质及浸润深度密切相关。

四、知识点提示

1. 定义

结肠 LST 是起源于大肠黏膜、直径 ≥ 10 mm 的一类平坦隆起型病变，以侧向发育为主要特征，病变主要延黏膜表面呈侧向浅表扩散，而极少向肠壁深层垂直侵犯。

2. 流行病学特点

侧向发育型肿瘤是大体形态学描述，对病变未区分良恶性，对病变部位也没有做出限定。其在形态及生物学行为上与腺瘤性息肉相比具有更高的恶性潜能。有研究显示在进展期结直肠癌中大约有17.2%是由 LST 发展而来，20.9%～33.8% 的 LST 会进展为高级别上皮内瘤变，因此将 LST 单列出来，作为一种特殊类型非息肉性腺瘤。

3. 诊断与分型

LST 的诊断基于普通内镜下观察。目前应用最多的分型为 1996 年的 Kudo 分型，其根据内镜下形态将 LST 分为颗粒型（granular type，LST-G）和非颗粒型（non- granular type，LST-NG），前者表面有均一或不均一结节，后者表面光滑。颗粒型又可分为颗粒均一型（homogeneous type，LST-G-H）和结节混合型（nodular-mixed type，LST-G-M）。非颗粒型可分为扁平隆起型（flat-elevated type，LST-NG-F）和假凹陷型（pseudo-depressed type，LST-NG-PD）（图 14-3）。

每种类型在病理学上有各自的特征，LST-G-H 和 LST-NG-F 的癌变率在 40% 以下，LST-G-M 和 LST-NG-PD 的癌变率在 75% 左右，具有较高的癌变倾向。目前研究认为 LST-G-H 的癌变率与肿瘤直径没有明确相关性，SM（T_1）癌变率在 1% 以下，LST-G-M 的 SM 癌变率随病变直径增大而升高，总体癌变率为 22%，提示有无粗大结节对病变性质及预后的判断非常重要。LST-NG-PD 的癌变率占 40% 以上，超过 30 mm 的病变半数以上属 SM 癌。

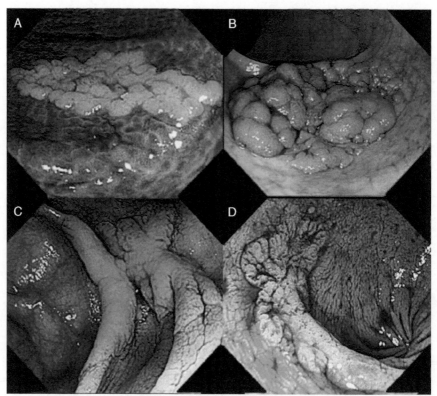

A. 颗粒均一型；B. 结节混合型；C. 扁平隆起型；D. 假凹陷型。

图 14-3　内镜下所见

4. 评估

由于病理类型并不影响手术方式的选择，对于 LST 的评估主要包括对 LST 大小及对浸润深度的估计。针对 LST 大小的评估首先是白光内镜下的肉眼估测，其次是应用电子染色结合放大内镜对 LST 表面进行观察，根据腺管开口形态对病理类型进行初步诊断。对浸润深度的估计包括超声内镜和腹部 CT 检查，二者可协同判断病变是否存在黏膜下层侵犯，以及是否存在周围淋巴结转移，这对后续处理方法的选择至关重要。

5. 治疗特点

综合评估病变大小及浸润深度，制定个体化手术方案，并根

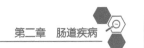

据术后病理结果决定是否需追加手术及后续随访方案。

病例点评

LST形态特殊，内镜治疗较其他带蒂、亚蒂及较小的息肉更为困难，由于其恶性潜能高，原则上一旦发现均应及时处理以防止病情进展。目前LST内镜治疗方法主要包括内镜黏膜切除术、内镜下分片黏膜切除术、内镜黏膜下剥离术、隧道法内镜黏膜下剥离术等，具体处理方案取决于病变类型、大小、位置、操作技术难度及术者技术等因素，需根据不同情况进行选择。

（王媛媛　王洁玮）

参考文献

1. 张艳飞. 大肠侧向发育型肿瘤的诊断及内镜治疗进展. 中国微创外科杂志，2017，17（12）：1117-1120，1125.

2. HORIUCHI Y, CHINO A, MATSUO Y, et al. Diagnosis of laterally spreading tumors（LST）in the rectum and selection of treatment: characteristics of each of the subclassifications of LST in the rectum. Dig Endosc，2013，25（6）：608-614.

3. 胃肠编委会. 胃肠诊断图谱：下消化道. 2版. 令狐恩强，韩英，译. 沈阳：辽宁科学技术出版社，2016.

病例 15　克罗恩病

病历摘要

患者，男，26 岁。

主诉：间断腹痛 3 月余，加重 3 周。

现病史：患者 3 月余前无明显诱因间断出现腹痛，位于右中腹，与饮食无明显关系，自行口服中药（具体不详），症状未见明显缓解，伴间断发热，体温最高 38.3℃，发热持续 1～3 天不等，口服感冒冲剂后可退热。曾就诊于外院，诊断为"慢性胃炎"，予以中药对症治疗，此后患者间断腹痛，程度轻，可耐受。3 周前腹痛症状加重，呈绞痛，疼痛剧烈，伴恶心、呕吐，呕吐物为胃内容物，有排气排便，无反酸、烧心，无腹泻、便血，就诊于外院，行胃镜检查示慢性非萎缩性胃炎。2 周前再次出现剧烈腹痛，性质同前，再次就诊于外院，行腹部 CT 检查示升结肠壁增厚伴周围肿大淋巴结，建议内镜检查除外占位。1 周前于我院普外科住院治疗，完善腹部 CT 示盲肠、回盲瓣、末端回肠管壁弥漫增厚，伴回盲部肿块形成，炎性病变（结核？）可能；结肠镜示回盲部溃疡性病变（克罗恩病？淋巴瘤？肿瘤性病变？），病理结果未归，期间患者间断右中腹疼痛，多于进食后发生，伴间断发热，体温波动于 37.5 ℃～38.5 ℃，多于午后发生，夜间可自行降至正常，无恶心、呕吐、腹泻、便血等不适。

患者自发病以来神清、精神可，食欲下降，睡眠可，大便为黄色稀便，1 次 /1～2 天，小便正常，体重减轻约 10 kg。

既往史：无特殊。

个人史：出生并久居于河北，否认疫水、疫区接触史，否认其他放射性物质及毒物接触史。免疫接种史不详。否认吸烟史，否认饮酒史。

【体格检查】

体温 37.5℃，呼吸 19 次 / 分，脉搏 95 次 / 分，血压 119/67 mmHg，神清状可，双肺呼吸音清，未闻及明显干、湿性啰音，未闻及胸膜摩擦音。心率 95 次 / 分，律齐，心音可，各瓣膜听诊区未闻及病理性杂音、额外心音及心包摩擦音。腹软，无明显压痛，无反跳痛、肌紧张，肝脾肋下未触及，无腹部包块，肝区、脾区无叩痛，肠鸣音 1～2 次 / 分。双下肢不肿。

【辅助检查】

1. 入院前

上消化道造影（2017-3-24 外院）：胃炎。

胃镜（2017-7-3 外院）：慢性非萎缩性胃炎。

腹部 CT（2017-7-9 外院）：升结肠壁增厚伴周围肿大淋巴结，建议内镜检查除外占位。

腹部 CT 增强扫描（2017-7-10，我院）：①盲肠、回盲瓣、末端回肠管壁弥漫增厚，伴回盲部肿块形成，炎性病变（结核？）可能，请结合镜检；②回盲部及肠系膜上多发肿大淋巴结，性质待定；③阑尾未见显示，受累？④横结肠局部管壁稍厚，请结合镜检。

结肠镜（2017-7-13，我院）：回盲部溃疡性病变（克罗恩病？淋巴瘤？肿瘤性病变？），见图 15-1。

病理：（回盲部黏膜活检组织 5 块）结肠黏膜组织呈活动性慢性炎，伴表面糜烂及多量肉芽组织形成，其内散在小片状淋巴细胞，免疫组化结果提示 B 细胞略增多，若临床可疑肿瘤，建议再取材送检。免疫组化：CD3（少部分+），CD20（部分+），CD56（－），CD5（少部分+），GrB（－），TIA-1（部分+），CK（－），Ki-67（约30%）。原位杂交：EBER（－）。

2. 入院后

（1）检验结果

血常规+C反应蛋白：白细胞计数8.17×10^9/L，中性粒细胞百分比56.8%，血红蛋白116 g/L，血小板378×10^9/L，C反应蛋白41 mg/L，血沉19 mm/h，便钙卫蛋白> 1800 μg/g，肝肾功能、电解质基本正常，3次粪便培养+鉴定均未检出沙门志贺氏菌，难辨梭菌毒素测定、自身抗体、CMV病毒、EBV病毒、PPD、结核感染T细胞检测、抗结核抗体、EBV、CMV等未见阳性结果。

（2）检查结果

经肛小肠镜：小肠镜循腔进镜至升结肠近回盲部，可见溃疡，表面覆黄白苔，管腔明显变形，镜身无法通过，停止进镜，改用加长肠镜，进镜至升结肠近回盲部，可见环周溃疡，表面覆黄白苔，肠腔明显变形狭窄、镜身无法通过，于溃疡狭窄处取活检6块，组织脆。

小肠镜病理：（升结肠近回盲部黏膜活检组织6块，粟粒大）结肠黏膜组织呈活动性慢性炎伴肉芽组织形成。

经口小肠镜：进镜至空肠下段未见明显异常。

胃镜：慢性浅表性胃炎。

PET/CT：升结肠近回盲部肠管扭曲僵硬，肠腔狭窄，回盲部、末段回肠管壁弥漫性增厚，FDG代谢增高，首先考虑克罗恩病，但结核不除外，回盲部、肠系膜上及腹膜后可见多发淋巴结，部分FDG代谢增高，反应性摄取可能。

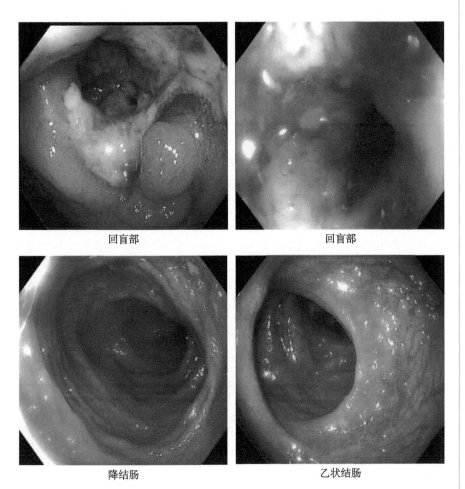

回盲部　　　　　　　　　　　　　回盲部

降结肠　　　　　　　　　　　　　乙状结肠

图 15-1　治疗前结肠镜检查所见

【诊断】

1. 入院诊断

克罗恩病（A2，L3，B2，中度活动期，CDAI 评分为 235 分）。

2. 诊断分析

患者 26 岁男性，慢性病程，急性发病，临床表现为右中腹痛、发热，肠镜提示升结肠近回盲部溃疡，活检病理示活动性慢性炎伴肉芽组织形成，PET/CT 示升结肠近回盲部肠管扭曲僵硬，肠腔狭窄，回盲部、末段回肠管壁弥漫性增厚，FDG 代谢增高，暂无肠道感染性疾病证据，综合考虑诊断为克罗恩病（A2，L3，B2，中度活动期，CDAI评分为235分）。

【鉴别诊断】

（1）淋巴瘤：患者间断发作腹痛、发热，伴消瘦，CT示回盲部管壁弥漫增厚、肿块形成，内镜下表现为升结肠近回盲部环周溃疡，肠腔狭窄，需要注意与该病相鉴别。但该病好发于中老年人，往往有大便习惯改变、便血、肠梗阻等临床表现，而患者为26岁男性，无上述临床表现，而且结肠镜和小肠镜活检病理结果均不支持该诊断，但仍不能完全除外该病，必要时可再次内镜下取活检。

（2）肠结核：患者有腹痛、腹泻症状，伴午后发热，注意与此病相鉴别。肠结核的病变一般局限于回盲部，不呈连续性分布，溃疡横行分布，瘘管及肛周病变少见，可能合并肺结核或结核性腹膜炎。辅助检查可表现为结核菌素试验阳性，血ADA升高，血抗结核抗体阳性。病理表现方面，结核肉芽肿大而致密，呈融合状或中央有干酪样坏死，抗酸杆菌染色阳性。患者结核相关化验检查与本病不符，暂不考虑该病。

（3）白塞病：白塞病可累及小肠，主要表现为疼痛性口腔溃疡、眼症状及外阴溃疡，部分可有肠道不适。白塞病诊断标准为反复发生口腔溃疡（过去12个月内发病不少于3次）、反复发生生殖器溃疡、眼病（如葡萄膜炎、视网膜血管炎）、皮肤病变（如结节性红斑、假性毛囊炎、丘疹性脓疱、痤疮样结节）、针刺试验阳性。确诊白塞病必须有反复发作的口腔溃疡和用其他原因不能解释的其他两项特征。本例患者临床表现与该病不符，暂不考虑该病。

【治疗】

1. 治疗原则

根据患者病变部位、严重程度、并发症、对药物的反应及耐受性制定个体化治疗方案，控制发作，维持缓解，防治并发症，促进黏膜愈合。

2. 治疗方案

（1）予以英夫利昔单抗 300 mg（按 5 mg/kg 计算用量）治疗，用药过程中监测患者生命体征平稳，用药后未再出现发热、腹痛、腹泻等不适。在首次给药后的第 2 周和第 6 周及以后每隔 8 周各给予英夫利昔单抗 300 mg，同时监测药物不良反应。

（2）检测患者的体质量和 BMI、铁、钙以及维生素（特别是维生素 D、维生素 B_{12}）等物质，根据患者体重计算应摄入热量，并作相应处理。病变活动期予以卧床休息、高营养低渣食物，适当补充叶酸、维生素 B_{12}。

（3）予以微生态制剂调节肠道菌群治疗。

【随访】

第 1 次予以英夫利昔单抗治疗后患者未再出现发热、腹痛、腹泻等不适，复查炎性指标明显好转。13 周后复查结肠镜可见回盲瓣变形，原溃疡处可见白色瘢痕及炎性增生，回盲瓣狭窄，内镜不能通过；余所见结肠黏膜光滑，血管纹理清，半月襞完整，无糜烂、溃疡及新生物（图 15-2）。现每隔 8 周给予以英夫利昔单抗 300 mg，无消瘦、发热、腹痛、腹泻等不适。

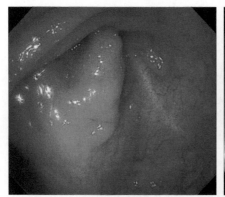
回盲部（1）

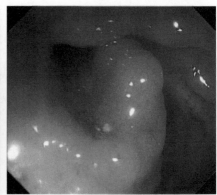
回盲部（2）

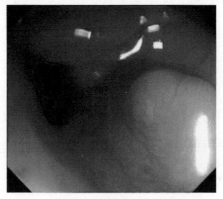
回盲部（3）

图 15-2　治疗 13 周后结肠镜检查所见

病例分析与讨论

一、诊断方面

支持该诊断的依据：① 26 岁男性，临床表现为右中腹痛、发热；②结肠镜检查、活检病理结果及 PET/CT 检查支持该诊断；③结核及其他肠道感染性疾病的相关化验检查均阴性。

不支持该诊断的依据：无肠外表现，无肛周病变和瘘管形成。

二、治疗方面

检测患者营养状况，给予肠内营养，少渣饮食；调节肠道菌群平衡；患者年轻、首次发病，评估疾病为中度活动期，综合患者及家属意见，予以生物制剂英夫利昔单抗治疗缓解临床症状、促进黏膜愈合。

三、个人经验分享

克罗恩病与肠结核均可表现为回盲部溃疡，临床表现及内镜表现有很多相似之处，明确诊断相对困难。组织病理学特征对两者的鉴别诊断最有价值，结核患者的病理为干酪样肉芽肿、抗酸染色阳性，克罗恩病患者病理为非干酪样肉芽肿。

四、知识点提示

1. 定义

炎症性肠病（inflammatory bowel disease，IBD）是一组病因尚不十分清楚的慢性非特异性肠道炎症性疾病，包括溃疡性结肠炎（ulcerative colitis，UC）和克罗恩病（Crohn's disease，CD）。CD是一种病因尚不十分清楚的胃肠道慢性炎性肉芽肿性疾病。

2. 病因学

病因和发病机制尚不完全明确，已知肠道黏膜免疫系统异常反应所导致的炎症反应起重要作用，目前认为这是由多因素相互作用所致，主要包括环境、遗传、肠道菌群和免疫因素。

3. 流行病学特点

本病在西方发达国家的发病率高达29.3/10万，在亚洲、非洲、拉丁美洲等发展中国家的发病率相对较低，但有增多的趋势。根据我国资料统计，CD最常发生于青年期，发病高峰年龄为18～35岁，男性略多于女性（男：女约为1.5：1）。

4. 诊断标准

CD 的临床表现形式多样化，部分病例确诊较为困难。CD 的诊断依然缺乏金标准，需严格按照推荐的步骤进行，谨慎诊断，并结合临床表现、内镜、影像学和组织病理学等检查结果进行综合分析。腹泻、腹痛、体重减轻是 CD 的常见临床表现，特别是在年轻患者中，应考虑本病的可能，如伴有肠外表现和（或）肛周病变更应高度疑为本病。个别 CD 患者可能以肛周脓肿和肛周瘘管为首诊表现，应引起临床医师的重视。世界卫生组织（WHO）曾提出 6 个诊断要点的 CD 诊断标准（表 15-1），该标准最近再次被世界胃肠病学组织（WGO）推荐，可供参考。

表 15-1　WHO 推荐的 CD 诊断标准

项目	临床	放射影像学	内镜	活检	手术标本
①非连续性或节段性改变		+	+		+
②卵石样外观或纵行溃疡		+	+		+
③全壁性炎性反应改变	+（腹块）	+（狭窄）	+（狭窄）		+
④非干酪样肉芽肿				+	+
⑤裂沟、瘘管	+	+			+
⑥肛周改变	+			+	+

注：具有①、②、③者为疑诊，再加上④、⑤、⑥三者之一可确诊；具备第④项者，只要加上①、②、③三者之二亦可确诊；应用现代技术小肠 CT 造影（computed tomography enterography，CTE）或磁共振弹性成像（magnetic resonance elastography，MRE）检查多可清楚显示全壁炎而不必仅局限于发现狭窄。

在鉴别诊断方面，考虑到我国为结核病的高发区，与肠结核的鉴别诊断仍放在第一位。T-SPOT.TB 具有较高的阴性预测价值，如结果为阴性基本可排除肠结核的可能，从而提高了鉴别诊断的临床可操作性。肠道白塞病系统表现不典型者鉴别亦会相当困难，其他需要鉴别的疾病还包括感染性肠炎（如 HIV 相关肠炎、血吸虫病、阿米巴肠病、耶尔森菌、空肠弯曲杆菌、艰难梭菌、CMV 感染）、缺血性结肠炎、放射性肠炎、药物性（如非甾体抗炎药）肠病、嗜酸性粒细胞性肠炎、以肠道病变为突出表现的风湿性疾病（如系统性红斑狼疮、原发性血管炎等）、肠道恶性淋巴瘤、憩室炎、转流性肠炎等。CD 诊断成立后，需进行临床分型、疾病评估，以利于全面评估病情和估计预后、制定治疗方案。临床类型按蒙托利尔 CD 表型分类进行分型（表 15-2）。

表 15-2　蒙托利尔 CD 分型

确诊年龄（A）	A1	≤ 16 岁	
	A2	17 ～ 40 岁	
	A3	＞ 40 岁	
病变部位（L）	L1	回肠末端	L1 + L4
	L2	结肠	L2 + L4
	L3	回结肠	L3 + L4
	L4	上消化道	
疾病行为（B）	B1	非狭窄非穿透	B1p
	B2	狭窄	B2p
	B3	穿透	B3p

注：随着时间推移 B1 可发展为 B2 或 B3；L4 可与 L1、L2、L3 同时存在；p 为肛周病变，可与 B1、B2、B3 同时存在。

根据 CDAI（克罗恩病活动指数）（表 15-3）来评估疾病活动性的严重程度：缓解期（CDAI ＜ 150 分）；轻度活动期（150 ～ 220 分）；中度活动期（221 ～ 450 分）；重度活动期（＞ 450 分）。

表 15-3　Best 克罗恩病活动指数计算法

变量	权重
稀便次数（1 周）	2
腹痛程度（1 周总评，0～3 分）	5
一般情况（1 周总评，0～4 分）	7
肠外表现与并发症（1 项 1 分）	20
阿片类止泻药（0、1 分）	30
腹部包块（可疑 2 分、肯定 5 分）	10
血细胞比容降低值（正常[1]：男 40，女 37）	6
100×（1– 体重 / 标准体重）	1

注：1）血细胞比容正常值按国人标准。总分为各项分值之和。

5. 治疗特点

CD 的治疗目标是诱导缓解和维持缓解，防治并发症，改善生存质量。活动期的治疗主要包括要求患者戒烟和营养支持、纠正贫血等一般治疗。药物治疗包括 5- 氨基水杨酸、糖皮质激素、免疫抑制剂、生物制剂等。临床上 5- 氨基水杨酸仅用于轻度 CD，文献报道大剂量美沙拉嗪（4 g/d）对预防术后 CD 复发有一定作用。活动期 CD 通常采用糖皮质激素诱导缓解，多数患者需要长期应用免疫抑制剂维持治疗。传统的免疫抑制剂包括硫唑嘌呤、6- 巯基嘌呤、甲氨蝶呤，使用时需注意监测骨髓抑制、肝损伤等不良反应。目前用于 CD 治疗的生物制剂主要包括英夫利昔单抗、维得丽珠单抗、阿达木单抗和乌司奴单抗，文献报道其诱导缓解率和维持缓解率均较高，安全性相对较好，而且在降低临床复发方面比硫唑嘌呤更有优势。决定治疗方案前应向患者详细解释方案的效益和风险，在与患者充分交流并取得合作之后实施。

病例点评

克罗恩病的诊断主要依赖于临床和实验室检查，获得病理学证据的条件有限，因此，诊断较为困难，漏诊率、误诊率高。目前，我国克罗恩病诊断的最首要的问题是与肠结核鉴别，二者的临床表现和内镜表现相似。肠结核患者多有既往结核病史或现有肠外结核表现，结核菌素试验、T-SPOT.TB、组织病理学检查有提示意义。临床不能除外结核时，应首先行诊断性抗结核治疗 8 ～ 12 周，治疗后对患者的临床、内镜、影像学进行再次评估，若治疗无效，则考虑克罗恩病可能性大。治疗方面，对于激素及免疫抑制剂等传统治疗诱导缓解不佳的 CD 患者，可以选用生物制剂来诱导缓解和维持缓解。对于伴有肛瘘、病变较广泛、溃疡较深或表型较复杂等高危因素的 CD 患者，早期选用生物制剂治疗或许对降低并发症的发生及降低手术及住院风险有帮助。

（张志会　乔新伟）

参考文献

1. NG S C, SHI H Y, HAMIDI N, et al. Worldwide incidence and prevalence of inflammatory bowel disease in the 21st century: a systematic review of population-based studies. Lancet，2017，390(10114):2769-2778.

2. 中华医学会消化病学分会炎症性肠病学组．炎症性肠病诊断与治疗的共识意见（2018 年 . 北京）．中国实用内科杂志，2018，38（9）：796-813.

3. SHI H Y, NG S C. The state of the art on treatment of Crohn's disease. J Gastroenterol，2018，53(9):989-998.

4. TORRES J, BONOVAS S, DOHERTY G,et al. ECCO Guidelines on therapeutics in Crohn's disease: medical treatment. J Crohns Colitis，2020，14(1):4-22.

病例 16 溃疡性结肠炎（重型）

病历摘要

患者，女，80岁。

主诉：反复黏液脓血便12年，加重1个月。

现病史：患者12年前出现不明原因的黏液脓血便，于我院行结肠镜检查，诊断为溃疡性结肠炎，病变以乙状结肠、直肠为主。间断口服美沙拉嗪肠溶片1.0 g tid，症状时轻时重。大便次数增多伴发热时给予地塞米松灌肠治疗可缓解。2年前肠镜检查诊断为溃疡性结肠炎（全结肠型），未改变治疗方案。1个月前患者大便次数明显增多，日均10余次，伴脓血，出血量较前增加，为鲜红色血液。10天前因贫血（血红蛋白55 g/L）于我院急诊科输血治疗。3天前因大便次数增多，体力下降，再次就诊于我院急诊科，行腹盆CT检查可见直肠、全结肠炎性病变，双侧少量胸腔积液伴双下肺部分膨胀不全。经禁食、补液治疗后症状无缓解。

患者自发病以来，食欲、睡眠欠佳，精神可，大便同上所述，小便少，体重下降约5 kg。

既往史：颈椎病9年，间断予以甲磺酸倍他司汀片对症治疗；骨质疏松8年，未予以治疗；贫血7年，10天前于我院急诊对症输血；1年前因发热于我院感染科住院治疗，未明确病因，考虑肺恶性肿瘤不除外；否认食物、药物过敏史。

个人史：出生并久居河北，否认疫水、疫区接触史，否认其他放射性物质及毒物接触史。免疫接种史不详。否认吸烟史，否认饮酒史。

【体格检查】

体温 36.2 ℃，心率 66 次 / 分，呼吸 18 次 / 分，血压 123/48 mmHg。神清，状可，贫血貌，双肺呼吸音清，未闻及明显干湿啰音，未闻及胸膜摩擦音。心率 66 次 / 分，心律齐，心音可，各瓣膜听诊区未闻及病理性杂音、额外心音及心包摩擦音。腹软，左下腹明显压痛，有反跳痛，右下腹及脐周轻压痛，无反跳痛、肌紧张，未触及包块，肝脾肋下未触及，Murphy 征阴性，麦氏点无压痛，无移动性浊音。肠鸣音 2～5 次 / 分，双下肢轻度凹陷性水肿。

【辅助检查】

1. 入院前

结肠镜（2016-2-25，我院）：结肠黏膜纹理紊乱，结肠袋消失，全结肠均可见弥漫分布的假性息肉，部分黏膜充血、水肿伴糜烂。诊断：溃疡性结肠炎（全结肠型）。

腹盆 CT（2018-4-21，我院）：胆总管及肝内胆管稍宽，远端显示不清，性质待定；直肠、全结肠炎性病变；双侧少量胸腔积液伴双下肺部分膨胀不全。

血常规（2018-4-23，我院）：Hb 62 g/L。

生化（2018-4-23，我院）：ALB 23.3 g/L，ALT 7 U/L，AST 10.1 U/L。

2. 入院后

（1）检验结果

血常规：WBC 3.65×10^9/L，GR% 51.8%，Hb 64 g/L，RBC 3.58×10^{12}/L。

生化：ALT 6 U/L，AST 11.3 U/L，ALP 97 U/L，谷氨酰转移酶（GGT）21 U/L，ALB 22.7 g/L，球蛋白（GLB）21.3 g/L，TBIL 10.48 μmol/L，直接胆红素（DBIL）2.54 μmol/L，胆碱酯酶（CHE）2.89 KU/L，

Cr 45.1 μmol/L，K 3.65 mmol/L。

凝血：凝血酶原时间（PT）14.10 s，PTA 65.30%，国际标准化比值（INR）1.22。

ESR：12 mm/h。

便常规＋潜血：褐色水样便，潜血试验阳性，RBC 45/HP，WBC 25/HP。

便球／杆比例：总体菌量少，少量革兰氏阴性杆菌及革兰氏阳性球菌。

艾滋病、梅毒、乙肝、丙肝、肿瘤标志物检查、结核杆菌抗体试验、淋巴细胞培养＋干扰素测定、CMV、EBV、便培养＋微生物鉴定、便隐孢子虫＋贾第虫抗原等检查均阴性。

（2）检查结果

胸部CT增强扫描（2018-4-26 我院）：与2017-5-16胸部CT比较：右肺上叶尖段结节，较前磨玻璃密度较少，余大致同前，肿瘤？炎性病变？建议胸外科会诊；双下肺条索、磨玻璃密度影较前无显著变化；双肺肺气肿，同前；双侧胸膜增厚，同前；双侧胸腔积液较前新发；第6胸椎结节样高密度影，考虑骨岛，大致同前，请结合临床。

肠镜检查（2018-4-26 我院）：钩拉进镜70 cm达回肠末端，进镜顺利。回肠末段黏膜光滑，结肠黏膜纹理紊乱，结肠袋消失，全结肠均可见弥漫分布的假性息肉，部分黏膜充血、水肿，伴有糜烂、多发溃疡，覆白苔，于升结肠、横结肠、降结肠、乙状结肠及直肠各活检2块，组织软、弹性好（图16-1）。诊断：溃疡性结肠炎（慢性复发型、全结肠型、重度活动期）。

【诊断】

1. 入院诊断

溃疡性结肠炎（慢性复发型、全结肠型、重度活动期）。

2. 诊断分析

患者为 80 岁女性，慢性病程，急性发作；临床表现为反复黏液脓血便，结肠镜检查及黏膜活检病理诊断为溃疡性结肠炎，病史 12 年，美沙拉嗪治疗有效但治疗不规律，间断有症状加重的急性发作。近 1 个月脓血便症状加重、腹泻频繁，有贫血，入院后结肠镜示全结肠均可见弥漫分布的假性息肉，部分黏膜充血、水肿，伴有糜烂、多发溃疡，目前考虑溃疡性结肠炎（慢性复发型、全结肠型、重度活动期）的诊断明确。

【鉴别诊断】

（1）肠结核：好发于回盲部及与其相邻的结肠和小肠等部位。起病缓慢，溃疡型多伴有全身中毒症状，如贫血、营养不良等；有腹痛、腹胀、胃纳减退、腹部包块及大便习惯的改变等；腹泻，尤易在进食后发生，每日排便 3～4 次，为糊状便，不含黏液和脓血。部分患者出现腹泻和便秘交替现象。胃肠钡餐 X 线检查显示肠激惹征象、肠壁细小龛影、充盈缺损及狭窄。粪便结核杆菌检测，如痰中结核杆菌阴性而粪便结核杆菌阳性，可确诊肠结核。肠镜检查可见环形、带状、地图状溃疡，横走向，边缘隆起，界限不清楚；活检病理可见干酪样坏死或肉芽肿，可发现结核杆菌。

（2）结肠癌：发病年龄多在 40 岁以上，右半结肠病变可出现腹痛、腹泻、消瘦、贫血及低热等症状，X 线钡餐灌肠表现肠腔内有息肉样溃疡、边缘隆起、肠腔狭窄梗阻。粪便隐血试验阳性、癌胚抗原检测有助于诊断。确诊需采用结肠镜检查，进行组织病理检测。

（3）克罗恩病：间歇性发作腹痛，常位于右下腹或脐周，轻者为腹部不适，重者可为严重绞痛，在排便后可暂时缓解；有间歇性腹泻，每日数次至数十次，多为稀便或软便，可有水样便或脂肪便。腹泻的发作常与进食粗纤维食物有关，或因情绪激动、精神紧张而诱发；体重下降、日渐消瘦，约 1/3 的患者有低度或中度发热，提示病变活动；病变部位常触及包块，以右下腹多见，腹部可有压痛或肌紧张，部分患者可有杵状指、裂沟或瘘病；肛门病变包括难治性溃疡、肛瘘或肛裂。X 线检查呈"跳跃"征象，肠壁呈现铺路石样充盈缺损、肠腔轮廓不规则。典型的 X 线征象是"线样征"，即回肠下端肠腔狭窄、肠壁僵硬、黏膜皱襞消失，呈现细的条状钡影。结肠镜见肠腔黏膜呈铺路石样表现或有纵行溃疡，以及非连续性或区域性肠道病变、全层性炎症性肠道病变，伴有肿块或狭窄，活检见"非干酪样肉芽肿"。

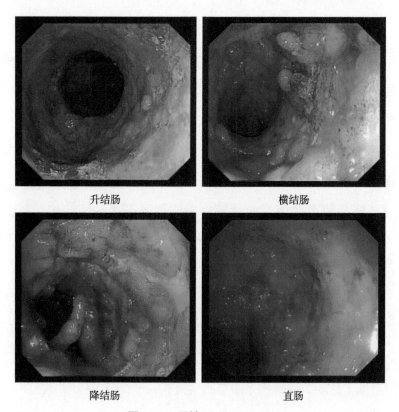

升结肠   横结肠

降结肠   直肠

图 16-1 肠镜（2018-4-26）

【治疗】

1. 治疗原则

检测患者营养状况，给予静脉营养支持，进行补液、输血对症治疗；患者高龄、复发加重，给予常规美沙拉嗪抗炎治疗，配合激素灌肠促进炎症消退。

2. 治疗方案

控制急性发作，维持缓解，减少复发，防治并发症。

（1）一般治疗：纠正水、电解质失衡，输血以改善贫血；禁食、给予静脉营养；给予调节肠道菌群治疗；预防静脉血栓；开展心理治疗。注意忌用止血药、抗胆碱能药物、阿片制剂等以避免诱发结肠扩张。

（2）若存在肠道感染，积极抗感染治疗：对于合并艰难梭菌感染者，可给予万古霉素 125 mg qid po（必要时联合应用甲硝唑 500 mg tid po 或 ivgtt），疗程为 10 天；对于合并巨细胞病毒感染者，可给予更昔洛韦 5 mg/kg q12h ivgtt，疗程为 14～21 天。

（3）静脉用糖皮质激素：氢化可的松 100 mg q6h 或甲强龙 40～60 mg qd。

（4）判断是否需要转换治疗及转换治疗方案的选择。

1）需要转换治疗的判断：在通过静脉用足量糖皮质激素治疗 3～5 天后评估患者病情。若治疗有效，逐步减量，改口服糖皮质激素、美沙拉嗪维持治疗；若糖皮质激素治疗无效（排便频率＞8 次 / 日，或排便频率 3～8 次 / 日且 CRP ＞ 45 mg/L），应转换治疗。

2）转换治疗方案的选择包括药物治疗和手术治疗：①药物治疗：A. 环孢素 2～4 mg/（kg·d）ivgtt，使用期间需定期监测血药浓度（有效浓度 100～200 ng/mL），严密监测不良反应，若有效，待症状缓

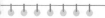

解后改为口服并继续使用一段时间，逐渐过渡到硫唑嘌呤类药物维持治疗；B. 英夫利昔单抗 5 ～ 10 mg/kg ivgtt，若有效，继续用英夫利昔单抗维持治疗。②手术治疗：环孢素或英夫利昔单抗治疗 5 ～ 7 天无效者及时转手术治疗；中毒性巨结肠患者宜早期行手术治疗。

【随访】

患者目前在门诊随诊，病情平稳。

病例分析与讨论

一、诊断方面

诊断较为明确，支持该诊断的依据：临床症状；结肠镜检查及活检病理；除外感染性肠炎及其他非感染性肠炎。

二、治疗方面

患者高龄、营养状态差，评估病情为重度溃疡性结肠炎活动期，腹泻频繁、脓血便明显，暂予以禁食，同时积极予以肠外营养支持治疗，予以输血以纠正贫血。患者溃疡性结肠炎病史 12 年，为慢性复发型，此次复发的原因可能与 CMV 等感染、疾病本身进展或者擅自停药等因素有关，需要完善相关检查以明确复发原因。本例患者此次复发可能与其擅自间断停药有关，且美沙拉嗪治疗有效，故予以足量美沙拉嗪 4 g/d 抗炎治疗。患者直肠病变较重，予以美沙拉嗪灌肠液 60 g 加地塞米松 5 mg 保留灌肠。患者腹泻频繁、肠道菌群失调，予以益生菌调节肠道菌群。

三、个人经验分享

对于营养状态差的溃疡性结肠炎患者，如果症状重则暂不宜行肠内营养，应予以全肠外营养支持治疗，使肠道得到充分休息的同时减少因营养缺乏导致的并发症。在对溃疡性结肠炎患者的诊疗中，应充分强调药物依从性的重要性，让患者严格遵医嘱应用美沙拉嗪诱导缓解或避免复发。慢性复发型溃疡性结肠炎患者症状加重，必须排除感染等诱因，特别是艰难梭菌、CMV 感染，尤其是溃疡性结肠炎加重的最常见因素，同时应追问病史、完善病情评估，以明确病情加重的具体原因。在重度溃疡性结肠炎活动期的治疗中，除外激素禁忌证后静脉应用糖皮质激素治疗。高龄患者常合并基础疾病，更要密切监测糖皮质激素的不良反应。

四、知识点提示

1. 定义

溃疡性结肠炎是一种病因不明的慢性非特异性肠道炎性疾病。病变主要自直肠开始，为向近段延续的连续性、弥漫性、浅表性病变。通常有直肠受累，可累及全结肠。临床主要表现为反复发作的腹泻、黏液脓血便、腹痛、里急后重和不同程度的全身症状。

2. 病因学

病因和发病机制尚不完全明确，已知肠道黏膜免疫系统异常反应所导致的炎症反应起重要作用，目前认为这是由多因素相互作用所致，主要包括环境、遗传、肠道菌群和免疫因素。

3. 流行病学特点

我国流行病学资料显示，黑龙江省大庆市炎症性肠病的年龄标化发病率为 1.77/10 万，广东省中山市为 3.14/10 万。但 20 余年来其就诊人数呈快速上升趋势，好发年龄为 20 ～ 49 岁，男女性别差异不明显。

4. 诊断标准

溃疡性结肠炎缺乏诊断的金标准，主要结合临床、实验室检查、影像学检查、内镜和组织病理学表现进行综合分析，在排除感染性和其他非感染性结肠炎的基础上做出诊断。若诊断存疑，应在一定时间（一般是 6 个月）内进行内镜及病理组织学复查。

主要诊断标准：①持续或反复发作腹泻和黏液脓血便、腹痛、里急后重，伴有（或不伴）不同程度全身症状。②排除细菌性痢疾、阿米巴痢疾、慢性血吸虫病、肠结核等感染性肠炎，以及克罗恩病、缺血性肠炎、放射性肠炎等非感染性肠炎。③结肠镜表现：自直肠开始，向上延续的连续性、弥漫性、浅表性病变，通常都有直肠受累。轻度活动性溃疡性结肠炎的内镜下特点为红斑、充血，局部血管纹理消失；中度活动性溃疡性结肠炎的特点为血管纹理完全缺失，黏膜表面有血液黏附，有糜烂，多数出现黏膜粗糙呈细颗粒状，黏膜脆性增加；重度活动性溃疡性结肠炎表现为自发性出血和溃疡形成。病程长的溃疡性结肠炎可出现炎性息肉及桥状黏膜、结肠袋变钝或消失、管腔狭窄。④病理表现：基底浆细胞增多是最早出现的溃疡性结肠炎特征性表现，隐窝结构变形、萎缩和慢性炎症细胞浸润也是溃疡性结肠炎的病理特点。⑤没有行结肠镜检查，但 X 线钡剂灌肠检查可见如下表现中的至少 1 项：A.黏膜粗乱和（或）颗粒样改变；B.多发性浅溃疡，表现为管壁边缘毛糙，呈毛刺状或锯齿状以及见小龛影，亦可有炎性息肉而表现为多个小的圆或卵圆形充盈缺损；C.结肠袋消失，肠壁变硬，肠管缩短、变细，可呈铅管状。⑥临床表现不典型而有典型结肠镜检查表现或典型 X 线钡剂灌肠检查表现者也可诊断本病。⑦有典型临床表现或典型既往史而目前结肠镜检查或 X 线钡剂灌肠检查无典型改变，应列为"疑诊"随访。

注意，完整的诊断应包括其临床类型、病变范围、疾病活动性的严重程度和并发症：①临床类型：初发型和慢性复发型；②病变范围：按照蒙特利尔分型标准（表 16-1）；③按疾病活动性的严重程度分为活动期和缓解期，临床上按照改良 Truelove 和 Witts 疾病严重程度分型标准将活动期分为轻、中、重度（表 16-2）；④并发症包括中毒性巨结肠、肠穿孔、下消化道大出血、上皮内瘤变及癌变。

表 16-1 蒙特利尔分型标准

分型	分布	结肠镜下所见炎症病变累及的最大范围
E1	直肠	局限于直肠，未达乙状结肠
E2	左半结肠	累及左半结肠（脾曲以远）
E3	广泛结肠	广泛病变累及脾曲以近乃至全结肠

表 16-2 改良 Truelove 和 Witts 疾病严重程度分型标准

严重程度分型	排便（次/日）	便血	脉搏（次/分）	体温（℃）	血红蛋白	红细胞沉降率（mm/h）
轻度	<4	轻或无	正常	正常	正常	<20
重度	≥6	重	>90	>37.8	<75%正常值	>30

注：中度介于轻、重度之间。

5. 鉴别诊断

（1）慢性细菌性痢疾：常有急性细菌性痢疾病史，粪便检查可分离出痢疾杆菌，进行结肠镜检查时取黏液脓性分泌物培养阳性率较高，抗菌药物治疗有效。

（2）阿米巴肠炎：病变主要侵犯右侧结肠，也可累及左侧结肠。结肠溃疡较深，边缘潜行，溃疡间黏膜多属正常。粪便检查可找到溶组织阿米巴滋养体或包囊。抗阿米巴治疗有效。

（3）肠易激综合征：粪便有黏液但无脓血，显微镜检正常或仅见少许白细胞，结肠镜检查无器质性病变证据。

（4）克罗恩病见表 16-3。

表 16-3　溃疡性结肠炎与克罗恩病鉴别

项目	克罗恩病	溃疡性结肠炎
症状	有腹泻但脓血便少	脓血便多见
病变分布	呈节段性	病变连续
直肠受累	少见	绝大多数受累
末段回肠受累	多见	少见
肠腔狭窄	多见、偏心性	少见、中心性
瘘管形成	多见	罕见
内镜表现	纵行或匐行溃疡伴周围黏膜正常或鹅卵石样改变	溃疡浅，黏膜弥漫性充血、水肿、呈颗粒状、脆性增加
病理改变	节段性全壁炎，有裂隙状溃疡，非干酪样肉芽肿	病变主要在黏膜层，有浅溃疡、隐窝脓肿，杯状细胞减少

6. 治疗特点

目前溃疡性结肠炎的治疗主要为升阶梯治疗，首选 5- 氨基水杨酸制剂治疗，若效果不佳，逐渐加用激素、免疫抑制剂，甚至生物制剂。中医药在治疗溃疡性结肠炎中也扮演重要的角色。

病例点评

溃疡性结肠炎是一种较为难治的疾病，发病率逐年上升，在临床工作中经常会遇到此类病例，诊断要点可以概括为临床表现、结肠镜检查及活检病理，并除外其他可能的疾病，需要注意与感染性腹泻、克罗恩病、缺血性肠炎等疾病相鉴别。完整的溃疡性结肠炎诊断应包括临床类型、病变范围、病情严重程度和并发症，需根据这些信息来制定个体化的治疗方案，分型不同，治疗方案也有所不同。需要注意的是治疗方案要有延续性、规律性，加强随访，避免患者仅根据临床症状好转而擅自减药、停药的情况发生。如果患者病情出现复发、加重或治疗反应不佳的情况，应仔细采集病史、完善检查，尽量明确有无诱因，如发现诱因应尽可能去除。常见的诱因有肠道感染、饮食不当、情绪心理因素及擅自停药等。

近年来，老年溃疡性结肠炎的发病率显著升高。老年溃疡性结肠炎与中青年溃疡性结肠炎相比，以左半结肠型多见。虽然有文献报道老年溃疡性结肠炎患者活动期病变相对较轻，但老年患者常合并基础疾病，更容易发生机会性感染，出现结直肠癌，并具有更高的溃疡性结肠炎相关死亡风险，因此需要重视对老年溃疡性结肠炎患者系统性综合治疗以改善预后。老年溃疡性结肠炎内科治疗药物以 5- 氨基水杨酸类为主，激素及免疫抑制剂、生物制剂的使用相对较少，一方面可能是因为老年溃疡性结肠炎活动期病变相对较轻；另一方面可能与老年人使用激素、免疫抑制剂和生物制剂的不良反应较多有关。对于内科治疗效果不佳和（或）药物不良反应已严重影响生活质量的老年溃疡性结肠炎患者，应考虑行外科手术治疗。荟萃分析结果表明，老年溃疡性结肠炎患者手术治疗的比例显著高于中青年溃疡性结肠炎患者。

（王秋明　乔新伟）

参考文献

1. YANG H，LI Y M，WU W，et al. The incidence of inflammatory bowel disease in Northern China：a prospective population-based study. PLoS One，2014，9（7）：e101296.

2. ZENG Z R，ZHU Z H，YANG Y Y，et al. Incidence and clinical characteristics of inflammatory bowel disease in a developed region of Guangdong Province，China：a

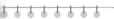
prospective population-based study. J Gastroenterol Hepatol，2013，28（7）：1148-1153.

3. WANG Y F，OUYANG Q，APDW 2004 Chinese IBD working group. Ulcerative colitis in China：retrospective analysis of 3100 hospitalized patients. J Gastroenterol Hepatol，2007，22（9）：1450-1455.

4. 张颖，赵尚敏，姚健凤，等. 中国老年人溃疡性结肠炎的特点. 中国老年学杂志，2016，36（13）：3224-3226.

5. 吕红，李骥，刘爱玲，等. 老年与中青年溃疡性结肠炎临床特点比较. 中国实用内科杂志，2015，35（9）：751-754.

6. 吕红，刘爱玲，李骥，等. 老年溃疡性结肠炎合并机会性感染临床特点分析. 中国医学科学院学报，2016，38（3）：288-293.

7. SHI H Y，CHAN F K，LEUNG W K，et al. Natural history of elderly-onset ulcerative colitis：results from a territory-wide inflammatory bowel disease registry. J Crohns Colitis，2016，10（2）：176-185.

8. ANANTHAKRISHNAN A N，SHI H Y，TANG W，et al. Systematic review and meta-analysis：phenotype and clinical outcomes of older-onset inflammatory bowel disease. J Crohns Colitis，2016，10（10）：1224-1236.

病例 17　结肠腺瘤

病历摘要

患者，男，40 岁。

主诉：排便习惯改变 4 个月。

现病史：患者 4 个月前无明显诱因出现排便习惯改变，排便次数增多，每日 1～5 次，排便前有腹痛，为绞痛，排便后可缓解，排不成形便，偶有鲜血附着便表面。无明显肛门坠胀感及里急后重感，无排便不尽感。食欲可，偶有胸骨后不适，隐痛，与饮食无关，无乏力。2018 年 4 月 17 日在北京某医院行结肠镜检查提示乙状结肠可见一约 2.5 cm×2.0 cm 有蒂腺瘤样肿物，表面分叶，色泽红，质地软，诊断为乙状结肠腺瘤样息肉，病理未见有效成分。患者自发病以来，精神可，睡眠可，饮食可，小便可，体重下降约 7 kg。

既往史：否认高血压、心脏病病史，否认糖尿病、脑血管病、精神疾病病史。否认肝炎、结核、疟疾病史。否认手术、输血史。30 年前有右下臂外伤史。否认食物、药物过敏史。

【体格检查】

体温 36.4 ℃，脉搏 74 次 / 分，呼吸 16 次 / 分，血压 132/81 mmHg。神志清、精神可。未见颈静脉怒张及颈动脉异常搏动，未闻及颈动脉杂音。全肺未闻及明显干湿啰音。心界不大，心率 74 次 / 分，心律齐，心音可，未闻及明显杂音、心包摩擦音。腹平坦，质软，全腹无压痛及反跳痛，肝脾肋下未触及，Murphy 征阴性，麦氏点无压痛，腹部叩诊呈鼓音。双下肢无水肿。

【辅助检查】

1. 入院前

结肠镜（2018-4-17，外院）：乙状结肠可见一约 2.5 cm×2.0 cm 有蒂腺瘤样肿物，表面分叶，色泽红，质地软，诊断为乙状结肠腺瘤样息肉。病理：未见有效成分。

2. 入院后

胃镜（2018-4-28）：反流性食管炎（LA-A），慢性萎缩性胃炎。

结肠镜（2018-4-28）：钩拉法循腔进镜 80 cm 至回盲部，进镜顺利。横结肠近肝曲可见两枚 0.3 cm 无蒂息肉，近脾曲可见一 0.5 cm 无蒂息肉，乙状结肠可见一 1.2 cm 长蒂息肉，基底部注射甘油果糖、亚甲蓝溶液，抬举征阳性，圈套器、热活检钳、IT 刀分别切除送检，过程顺利无出血，创面用钛夹夹闭。余小息肉 APC 凝除，创面用钛夹夹闭。余所见结肠黏膜光滑、血管纹理清、半月襞完整，无糜烂、溃疡及新生物。回盲瓣呈唇形，阑尾开口清楚，未见糜烂、溃疡及新生物。结肠镜诊断：结肠多发息肉（山田 I 型、山田 IV 型），息肉 EMR+ESD 术，APC+ 钛夹封闭术。

术后病理：（横结肠 1 送检组织 1 块）结肠黏膜组织呈低级别管状腺瘤。（横结肠 2 送检组织 1 块）结肠黏膜组织呈增生性息肉；（横结肠 3 送检组织 1 块）息肉样结肠黏膜组织呈慢性炎伴表面糜烂；（乙状结肠送检息肉 1 cm×0.8 cm×0.5 cm）结肠黏膜组织呈低级别绒毛管状腺瘤，切缘干净。

【诊断】

1. 入院诊断

结肠腺瘤。

2. 诊断分析

患者为 40 岁男性，临床表现为排便次数增多，伴便前腹痛感，外院结肠镜提示乙状结肠可见一约 2.5 cm×2.0 cm 有蒂腺瘤样肿物，表面分叶，色泽红，质地软。我院结肠镜检查提示结肠多发息肉（山田 I 型、山田 IV 型）。术后病理提示横结肠送检组织呈低级别管状腺瘤及增生性息肉，乙状结肠送检组织呈低级别绒毛管状腺瘤，因此，患者术后诊断为结肠腺瘤，诊断明确。

【鉴别诊断】

（1）结肠癌：老年患者多见，尚需与此类疾病相鉴别。结肠癌临床表现为大便性状改变、消瘦、贫血、腹部肿块，低位结肠癌影响肠腔时可引起排便困难，可行结肠镜检查，根据镜下形态及活检病理等鉴别。

（2）溃疡性结肠炎：青年人多见，主要表现为腹痛、腹泻、黏液脓血便、里急后重、发热。结肠镜可见肠黏膜糜烂、溃疡、息肉，活检有隐窝脓肿。本例患者结肠镜检查未见溃疡性结肠炎表现，暂不支持。

（3）结肠腺瘤：管状腺瘤是结肠息肉最常见的病理类型，为良性病变，有一定的恶变概率，临床表现不典型，需完善病理检查以明确诊断。

【治疗】

1. 治疗原则

内镜下可以有效地切除结直肠腺瘤性息肉和早期癌，进行准确的病理学评价。在进行内镜治疗时，关于肿瘤的大小、预测肿瘤浸润深度、组织类型信息的判断是不可或缺的。

2. 治疗方案

根据患者结肠镜所显示的息肉大小、形态及可能的组织类型，乙状结肠长蒂息肉采用 EMR+ESD 术切除，其余息肉采用内镜下氩等离子体凝固术凝除。术后予以禁食水 48 小时及补液等治疗。

【随访】

患者通过结肠镜检查共发现 3 枚息肉，且其中 1 枚 > 10 mm，病理提示为绒毛管状腺瘤，根据息肉大小及病理结果，推荐术后 3 年进行随访。

📋 病例分析与讨论

一、诊断方面

患者临床表现为排便习惯改变，外院结肠镜检查发现乙状结肠一带蒂息肉，但活检未取到有效成分，对肿瘤的组织类型判断造成了一定的困难。在我院行结肠镜检查时，根据镜下所见、肿物大小、形态等，判断该病变可通过内镜切除，并行 EMR+ESD 术，术后病理证实病变为低级别绒毛管状腺瘤，诊断明确。

二、治疗方面

结直肠腺瘤是内镜治疗的绝对适应证，若患者无相关禁忌证，应尽早予以内镜治疗。

三、个人经验分享

随着结肠镜检查的普及，近年来发现结直肠息肉的患者越来越多，结肠腺瘤的诊断及治疗并不困难，但应该按照国外指南及国内共识进行规范化的治疗及随诊，使患者的受益最大化。

四、知识点提示

（1）肠道肿瘤的病理分类：从结直肠黏膜表面突出到肠腔的息肉状病变，在未确定病理性质前均称为息肉。息肉是起源于上皮组织非黏膜下肿瘤的隆起。WHO（2010 年）从病理上将肠道肿瘤分为上皮性肿瘤、间叶源性肿瘤和继发性肿瘤（图 17-1）。传统意义上的息肉包括腺瘤、异型增生、锯齿状病变和错构瘤等，均属于上皮肿瘤分类中的癌前病变。

（2）结肠肿瘤的内镜下分型：根据发育形态分型，分为隆起型、平坦型和浅表凹陷型，并根据形态分型初步预测肿瘤的性质和浸润深度（图 17-2）。

（3）结直肠肿瘤的内镜治疗：目前常见的内镜下肿瘤切除术主要有勒除器息肉切除术（SS）、EMR、分次 EMR（pEMR）及 ESD 等。根据肿物的形态及大小，具体方案的选择见图 17-3。

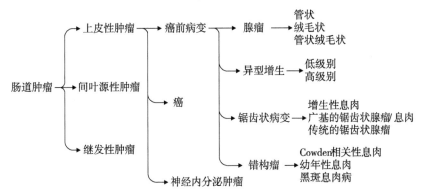

Cowden 相关性息肉：考登综合征（Cowden syndrome）。

图 17-1　WHO 肠道肿瘤的病理分类

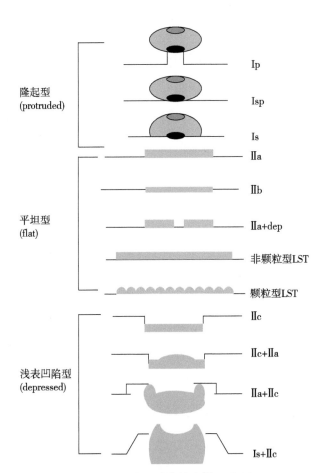

图 17-2　结肠肿瘤的内镜下分型

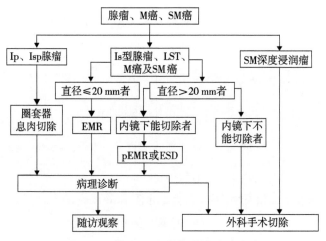

图 17-3　结直肠肿瘤的内镜治疗方案

（4）随访：结肠镜是息肉切除后随访监测的主要手段，结肠癌前病变及早期结肠癌患者，在治疗后进行密切随访者的生存率明显高于一般随访或不随访者。2012 年美国结肠癌多学科工作组和癌症学会制定了对息肉的结肠镜监测指南，监测的间隔时间根据息肉的数目、大小和病理性质决定（表 17-1）。

表 17-1　息肉监测的间隔时间

基线结肠镜所见	推荐监测时间（年）	支持推荐的证据等级
无息肉	10	中等
结肠和乙状结肠小的（＜ 10 mm）增生型息肉	10	中等
1 ～ 2 个小的（＜ 10 mm）低级别异型增生管状腺瘤（低风险组）	5 ～ 10	中等
＞ 10 个腺瘤（高风险组）	＜ 3	中等
3 ～ 10 个管状腺瘤	3	中等
1 个或更多 ≥ 10 mm 的管状腺瘤（高风险组）	3	高等
1 个或更多绒毛状腺瘤（高风险组）	3	中等
高级别异型增生的腺瘤（高风险组）	3	中等

续表

基线结肠镜所见	推荐监测时间（年）	支持推荐的证据等级
< 10 mm 的无蒂锯齿状息肉且无异型增生	5	低
≥ 10 mm 的无蒂锯齿状息肉	3	低
伴有异型增生的锯齿状息肉	—	—
传统的锯齿状息肉	—	—
锯齿状息肉病综合征	1	中等

病例点评

　　70% ～ 80% 的结肠息肉是腺瘤，超过 95% 的结直肠癌来源于腺瘤性息肉。所有的腺瘤性息肉都表现出异型增生，因此对腺瘤性息肉的诊断治疗有助于降低结直肠癌的发病率。近年来，内镜下息肉切除技术日趋成熟，这也是治疗结直肠息肉较为安全有效的方法。本例患者为典型结肠腺瘤，在临床表现上除排便习惯改变外无其他特异性症状，通过结肠镜检查发现结肠息肉，再经过内镜下评估，根据病变大小及形态，选择 EMR+ESD 术切除，术后根据息肉的数目、大小及病理，制定随访方案。针对此类患者，若术前能完善病灶活检病理、超声内镜、电子染色内镜等，对治疗方式的选择会更加有利。同时也提醒我们要注意对高危人群的筛查，做到早诊早治。

（王媛媛　姚伟龙）

参考文献

1. 李晓波，陈慧敏，高云杰，等. 结直肠肿瘤表面凹陷形态对判断病变性质及浸润深度的作用. 中华消化内镜杂志，2010，27（2）：60-63.

2. 中华医学会消化内镜学分会，中国抗癌协会肿瘤内镜学专业委员会. 中国早期结直肠癌筛查及内镜诊治指南（2014年，北京）. 胃肠病学，2015，20（6）：345-365.

3. LIEBERMAN D A，REX D K，WINAWER S J，et al. Guidelines for colonoscopy surveillance after screening and polypectomy：a consensus update by the US multi-society task force on colorectal cancer. Gastroenterology，2012，143（3）：844-857.

4. Colonoscopic surveillance for prevention of colorectal cancer in people with ulcerative colitis，Crohn's disease or adenomas. London：National Institute for Health and Clinical Excellence（NICE），2011.

病例 18　抗生素相关性肠炎（伪膜性肠炎）

病历摘要

患者，女，68岁。

主诉： 间断发热1个月，伴腹泻10余天。

现病史： 患者1个月前受凉后出现发热，体温最高38.2℃，无畏寒、寒战，无乏力、盗汗，伴咳嗽、咳黄色黏痰，就诊于当地社区医院，诊断为呼吸道感染，予以头孢类抗生素及青霉素抗感染治疗约10天，体温曾恢复正常，随后出现腹泻，次数逐渐增多，最多为20～30次/日，为黄色稀水样便，伴腹痛、里急后重，再次发热，体温最高38℃，无畏寒、寒战，自服退热药物后体温可降至正常。再次就诊于当地医院，予以蒙脱石散及诺氟沙星治疗后，大便4～6次/日，为不成形黄色稀便，伴腹痛、里急后重，转入我院急诊科。血常规显示 WBC 18.11×10^9/L、

GR% 78%；便常规显示便潜血弱阳性，WBC 20/HP；腹部 CT 显示结肠肝曲及横结肠近端管壁不均匀增厚、水肿，管径增宽，升结肠中段管壁局限性环形增厚，增强扫描后可见均匀强化。为进一步治疗收入我科。患者自发病以来，神志清楚，进食流食，睡眠欠佳，小便正常，体重较前下降 3 kg。

既往史：慢性阻塞性肺疾病病史 5 年余，间断吸入噻托溴铵治疗。否认高血压、心脏病病史。否认糖尿病、脑血管病、精神疾病病史。否认肝炎、结核、疟疾史。否认手术、外伤、输血史。否认食物、药物过敏史，预防接种史不详。

【体格检查】

体温 37.9 ℃，脉搏 80 次 / 分，呼吸 17 次 / 分，血压 110/75 mmHg。神清，精神可，睑结膜无苍白，巩膜无黄染，双肺呼吸音清，未闻及干湿啰音。心率 80 次 / 分，心律齐，未闻及病理性杂音。腹部饱满，呼吸运动正常，无脐疝、腹壁静脉曲张，未见胃肠型及蠕动波。腹壁柔软，脐周轻压痛，无反跳痛、肌紧张，未触及包块。肝脾未触及。Murphy 征阴性。肾脏未触及，肾区及输尿管点无压痛。振水音阴性。肝浊音界正常，肝区、肾区无叩击痛，移动性浊音阴性。肠鸣音活跃，4～5 次 / 分。双下肢无水肿。

【辅助检查】

1. 入院前

血常规：WBC 18.11×10^9/L，GR% 78%，CRP 139 mg/L。

便常规：粪便潜血试验弱阳性；RBC 0～1/HP，WBC 20/HP。

腹部 CT 平扫＋增强扫描：结肠肝曲及横结肠近端管壁不均匀增厚、水肿，管径增宽，管腔未见扩张，升结肠中段管壁局限性环形增厚，约 1.3 cm，增强扫描后可见较均匀强化（图 18-1）；升结肠管腔扩张；降结肠及乙状结肠管径增宽，管腔未见扩张，管壁未见增厚；肠周脂肪间隙内可见条索影，未见增大淋巴结影。

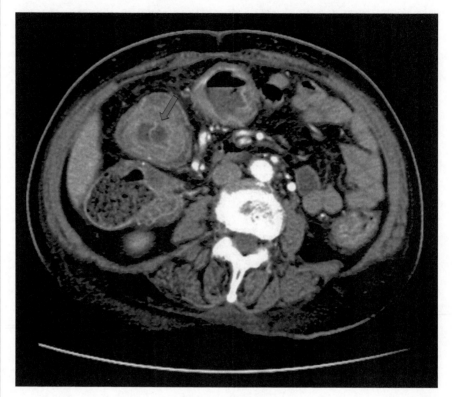

图 18-1　腹部 CT

2. 入院后

（1）检验结果

血常规：WBC 8.9×10^9/L，GR% 89.8%，CRP 5 mg/L。

便球／杆比例：总体菌量少，多数为革兰氏阳性球菌，少量革兰氏阴性杆菌。

结核感染 T 细胞检测：阴性。

便细菌培养：阴性。

便艰难梭菌毒素 A、B 检测：阳性。

（2）检查结果

结肠镜：钩拉法循腔进镜 80 cm 至回肠末端，进镜顺利。横结肠至乙状结肠可见肠黏膜充血、水肿，表面附着白色片状膜样物质（图 18-2），镜下诊断为伪膜性肠炎。

活检病理：活动性慢性炎，可见炎性渗出物。

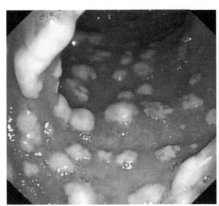
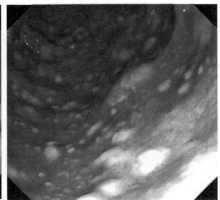

图 18-2　结肠镜检查所见

【诊断】

1. 入院诊断

抗生素相关性肠炎。

2. 诊断分析

患者为 68 岁女性，表现为发热伴腹泻 1 个月，有抗生素应用史，血常规示白细胞升高，便常规可见红细胞、白细胞，便潜血试验弱阳性。腹部 CT 示升结肠、横结肠管壁增厚。艰难梭菌毒素 A、B 检测阳性。肠镜发现横结肠至乙状结肠黏膜充血、水肿，散在白色片状膜样物质。

【鉴别诊断】

（1）细菌性痢疾：急性起病，主要表现为腹痛、腹泻、排黏液脓血便及里急后重等，可伴有发热及全身毒血症状，严重者可出现感染性休克和（或）中毒性脑病。镜下见大便中有大量红细胞、白细胞。结肠镜下见黏膜弥漫性充血、水肿、溃疡表浅、边缘不齐等。本例患者急性起病，临床表现为腹泻、腹痛及发热，需除外细菌性痢疾，但患者无不洁饮食史，发病前无旅游史，可进一步完善便培养等检查以进行鉴别。

（2）结肠癌：发病年龄多在 40 岁以上，右半结肠病变可出现腹痛、腹泻、消瘦、贫血及低热等症状，X 线钡餐灌肠示肠腔内有息肉样溃疡、边缘隆起、肠腔狭窄梗阻。粪便隐血试验阳性、癌胚抗原检测有助于诊断。若要确诊，可采用结肠镜检查，并进行组织病理检测。本例患者为 68 岁女性，亚急性病程，虽然临床表现不支持，但仍需要结肠镜进一步排除诊断。

【治疗】

（1）尽快停用诱发艰难梭菌感染的抗生素。

（2）药物治疗：治疗艰难梭菌感染的抗生素主要包括口服万古霉素和甲硝唑。给予患者口服万古霉素 125 mg qid 治疗，疗程为 10 天。本例患者经万古霉素治疗后腹泻很快好转，表明治疗有效。

（3）支持治疗：充分补液，纠正电解质失衡，给予充足的营养支持，可根据耐受情况采用普通饮食。

（4）感染控制：对疑似或确诊艰难梭菌感染的患者采取接触防护，医务人员应在接触患者前后洗手。

病例分析与讨论

一、诊断方面

患者为 68 岁女性，表现为发热、腹泻，发病前有抗生素应用史，便常规可见红细胞、白细胞，便潜血试验弱阳性。艰难梭菌毒素 A、

B检测阳性。肠镜发现横结肠至乙状结肠黏膜充血、水肿，散在白色片状膜样物质，符合艰难梭菌感染表现。

二、治疗方面

停用可能导致或加重艰难梭菌感染的抗生素，在充分补液的基础上，给予口服万古霉素125 mg qid治疗，后患者腹泻明显好转，大便次数2～3次/日，为黄色软便，未再出现发热，出院后继续口服万古霉素共10天。

三、个人经验分享

患者为68岁女性，出现发热、腹泻、腹痛症状，应用多种抗生素治疗后症状并无好转，需要考虑艰难梭菌感染所致的伪膜性肠炎。对怀疑艰难梭菌感染的患者，需要详细询问病史，完善便球/杆比、便艰难梭菌毒素等检测；在治疗上需要尽快停用诱发的抗生素。根据病情严重程度选用甲硝唑或万古霉素进行治疗。治疗后，如患者症状好转或消失，无须在治疗期间或治疗后复行粪便检测。

四、知识点指示

（1）定义：艰难梭菌是一种能形成芽孢、产毒素的革兰氏阳性厌氧菌。人体正常肠道菌群遭破坏（常与抗生素治疗有关）后，艰难梭菌会定植于肠道，并引起抗生素相关腹泻和伪膜性肠炎。

（2）危险因素：艰难梭菌感染通常在使用抗生素的情况下出现，既可在抗生素治疗期间开始出现，也可在抗生素治疗后长达1个月时才出现。大多数病例在抗生素治疗的2周内发病。最容易诱发艰难梭菌感染的抗生素包括氟喹诺酮类、克林霉素、头孢菌素类和青霉素类，其他危险因素包括年龄＞65岁、近期住院和使用质子泵抑制剂。

（3）临床表现：艰难梭菌感染可导致一系列临床表现，根据不同的病情程度可分为：①非重度艰难梭菌感染：水样泻（24小时内≥3次稀便）是艰难梭菌感染的主要症状，其他表现包括下腹痛（绞痛）、低热、恶心和厌食，腹泻可能伴有黏液或隐血，但一般无黑便或便血。约15%的艰难梭菌感染病例伴有发热。②重度艰难梭菌感染：临床表现包括腹泻、剧烈下腹痛或弥漫性腹痛、腹部膨隆、发热、乳酸性酸中毒、低蛋白血症及白细胞显著增多，重度艰难梭菌感染患者的WBC > 15×10⁹/L和（或）血肌酐≥1.5 mg/dL。③重度复杂性艰难梭菌感染：表现为低血压或休克、肠梗阻或巨结肠。本例患者以腹泻、腹痛及发热为临床表现，入院时WBC 18.11×10^9/L，GR% 78%，病情较重，但尚未出现感染中毒性休克等严重并发症。

（4）诊断方法：对怀疑艰难梭菌感染的患者，通过检测粪便艰难梭菌毒素或艰难梭菌毒素基因的核酸扩增试验即可诊断。如果患者有艰难梭菌感染的典型临床表现、实验室检查结果阳性和（或）经验性治疗临床有效，则不需要做下消化道内镜检查。如患者诊断不明确，为进一步明确诊断，可做内镜检查。艰难梭菌感染患者的下消化道内镜检查所见包括肠壁水肿、红斑、脆性增加和炎症。在发炎的黏膜表面观察到假膜高度提示艰难梭菌感染，假膜表现为直径长达2 cm的黄色或米白色隆起斑块，散布在结肠黏膜上，但有些艰难梭菌感染患者没有假膜，尤其是轻度感染或经过部分治疗的患者，因此没有假膜并不能排除艰难梭菌感染。如果患者的临床表现提示重度或暴发性结肠炎，则需要进行腹部和盆腔影像学检查，以排查中毒性巨结肠、肠穿孔或其他需要手术干预的问题。本例患者粪便的球/杆比提示菌群失调，进一步检查便艰难梭菌毒素阳性，并且结肠镜下表现较为典型，因此伪膜性肠炎诊断明确。

（5）治疗原则：治疗艰难梭菌感染的第一步是尽快停用诱发艰

难梭菌感染的抗生素。必须执行感染控制措施，包括接触防护措施和用手卫生。治疗艰难梭菌感染的抗生素主要包括万古霉素和甲硝唑。给药方案和用法用量见表18-1。口服万古霉素比口服甲硝唑更有效，疗程为10天。若患者正在恢复或症状已消退，无须在治疗期间或治疗后复行粪便检测。本例患者用万古霉素治疗后腹泻很快好转，表明治疗有效。

表 18-1   艰难梭菌感染治疗

初次感染	
非重度艰难梭菌感染〔WBC $< 15 \times 10^9$/L 和（或）血肌酐< 1.5 mg/dL〕	甲硝唑 500 mg，口服，3 次 / 日，10 天。如患者不耐受，万古霉素 125 mg，口服，4 次 / 日，10 天
重度艰难梭菌感染〔WBC $> 15 \times 10^9$/L 和（或）血肌酐$\geqslant 1.5$ mg/dL〕	万古霉素 125 mg，口服，4 次 / 日，10 天
重度复杂性艰难梭菌感染（出现低血压或休克、肠梗阻或者巨结肠）	万古霉素 500 mg，口服，4 次 / 日；甲硝唑 500 mg，每 8 小时静脉输注 1 次。如存在肠梗阻，可用万古霉素 500 mg + 100 mL 生理盐水，每 6 小时灌肠 1 次
复发感染	
治疗后 8 周内复杂艰难梭菌感染复发	重复甲硝唑 + 万古霉素治疗方案

📋 **病例点评**

　　老年患者出现腹泻、发热需要考虑伪膜性肠炎，因为艰难梭菌感染的治疗与其他细菌引起的感染性腹泻的治疗截然不同。进行详细病史采集，及时行便球 / 杆比、便艰难梭菌毒素的检测，必要时行结肠镜检查均有助于诊断。停用诱发的抗生素，根据病情选用甲硝

笔记

唑或万古霉素可以有效地治疗该病。

（孙　灿　宗　晔）

参考文献

1. SURAWICZ C M, BRANDT L J, BINION D G, et al. Guidelines for diagnosis, treatment, and prevention of Clostridium difficile infections. Am J Gastroenterol, 2013, 108（4）：478-498.

2. MCDONALD L C, GERDING D N, JOHNSON S, et al. Clinical practice guidelines for Clostridium difficile infection in adults and children：2017 update by the infectious diseases society of America（IDSA）and Society for Healthcare Epidemiology of America（SHEA）. Clin Infect Dis, 2018, 66（7）：987-994.

3. BARLAM T F, COSGROVE S E, ABBO L M, et al. Executive summary：implementing an antibiotic stewardship program：guidelines by the infectious diseases society of America and the society for healthcare epidemiology of America. Clin Infect Dis, 2016, 62（10）：1197-1202.

4. CROBACH M J T, PLANCHE T, ECKERT C, et al. European Society of Clinical Microbiology and Infectious Diseases：update of the diagnostic guidance document for Clostridium difficile infection. Clin Microbiol Infect, 2016, 22（Suppl 4）：S63-S81.

5. 中华预防医学会医院感染控制分会. 中国艰难梭菌医院感染预防与控制指南. 中华医院感染学杂志, 2018, 28（23）：3674-3680.

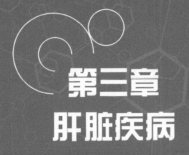

第三章
肝脏疾病

病例 19　肝硬化食管胃底静脉曲张破裂出血

病历摘要

患者，男，56 岁。

主诉：间断黑便 3 年，再发 3 天。

现病史：患者 3 年前进食坚硬食物后出现黑便，共 1 次，量不多，伴有头晕、乏力、心慌，无呕血、黑矇、晕厥，就诊于外院，完善相关检查（具体不详），自述行输血、止血、抑酸及补液等对症治疗后，症状好转，出院。3 天前患者无明显诱因再次出现黑便，共 3 次，总量约 200 g，伴有呕血，量约 5 mL，伴有头晕、乏力、心慌，无黑朦、四肢湿冷、晕厥等不适，就诊于外院。检查血常规：WBC 4.13×10^9/L、Hb 144 g/L、PLT 44×10^9/L。生化：ALT 21 U/L、ALB 34.6 g/L、TBIL 33.31 μmol/L、DBIL 14.05 μmol/L、Cr 96.8 μmol/L。凝血功能：PT 13.6 s，PTA 67.8%。胃镜示胃底后壁见团状曲张静脉，最大直径约 3.0 cm，红色征阳性。考虑诊断胃底静脉曲张、门脉高压性胃病。予以抑酸、降低门脉压、补液等对症治疗后，患者近 1 天未再出现呕血及黑便，现为进一步诊断治疗收住我科。自起病以来，神志清、精神可，饮食、睡眠可，大便如上述，小便正常，体重无变化。

既往史：慢性丙型肝炎病史 9 年，应用干扰素治疗 9 个月，自诉 HCV RNA 已转为阴性。2 型糖尿病病史 5 年，规律口服二甲双胍、格列本脲及阿卡波糖降糖治疗，血糖控制不佳，空腹血糖 8 ～ 9 mmol/L，餐后血糖 11 ～ 12 mmol/L。3 年前因肺部疑似肿瘤行右侧肺活检，病理回报为肺结核，未治疗。高血压病史 1 年，血压最高 160/100 mmHg，未口服降压药物，未规律监测血压。有输血史，无输血反应发生。否认食物、药物过敏史。

个人史：饮酒史 30 余年，白酒约 300 mL/d 或啤酒约 1000 mL/d。

【体格检查】

体温 36.5 ℃，脉搏 82 次 / 分，呼吸 18 次 / 分，血压 132/86 mmHg。无皮肤黏膜及结膜苍白，未见肝掌、蜘蛛痣。双肺呼吸音粗，未闻及干湿啰音。心律齐，未闻及心脏杂音，心率 82 次 / 分。腹部平坦，无脐疝、腹壁静脉曲张。腹壁柔软，右下腹见术后瘢痕，无压痛、反跳痛、肌紧张，未触及包块。肝脾肋下未触及。胆囊区无压痛，

Murphy 征阴性。肝浊音界正常，肝区、肾区无叩击痛，移动性浊音阴性。肠鸣音正常，未闻及血管杂音。

【辅助检查】

1. 入院前

胃镜（2018-6-14，外院）：食管通畅，黏膜光滑完整，血管纹理清晰，蠕动好。贲门黏膜光滑完整，齿状线清晰。胃底后壁见团状曲张静脉，最大直径约 3.0 cm，红色征阳性。胃底、胃体黏膜明显充血水肿，皱襞粗大，多发红斑、出血点，胃窦黏膜充血水肿，见多发出血点，幽门呈圆形，球部黏膜光滑，降部正常（图 19-1）。考虑诊断为胃底静脉曲张、门脉高压性胃病。

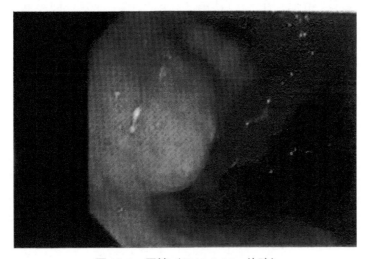

图 19-1 胃镜（2018-6-14，外院）

腹部 CT 平扫＋增强扫描（2018-6-14，外院）：肝脏大小、形态基本正常，肝实质内未见明显异常密度，肝内外胆管未见扩张；脾大，实质密度未见明确异常改变，脾门、胃底及食管周围扩张迂曲血管影；胆囊大、壁厚；腹膜后未见肿大淋巴结，腹腔内未见积液。增强扫描肝、脾未见异常强化征象。考虑脾大、静脉曲张、胆囊炎。

笔记

2. 入院后

血常规：WBC 2.07×10⁹/L，GR% 53.6%，Hb 129 g/L，PLT 49×10⁹/L。

生化：ALB 35.1 g/L，TBIL 31.88 μmol/L，DBIL 7.48 μmol/L，IBIL 24.4 μmol/L。

凝血功能：PT 16.30 s，PTA 50.80%，INR 1.41，APTT 37.70 s。

艾梅乙丙检测：丙型肝炎病毒抗体（HCV-Ab）阳性，余阴性。

便常规＋潜血：黄色糊状便，潜血阳性。

HCV RNA：小于可检测值。

肿瘤标志物：AFP、CEA、CA125、CA19-9 阴性。

肝弹性检测：肝脏硬度 15.3，脂肪衰减 232 dB/m。

腹盆 CT 增强扫描＋门脉重建：肝硬化，脾大；门脉高压，食管胃底静脉曲张，脾肾分流；左肾萎缩，周围条索影，请结合临床；双侧小结石（图 19-2）。

【诊断】

1. 入院诊断

肝硬化胃底食管静脉曲张破裂出血。

2. 诊断分析

患者为 56 岁男性，临床表现为间断黑便，伴呕血，化验示血小板明显减少、PT 延长、白蛋白减少。胃镜示胃底后壁见团状曲张静脉、红色征阳性。腹部 CT 示肝硬化、脾大、食管胃底静脉曲张，考虑食管胃底静脉曲张破裂出血可能性大。结合患者既往丙型肝炎病史及长期饮酒史，考虑丙肝肝硬化可能性大，酒精性肝硬化不除外。综上，考虑诊断为丙肝肝硬化失代偿期（Child-Pugh B 级）、门脉高压、食管胃静脉曲张（gastroesophageal varices，GOV）、胃底静脉曲张破裂出血、脾肾分流、脾大伴脾功能亢进等。

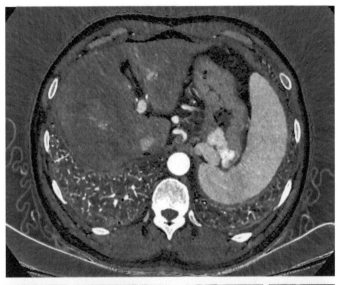

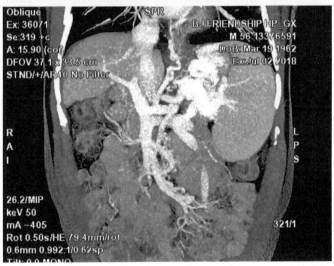

图 19-2　腹盆 CT 增强扫描 + 门脉重建

【鉴别诊断】

（1）门脉高压性胃病：肝硬化门脉高压可引起胃黏膜淤血、水肿和糜烂，临床可表现为腹痛、黑便，大量呕血者少见。本例患者有肝硬化史，胃镜示重度胃底静脉曲张、红色征阳性，提示近期出血可能性大，此次呕血、黑便考虑为食管静脉曲张破裂所致。

（2）消化性溃疡出血：多表现为节律性腹痛，秋冬季节加重，与饮食有关，出血时多以黑便为主，呕血少见。本例患者有明确肝硬化病史，胃镜提示胃底静脉曲张，暂不考虑该诊断。

（3）急性糜烂性出血性胃炎：多由大量饮酒、服用药物、进食刺激性食物诱发，可表现为呕血、黑便，无肝硬化体征，胃镜可发现广泛的胃黏膜糜烂、出血。结合患者病史、临床表现及胃镜检查，可除外该诊断。

【治疗】

1. 治疗方案

（1）一般处理：监测生命体征，禁食水，予以补液维持内环境稳定。

（2）药物治疗：醋酸奥曲肽注射液 0.025 mg/h 静脉泵入，艾司奥美拉唑 40 mg bid ivgtt，头孢呋辛钠 1.5 g q12h ivgtt。

（3）内镜治疗

1）术中可见食管距门齿 32 cm 处 3 条蓝色曲张静脉呈直线形，最宽直径约 0.5 cm，未见红色征及糜烂，未见渗血。胃底见曲张静脉团，未见出血。超声所见：胃底壁内外见多发无回声管腔样结构，彩色多普勒血流显像见丰富血流信号（图 19-3）。选择胃底曲张静脉（直径约 1.3 cm），扫查穿刺路径未见其他血流信号，超声引导以 19 G 穿刺针刺入目标静脉，拔出针芯，经穿刺针释放 1 枚 1.0 cm 弹簧圈于目标血管内，观察弹簧圈位置良好，以三明治法注射 1.5 mL 组织胶，缓慢退针，未见活动性出血，超声探查穿刺血管血流信号明显减少。更换为 Q260J 胃镜，于胃底曲张静脉分 4 点以三明治法共注射组织胶 9 mL，曲张静脉变硬，食管曲张静脉较前变白、变细。诊断：食管静脉曲张（Li，F1，Cb，Rc 0），胃底静脉曲张（Lg-cf，F3，Cb，Rc 1），EUS-FNA+弹簧圈置入＋组织胶注射，胃底静脉曲张栓塞术。

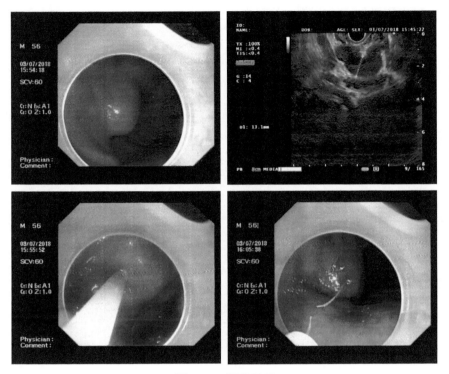

图 19-3 超声所见

2）治疗后禁食水 72 小时，继续予以醋酸奥曲肽注射液、艾司奥美拉唑、头孢呋辛钠治疗 3 天。逐渐过渡饮食，予以艾司奥美拉唑 20 mg bid 口服。监测出入量、血红蛋白、白蛋白、凝血功能，治疗 7 天后，复查腹部超声（未见腹水）。

【随访】

予以普萘洛尔 10 mg、每日 2 次口服，嘱患者监测血压及心率，在医师指导下逐渐增大剂量，直至静息心率下降到基础心率的 75% 或静息心率达 50～60 次 / 分，血压大于 100/60 mmHg。

出院 1 周后复查内镜，复查静脉曲张是否达到根除或溃疡是否

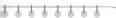

完全愈合，根据曲张静脉可再次行内镜治疗，直至静脉曲张消失或基本消失。静脉曲张消失或基本消失后，一般每隔 6～12 个月复查 1 次。应终生内镜随访、跟踪治疗。

病例分析与讨论

一、诊断方面

患者为 56 岁男性，临床特点为间断上消化道出血（呕血、黑便），有慢性丙型肝炎病史 9 年、长期饮酒史。化验检查结果显示肝脏合成功能受损（白蛋白降低、PT 延长）、脾功能亢进（血小板减少）。腹部影像学示肝硬化、脾大、脾门胃底及食管周围扩张迂曲血管影。肝弹性检测示肝脏硬度增加。胃镜示胃底重度静脉曲张。综上，考虑诊断为丙肝肝硬化失代偿期（Child-Pugh B 级）、门脉高压、食管胃静脉曲张、胃底静脉曲张破裂出血、脾肾分流、脾大伴脾功能亢进等。

二、治疗方面

本例患者入院 3 天前仍有上消化道出血，入院后予以禁食水、补液、PPI 抑酸、生长抑素降低门脉压力，监测血压、心率、血红蛋白变化，观察有无活动性出血。完善腹盆 CT 增强扫描＋门脉重建示脾肾分流，由于胃底静脉曲张的内镜治疗为组织胶注射，本例患者存在脾肾分流，且分流血管较粗，行组织胶注射异位栓塞风险大，因此在超声内镜引导下行弹簧圈置入，再行组织胶注射、胃底静脉曲张栓塞术。

三、个人经验分享

本例患者按照 Sarin 分型属于 2 型，组织胶注射术是主要的内镜治疗。同时患者存在明显的脾肾分流，单纯注射治疗存在异位栓塞的风险，因此采取了超声内镜引导下弹簧圈置入＋组织胶栓塞术。

四、知识点提示

门静脉高压症是指由各种原因导致的门静脉系统压力升高所引起的一组临床综合征，最常见的病因为各种原因所致的肝硬化。临床表现为腹水、食管胃静脉曲张、食管胃静脉曲张破裂出血（esophagogastric variceal bleeding，EVB）和肝性脑病等，其中 EVB 病死率高，是最常见的消化系统急症之一。

胃静脉曲张的 Sarin 分型：GOV 和孤立性胃静脉曲张（isolated gastric varices，IGV）。其中 GOV 进一步分为两个亚型：GOV1 表现为食管曲张静脉延胃小弯延伸至胃食管连接处以下 2～5 cm，通常只有轻度迂曲；GOV2 表现为食管曲张静脉经胃食管连接处延伸至胃底，呈迂曲结节状。IGV 患者无食管静脉曲张，进一步分为两个亚型：IGV1 表现为曲张静脉位于胃底及贲门下数厘米，呈迂曲结节状；IGV2 表现为曲张静脉位于胃内任何部位，如胃体、胃窦或幽门。

EVB 诊断主要靠食管胃十二指肠镜（简称胃镜）检查，在出血 12～24 小时内进行检查，内镜下可见曲张静脉活动性出血（渗血、喷血），未发现其他部位有出血病灶，但在明显静脉曲张的基础上发现有血栓。多排螺旋 CT 可作为筛查门静脉高压症的无创性检查方法。CT 门静脉血管成像可清晰显示门静脉主干及其分支与侧支循环，与胃镜检查在食管胃底静脉曲张的诊断方面具有一致性。

在急性 EVB 的治疗方面，一般治疗主要是纠正失血性休克、防止胃肠道出血相关并发症（感染、电解质酸碱平衡紊乱、肝性脑病等）、有效控制出血、监护生命体征和尿量。早期可应用降低门脉高压药物，目前临床急诊常用的降门静脉压力药物包括血管加压素及其类似物（特利加压素）、十四肽生长抑素及其类似物（奥曲肽）。发生活动性出血时常存在胃黏膜和食管黏膜炎症水肿，20% 左右肝硬化急性静脉曲张出血患者在 48 小时内发生细菌感染，因此对肝硬化急性静脉曲张破裂出血的患者应短期使用抗生素，首选三代头孢类抗生素，若过敏，则选择喹诺酮类抗生素，如左旋氧氟沙星、莫西沙星等，一般疗程为 5 ～ 7 天。迄今没有证据表明 PPI 治疗肝硬化静脉曲张出血可以影响患者的临床结局，即死亡或再出血。

发生急性 EVB 时，内镜治疗的目的是控制肝硬化急性食管静脉曲张出血及尽可能使静脉曲张消失或减轻，以防止其再出血。内镜治疗适应证：①食管静脉曲张内镜套扎术适应证：急性食管静脉曲张出血；外科手术等其他方法治疗后食管静脉曲张再发急性出血；有食管静脉曲张破裂出血史。②食管静脉曲张内镜硬化剂注射术适应证：EVL，对于不适合食管静脉曲张内镜套扎术治疗的食管静脉曲张者，可考虑应用食管静脉曲张内镜硬化剂注射术。③组织黏合剂注射（用于治疗胃静脉曲张）：组织胶为 α - 氰基丙烯酸正丁酯或异丁酯，其适应证为胃静脉曲张，急诊科可用于所有消化道静脉曲张出血，在食管曲张静脉宜小剂量使用。内镜治疗禁忌证：①有上消化道内镜检查禁忌；②未纠正的失血性休克；③未控制的肝性脑病，患者不配合；④患方未签署知情同意书；⑤伴有严重的肝、肾功能障碍，大量腹水患者。

其他控制出血的治疗方法还包括：①经颈静脉肝内门腔内支架分流术（transjugular intrahepatic portosystemic stent-shunt，TIPSS）：是指经颈静脉穿刺，在肝静脉和肝内静脉分支之间创建一个减压通道以降低门静脉高压的方法，从而达到与外科分流相同的效果。其适应证包括：存在高风险治疗失败的患者，如 Child-Pugh C/B 级合并活动性出血的患者；食管静脉曲张大出血采用常规药物及内镜治疗效果不佳者；终末期肝病等待肝移植期间静脉曲张出血者等。②三腔二囊管压迫止血：在药物控制无效及无急诊内镜或 TIPSS 治疗条件的情况下，使用三腔二囊管压迫可使得 80% ～ 90% 出血病例得到控制，但再出血率高达 50% 以上，并且患者痛苦大，并发症多，如吸入性肺炎、气管阻塞等。③外科手术：药物或内镜治疗不能控制出血或出血一度停止后 5 天内再次出血，对 Child-Pugh A/B 级患者行急诊手术可能挽救生命，对 Child-Pugh C 级者行肝移植是理想的选择。目前国内外尚无高质量临床试验评价内镜治疗、TIPSS 与外科手术的效果及安全性，因此进行急性 EVB 抢救时，应根据医师经验及医院的综合医疗技术条件确定外科手术治疗的时机和方法。

急性食管胃静脉曲张出血停止后的患者再次出现出血和死亡的风险很大，对于未进行二级预防治疗的患者，1 ～ 2 年内再出血率高达 60%，病死率达 33%。因此二级预防非常重要。二级预防措施包括：①非选择性 β 受体阻滞剂：临床常用普萘洛尔，起始剂量为 10 mg、每日 2 次，可逐渐增至最大耐受量。应答达标的标准：肝静脉压力梯度（hepatic venous pressure gradient，HVPG）≤ 12 mmHg 或较基础水平下降 10%；若不能检测 HVPG 应答，则应使静息心率下降到基础心率的 75% 或静息心率达 50 ～ 60 次 / 分。非选择性适用于 Child-Pugh A/B 级肝硬化并发 EVB 患者，肝硬化合顽固性腹水者禁用 β 受体阻滞剂。②内镜治疗：首次止血治疗后 1 ～ 2 周进行内镜复查，静脉曲张未达到根除或溃疡完全愈合的患者，根据曲张静脉可行 2 ～ 3 次内镜治疗，直至静脉曲张消失或基本消失。静脉曲张消失或基本消失后，一般每隔 6 ～ 12 个月复查 1 次内镜。经过内镜治疗的患者，应终生内镜随访、跟踪治疗。③ TIPSS 或外科治疗：为药物、内镜治疗失败的选择方案。对于 Child-Pugh A/B 级的患者，在内镜、药物治疗失败后优先考虑 TIPSS，在无 TIPSS 治疗条件时再考虑外科分流术。但目前仍缺乏高质量临床研究比较 TIPSS、外科手术、内镜或药物治疗二级预防静脉曲张出血的效果及安全性。

📋 病例点评

胃底静脉曲张出血在肝硬化静脉曲张出血中的比例并不高，占 15% ～ 30%，但病死率较高，占 45% ～ 50%。胃底静脉曲张直径大于 2 cm、终末期肝病模型（model for end-stage liver disease，MELD）评分 ≥ 17 分、门脉高压性胃病是胃静脉曲张首次出血的危险因素。内镜治疗包括食管静脉曲张内镜套扎术和食管静脉曲张内镜硬化剂注射术。食管静脉曲张内镜硬化剂注射术主要是针对食管静脉曲张，对于胃底静脉曲张的治疗主要是组织胶的注射治疗。2016 年美国肝病学会《肝硬化门静脉高压食管胃静脉曲张出血的防治指南》推荐 TIPSS 或球囊阻断逆行经静脉阻塞术（balloon occluded retrograde transvenous obliteration，BRTO）作为 GOV2 或 IGV1 患者二级预防的一线治疗。2011 年，Binmoeller 首次应用 EUS 引导下将弹簧圈成功置入患者的胃壁曲张静脉中，随后将组织黏合剂注入曲张的胃底静脉，达到治疗静脉曲张的目的。除了可以明确静脉曲张的程度，尚可通过超声辅助追踪血流寻找相连通的曲张静脉，实现精准靶向治疗。EUS 引导下可将弹簧圈精准地置入脾肾分流道近胃壁处，降低了异位栓塞的风险。我们的临床实践证明 EUS 引导下弹簧圈联合组织黏合剂栓塞治疗合并自发分流道形成的胃底静脉曲张患者是安

笔记

全且有效的，但尚需要进行大样本量的随机对照性研究以对本技术的有效性和安全性进行深入评价。

（张树仁　刘思茂）

参考文献

1. SARIN S K, LAHOTI D, SAXENA S P, et al. Prevalence, classification and natural history of gastric varices: a long-term follow-up study in 568 portal hypertension patients. Hepatology, 1992, 16（6）: 1343-1349.

2. DE FRANCHIS R. Expanding consensus in portal hypertension. J Hepatol, 2015, 63（3）: 743-752.

3. 中华医学会肝病学分会，中华医学会消化病学分会，中华医学会消化内镜学分会. 肝硬化门静脉高压食管胃静脉曲张出血的防治指南. 中华内科杂志，2016，55（1）: 57-72.

4. 刘桂勤，华静，沈加林. CT门静脉血管成像预测肝硬化门静脉高压食管胃底静脉曲张破裂出血价值. 中华实用诊断与治疗杂志，2015，29（4）: 396-398.

5. LEE Y Y, TEE H P, MAHADEVA S. Role of prophylactic antibiotics in cirrhotic patients with variceal bleeding. World J Gastroenterol, 2014, 20（7）: 1790-1796.

6. 徐小元，丁惠国，贾继东，等. 肝硬化门静脉高压食管胃静脉曲张出血的防治指南. 临床肝胆病杂志，2016，32（2）: 203-219.

7. BINMOELLER K F, WEILERT F, SHAH J N, et al. EUS-guided transesophageal treatment of gastric fundal varices with combined coiling and cyanoacrylate glue injection（with videos）. Gastrointest Endosc, 2011, 74（5）: 1019-1025.

8. 赵海英，宗晔，马海莲，等. 内镜超声引导下弹簧圈联合组织粘合剂栓塞治疗合并自发分流道的胃底静脉曲张的临床研究. 中华消化内镜杂志，2018，35（8）: 592-594.

病例 20　自身免疫性肝炎

病历摘要

患者，女，59 岁。

主诉：肝功能异常 3 年，皮肤黄染 10 余天。

现病史：患者 3 年前（2017 年 7 月）无明显诱因出现皮肤、巩膜黄染，尿色加深，伴轻度上腹痛，于当地医院就诊。查肝功示 ALT 1005 U/L，AST 1171 U/L，ALP 225 U/L，GGT 294 U/L，TB 209.89 μmol/L，完善相关检查除外肝炎病毒感染，查血常规、凝血功能、ESR 正常，ANA 1 : 320。腹部 CT 未见胆内外胆管扩张，考虑诊断为自身免疫性肝病可能、药物性肝损害不除外，应用熊去氧胆酸、羟氯喹及甲强龙治疗 20 余天后复查肝功能正常，未再服用药物治疗。2 年前（2018 年 1 月）受凉后出现乏力、纳差，就诊于当地医院，查肝功示 ALT 1400 U/L，AST 641 U/L，ALP 189 U/L，GGT 163 U/L，TB 139.25 μmol/L，DB 97 μmol/L，IgG 19.60 g/L。病毒性肝炎相关指标、AMA、ASMA、AMA-M2、LKM-1、LC-1、SLA/LP 均阴性，AFP、IgG4 正常。腹部 CT 示肝脏表面粗糙、强化不均，考虑诊断为自身免疫性肝病？药物性肝损伤？给予甲强龙 80 mg qd 及保肝治疗 10 余天后监测胆红素无明显好转。遂就诊于我院，完善检查示 WBC 5.7×10^9/L，PLT 68×10^9/L，ALT 111 U/L，AST 71 U/L，ALP 189 U/L，GGT 163 U/L，ALB 28.2 g/L，球蛋白（GLO）34.3 g/L，TB 379.8 μmol/L，DB 262.6 μmol/L，PTA 56.5%，ANA+1 : 160（胞质，均质斑点），余自身抗体阴性，IgG 1620.0 mg/dL，

IgM 151.0 mg/dL，嗜肝病毒血清标志物、铜铁代谢、AMA-M2 均阴性。腹部 MRI 增强扫描示肝硬化、腹水，行肝脏穿刺活检术提示自身免疫性肝炎可能性大，给予醋酸泼尼松 50 mg 治疗，后逐渐减量至 10 mg 维持治疗，复查生化、血常规、免疫球蛋白均正常，影像学结果不详。1 年前（2019 年 12 月）患者自行停药，后自诉定期监测肝功能未见异常（未见化验报告单）。10 天前患者进食蘑菇后出现舌苔发黑，随后出现皮肤、巩膜黄染，尿色加深，伴乏力、纳差，伴腹胀，无恶心、呕吐，无腹痛，无腹泻、便秘，无口干、眼干，无双下肢水肿，就诊于当地医院，化验示 ALT 567 U/L，AST 830 U/L，ALP 158 U/L，GGT 239 U/L，TB 95.5 μmol/L，DB 60.9 μmol/L，现为求进一步治疗收入我科。

既往史：4 年前曾因关节疼痛间断口服马骨粉及中药 2 年。近一年间断服用调理身体的中药汤剂。否认食物及其他药物过敏史。否认肝炎、结核病病史。否认放射性物质及毒物接触史。否认吸烟、饮酒史。否认家族中类似病史。

【体格检查】

体温 36.5 ℃，心率 69 次 / 分，呼吸 16 次 / 分，血压 118/70 mmHg，BMI 28.1 kg/m²。神清，精神可，睑结膜无苍白，巩膜黄染，未见肝掌、蜘蛛痣。双肺呼吸音清，未闻及干湿啰音。心率 69 次 / 分，心律齐，未闻及病理性杂音。腹部平坦，呼吸运动正常，无脐疝、腹壁静脉曲张，无皮疹、色素沉着，未见胃肠型及蠕动波。腹壁柔软，无压痛、反跳痛、肌紧张，未触及包块。肝脾肋下未触及。肠鸣音正常，未闻及血管杂音。

【诊断】

1. 入院诊断

肝功能异常原因待查：自身免疫性肝炎可能，毒物性肝损伤可能；肝纤维化；慢性浅表性胃炎。

2.诊断分析

①患者为中年女性，慢性病程。②临床主要表现为黄疸、纳差；生化以转氨酶升高为主，伴胆管酶、胆红素升高；肝脏功能储备差。③查体未见慢性肝病体征。④反复发作，曾使用激素治疗有效。此次发作前有可疑肝损伤药物、毒物接触史。

【鉴别诊断】

患者目前以转氨酶升高为主，结合病例特点，应考虑以下疾病。

（1）自身免疫性肝病：疾病谱包括自身免疫性肝炎、原发性胆汁性胆管炎、原发性硬化性胆管炎及这三种疾病中任意两种的重叠综合征，还包括 IgG4 相关性胆管炎等。其中自身免疫性肝炎是自身免疫性肝病的一种，多见于女性，多伴有转氨酶明显升高，以及血浆总蛋白、γ 球蛋白或 IgG 升高，血清自身抗体阳性，可伴有其他自身免疫性疾病，肝活检可发现汇管区存在以淋巴细胞和浆细胞浸润为主的活动性肝炎，无胆管损害，免疫治疗有效。本例患者既往 IgG、球蛋白、ANA 阳性，肝穿刺活检示自身免疫现象可能，既往行激素治疗，已停药，不除外激素停药后复发，需进一步完善自身免疫相关化验指标，必要时再次行肝脏穿刺活检术。

（2）药物性肝损伤：指在使用某种或几种药物后，由药物本身或其代谢产物引起的不同程度的肝损害，患者在用药过程中可出现食欲不振、恶心、呕吐等消化道症状，也可出现发热、皮疹、关节疼、嗜酸性粒细胞增多等变态反应，停药后症状可减轻，化验示肝功 ALT、AST 升高。患者有间断中药服用史，起病前有野蘑菇食用史，不除外该诊断，需完善进一步检查。

（3）非酒精性脂肪性肝病：患者体型肥胖，转氨酶升高，需考虑非酒精性脂肪性肝病引起的肝功能异常。但患者无糖尿病、高血压、高脂血症等，转氨酶升高明显，病程反复，需进一步评估是否存在代谢相关性脂肪性肝病。

【治疗】

入院后完善检查：WBC 2.7×10^9/L，PLT 116×10^9/L，ALT 579 U/L，AST 832 U/L，ALP 178 U/L，GGT 226 U/L，TB 116.5 μmol/L，DB 88.6 μmol/L，ALB 31.8 g/L，GLO 36.1 g/L，CHE 3.6 kU/L，PTA 66.70%，IgG 1960.0 mg/dL，ANA+1∶160（均质斑点）+1∶80（胞质），病毒性肝炎相关、铜铁代谢、余免疫指标均阴性。

腹部MRI增强扫描：肝硬化；肝内大片状异常信号影呈融合性纤维化；腹水。

胃镜：慢性浅表性胃炎。

肝脏病理：肝穿刺组织小叶结构轻度紊乱，多数汇管区扩大，可见中度炎性细胞浸润，以单个核细胞为主，可见中度界面炎，浆细胞易见，常呈簇，有的部位可见汇管区—汇管区桥接坏死带；汇管区小胆管均可辨，门脉支可辨；小叶中心Ⅲ带肝板断离，中央静脉周围炎，肝细胞大小不等，小叶内时见点灶状坏死，窦内可见明显的炎性细胞浸润；铜、铁染色阴性（图20-1）。诊断为自身免疫性肝炎。

最终诊断：①自身免疫性肝炎；②腹水；③慢性浅表性胃炎。

诊断依据：①患者为59岁女性，慢性病程；②有黄疸，转氨酶及胆红素明显升高，IgG升高，ANA阳性；③肝穿刺活检病理示汇管区中度炎细胞浸润及汇管区周边可见中度界面炎、浆细胞浸润明显等自身免疫性肝炎特征性表现；④应用激素后，症状及指标好转。

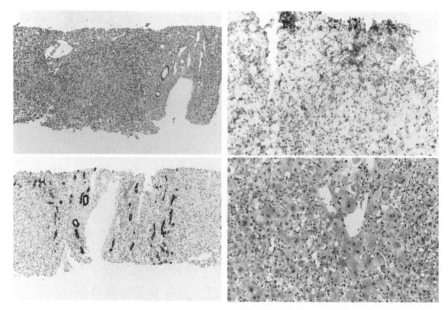

图 20-1　肝穿刺活检病理

治疗及转归：考虑患者为自身免疫性肝炎，且有激素及免疫抑制剂治疗适应证，除外肺结核等感染因素后，于 2021 年 1 月 13 日开始予以泼尼松龙 40 mg/d 治疗，同时予以补钙、补充维生素 D。4 周后复查免疫球蛋白正常，ALT 116 U/L，AST 67 U/L，ALP 136 U/L，GGT 98 U/L，ALB 36 g/L，GLO 32 g/L，TBIL 91.0 μmol/L，DBIL 55.2 μmol/L，PTA 69%，lgG 1371 mg/dL，无重症感染表现。

病例分析与讨论

一、诊断方面

1. 临床分析

首先，排除遗传代谢性疾病、酒精性中毒性肝病、代谢相关性脂肪性肝病等；其次，转氨酶明显升高，自身抗体阳性，肝脏病理学有特征性改变；最后，多发于女性患者，表现为慢性肝炎，部分患者以暴发性肝功能衰竭起病。我们再次回顾本例患者病史：59 岁女性，病程反复。第 1 次肝功能异常，以转氨酶升高为主，伴有胆管酶、胆红素升高，有药物应用史，免疫指标不详，曾应用激素 20 天后肝功能恢复正常。第 2 次肝功能异常，仍间断服用可疑肝损伤药物，生化仍以转氨酶升高为主，存在免疫球蛋白 G 升高，ANA 阳性，肝脏坏死明显，肝功能储备较差，肝穿刺活检病理提示汇管区炎症及界面炎较为明显，可见浆细胞及再生玫瑰花结，应用激素治疗后达到生化缓解。第三次肝功能异常为患者自行停用激素 1 年后，生化特点同前。AMA-M2、GP210、SP100 阴性及影像学未见胆管异常，可基本排除重叠综合征。自身免疫性肝炎的诊断是结合临床、血清生化、免疫相关指标及病理变化并除外其他疾病后的综合诊断，但本例患者此次发作前同样有可疑药物、毒物应用史，此次疾病发作既可能是药物性肝损伤所致，亦可能为自身免疫性肝炎复发或药物诱导自身免疫性肝炎。从既往病史特点分析，转氨酶明显升高，最高可达 1000 U/L，激素治疗有效，停药后肝功能异常反复发作，更倾向于自身免疫性肝炎诊断，故再次进行肝脏穿刺活检术评估肝脏组织学病变特点及进展情况。

2. 肝脏病理

同 2 年前肝脏组织进行比较：汇管区炎症及界面炎较为明显，浆细胞浸润较为明显；见汇管区—汇管区的桥接坏死带；小叶内炎症亦较明显。国际自身免疫性肝炎小组（IAIHG）自身免疫性肝炎简化诊断积分为 7 分，综合临床及病理，达到自身免疫性肝炎诊断标准。自身免疫性肝炎基本病理改变包括汇管区炎症、界面炎、小叶内灶状坏死、中心带溶解坏死、纤维化及肝硬化。在活动期可有明显的汇管区及周围的界面炎，界面炎向小叶内延伸形成桥接坏死；小叶内炎症一般不如界面炎明显，常为点灶状坏死、浆细胞浸润等；急性发作、急性加重或停药后复发者常致小叶炎症加重、呈中心带融合性坏死、桥接坏死，甚至出现亚大块或大块坏死。

肝脏组织学在自身免疫性肝炎诊断中有重要意义，其在自身免疫性肝炎综合诊断积分中达 5 分。自身免疫性肝炎的特征性肝组织学表现包括界面性肝炎、淋巴浆细胞浸润、肝细胞玫瑰花环样改变、淋巴细胞穿入现象和小叶中央坏死等。2015 年欧洲肝病学会及 2019 年美国肝病学会实践指引均提出，对于诊断不明确或考虑使用糖皮质激素治疗的患者，建议行肝穿刺活检来帮助诊断和指导治疗。对于一些伴有自身抗原阳性的肝病患者，行肝脏穿刺可通过形态学特点排除临床上可能与自身免疫性肝炎混淆的其他情况，如药物性肝炎。在自身免疫性肝炎的鉴别诊断中须考虑药物诱导的自身免疫性肝炎。药物性肝损伤或药物诱导的自身免疫性肝炎可能与自身免疫性肝炎组织学表现相似，部分文献报道仍存在差异。赵新颜等指出药物性肝炎小叶中心融合坏死，边界齐，炎症轻，周围无明显淋巴细胞、浆细胞浸润；汇管区间质疏松水肿，混合性炎性细胞浸润，边界细胆管反应较为明显。这与自身免疫性肝炎中央坏死带周围及汇管区界面炎均以淋巴细胞、浆细胞浸润为主差异显著。Suzuki 等报道界面性肝炎、局灶性坏死两者均可出现，自身免疫性肝炎较药物性肝炎更为严重，汇管区中性粒细胞浸润及肝内胆汁淤积多见于药物性肝炎。药物诱导的自身免疫性肝炎组织学表现与经典自身免疫性肝炎相似，但在多数情况下无进展期肝纤维化或肝硬化。

二、治疗方面

自身免疫性肝炎的标准治疗方案是泼尼松（龙）与硫唑嘌呤

联合治疗，后者可显著减少泼尼松龙剂量及不良反应。合并恶性肿瘤、血细胞减少、巯基嘌呤甲基转移酶缺乏及妊娠患者谨慎使用硫唑嘌呤。泼尼松龙初始剂量为 30～40 mg/d，并于 4 周内逐渐减量至 10～15 mg/d；硫唑嘌呤以 50 mg/d 的剂量维持治疗。泼尼松龙单药治疗时初始剂量一般选择 40～60 mg/d，并于 4 周内逐渐减量至 15～20 mg/d。对标准药物治疗有应答的自身免疫性肝炎患者，经长期药物治疗，肝纤维化或肝硬化可以逆转。但也有研究指出，自身免疫性肝炎患者的肝纤维化逆转到某一分期后，继续治疗不会再发生逆转。

大部分自身免疫性肝炎患者对免疫抑制治疗应答良好，转氨酶和 IgG 水平可完全正常，组织学缓解通常比生化缓解出现得晚，目前并无最佳治疗持续时间的明确证据。免疫抑制治疗一般应维持 3 年以上，或获得生化缓解后至少 2 年以上。如果出现转氨酶持续或反复升高，应考虑出现停药后复发、进展至肝硬化或预后不良。一般治疗时间越长，复发概率越低，建议在终止治疗前行肝活组织检查，可评估是否获得组织学缓解、是否存在纤维化进展或复发的表现。对停药后复发患者，需再次以初始治疗剂量治疗，2 次及以上复发者建议以最小剂量长期维持治疗。

本例患者此次考虑为自身免疫性肝炎复发，需再次进行免疫抑制治疗。此次评估患者肝损伤较重，功能储备差，Child-Pugh 评分为 10 分，白细胞减少，予以泼尼松龙 40 mg/d 单药治疗，随访时患者肝功能及免疫指标恢复明显，仍需密切观察其生化、影像学及组织学应答情况。鉴于本例患者病程反复、激素治疗有效、停药后复发，建议若存在生化缓解，可以小剂量激素长期维持治疗。

临床上部分患者对标准治疗无效或不能耐受标准治疗，需要有效的二线治疗药物对此类患者进行替代或者补救治疗。目前已有应用吗替麦考酚酯、他克莫司、环孢素 A、甲氨蝶呤、抗肿瘤坏死因子等报道。吗替麦考酚酯治疗耐受性相对良好，仅 8% 患者停止治疗。已有关于成人二线治疗的 Meta 分析显示，75% ～ 94% 应用他克莫司的患者血清转氨酶得到改善，因不良反应需减量或停药的发生率约为 25%。2019 年美国肝病学会建议吗替麦考酚酯优先于他克莫司作为二线临床用药。对于目前常用的一线及二线治疗方案均应答失败患者，可尝试使用抗 TNFα（英夫利昔单抗）、抗 CD20 等治疗，但证据有限，其有效性及安全性还需要进一步验证。

自身免疫性肝炎病程进展不一，少部分患者急性起病，转氨酶明显升高伴显著黄疸，可在短期内进展为急性肝衰竭。相当一部分患者在诊断时已出现肝硬化。对于急性起病表现为暴发性肝衰竭而经激素治疗无效，以及慢性起病并在常规治疗中或治疗后出现肝功能衰竭表现的患者应行肝移植手术。

三、知识点提示

自身免疫性肝炎是一种由针对肝细胞的自身免疫反应所介导的肝实质炎症，以血清自身抗体阳性、高免疫球蛋白 G 和（或）γ 球蛋白血症、肝组织学上存在界面性肝炎为特点，如不治疗常可导致肝硬化、肝功能衰竭。

（1）临床表现：自身免疫性肝炎以女性多见，多数患者起病隐匿，呈慢性病程，直到炎症活动明显时可出现慢性活动性肝炎的临床表现，如乏力、纳差，部分患者因疾病进展可出现黄疸、脾大、腹水等，还可合并其他器官或系统性自身免疫性疾病。

（2）实验室检查：自身免疫性肝炎的典型血清生化异常主要为肝细胞损伤性改变。免疫球蛋白 G 和（或）γ 球蛋白升高是自身免疫性肝炎特征性血清免疫学改变之一。自身抗体（如抗核抗体、抗平滑肌抗体、抗可溶性肝抗原/肝胰抗原抗体、抗肝肾微粒体抗体-1型、抗肝细胞溶质抗原-1型）阳性有助于自身免疫性肝炎的诊断。

（3）肝脏组织学：自身免疫性肝炎的形态学改变并没有特异性，但组织学存在界面性肝炎、周围性坏死、淋巴细胞穿入和肝细胞玫瑰花结样改变可提示自身免疫性肝炎可能。

（4）诊断标准：自身免疫性肝炎应结合临床症状、血清生化、免疫学、自身抗体及肝脏组织学进行综合诊断，并排除其他可能病因。国际自身免疫性肝炎小组于1993年制定了自身免疫性肝炎诊断标准和诊断积分系统，并于1999年进行了更新（表20-1），可以帮助诊断病情复杂或病情特征少或表现不典型而未被确诊的患者。2008年国际自身免疫性肝炎小组针对日常临床实践提出简化诊断积分系统（表20-2），其标准基于自身抗体、血清IgG滴度、组织性特征及病毒学标志物，可较好地被应用于临床诊断，但其特异性相对较低。

（5）治疗：自身免疫性肝炎治疗目标是获得肝组织学缓解、防治肝纤维化的发展和肝功能衰竭的发生。临床可行的治疗目标为获得完全生化缓解，即血清转氨酶和IgG水平恢复正常。活动性自身免疫性肝炎患者均应接受免疫抑制治疗，如无须进行免疫抑制治疗，应长期密切随访。推荐一线治疗方案为泼尼松龙联合硫唑嘌呤或泼尼松龙单药治疗。参考生化应答及免疫球蛋白的水平确定激素减量，停药的时间不宜过快，特别是在维持治疗阶段。对于肝内无炎症活动的患者可考虑停药，但可能出现复发，需再次以初始治疗类似方案进行治疗，并建议长期维持。

表 20-1　国际自身免疫性肝炎小组自身免疫性肝炎综合诊断积分系统（1999 年）

参数 / 临床特征	计分（分）	参数 / 临床特征	计分（分）
女性	+2	药物史	
ALP（正常上限倍数）：AST（或 ALT）（正常上限倍数）的比值		阳性	-4
		阴性	+1
		平均酒精摄入量	
＜ 1.5	+2	＜ 25 g/d	+2
1.5 ～ 3.0	0	＞ 60 g/d	-2
＞ 3.0	-2	肝脏组织学检查	
血清 γ 球蛋白或 IgG 与正常值的比值		界面性肝炎	+3
		主要为淋巴细胞、浆细胞浸润	+1
＞ 2.0	+3		
1.5 ～ 2.0	+2	肝细胞呈玫瑰花环样改变	+1
1.0 ～ 1.5	+1		
＜ 1.0	0	无上述表现	-5
ANA、ASMA 或 LKM-1 效价		胆管改变	-3
＞ 1：80	+3	其他改变	-3
1：80	+2	其他免疫性疾病	+2
1：40	+1	其他可用的参数	
＜ 1：40	0	其他特异性自身抗体（SLA/LP、LC-1、ASGPR、pANCA）阳性	+2
AMA 阳性	-4		
肝炎病毒标志物			
阳性	-3	HLA-DR3 或 DR4	+1
阴性	+3	对治疗的反应	
总积分的解释		完全	+2
治疗前		复发	+3
明确的自身免疫性肝炎	≥16	治疗后	
可能的自身免疫性肝炎	10 ～ 15	明确的自身免疫性肝炎	≥18
		可能的自身免疫性肝炎	12 ～ 17

注：ANA：抗核抗体；ASMA：抗平滑肌抗体；LKM-1：抗肝肾微粒体抗体 -1 型；AMA：抗线粒体抗体；HLA：人类白细胞抗原；SLA/LP：抗可溶性肝抗原 / 肝胰抗原抗体；ASGPR：抗去唾液酸糖蛋白受体抗体；LC-1：抗肝细胞溶胶 I 型抗原；pANCA：非典型核周型抗中性粒细胞胞质抗体；HLA-DR3：人类白细胞抗原 -DR3。

表 20-2　国际自身免疫性肝炎小组自身免疫性肝炎简化诊断标准

变量	标准	分值（分）	备注
ANA 或 ASMA	≥ 1∶40	1	相当于我国常用的 ANA 1∶100 的最低效价
ANA 或 ASMA	≥ 1∶80		
LKM-1	≥ 1∶40	2	多项同时出现时最多 2 分
SLA 阳性	阳性		
lgG	> ULN	1	
	> 1.10 × ULN	2	
肝组织学	符合 AIH	1	界面性肝炎、汇管区和小叶内淋巴—浆细胞浸润、肝细胞玫瑰样花环及穿入现象被认为是特征性肝组织学改变，4 项中具备 3 项为典型表现
	典型 AIH 表现	2	
排除病毒性肝炎	是	2	
	= 6 分：AIH 可能		
	≥ 7 分：确诊 AIH		

注：ANA：抗核抗体；ASMA：抗平滑肌抗体；抗 LKM-1：抗肝肾微粒体抗体 -1 型；抗 -SLA：抗可溶性肝抗原抗体；AIH：自身免疫性肝炎。

📋 病例点评

对于转氨酶升高的患者，尤其是伴有免疫相关指标异常或病情反复时应考虑自身免疫性肝炎可能。自身免疫性肝炎的诊断主要基于临床、实验室检查及肝脏病理特征性表现，同时需要除外其他病因。自身免疫性肝炎患者如不进行临床干预，可能会迅速进展为肝硬化或肝功能衰竭，早期诊断和治疗可以改善患者的生存期和生活质量，同时需要注重患者治疗的依从性，不能随意停药。

（张冠华　王　宇）

参考文献

1. European Association for the study of the Liver. EASL clinical practice guidelines: autoimmune hepatitis. J Hepatol, 2015, 63（4）: 971-1004.

2. 中华医学会肝病学分会. 自身免疫性肝炎诊断和治疗指南（2021）. 中华肝脏病杂志, 2022, 30（5）: 482-492.

3. 王泰龄, 赵新颜. 自身免疫性肝炎的病理特点. 临床肝胆病杂志, 2011, 27（6）: 577-580.

4. MACK C L, ADAMS D, ASSIS D N, et al. Diagnosis and management of autoimmune hepatitis in adults and children: 2019 practice guidance and guidelines from the American association for the study of liver diseases. Hepatology, 2020, 72（2）: 671-722.

5. SUZUKI A, BRUNT E M, KLEINER D E, et al. The use of liver biopsy evaluation in discrimination of idiopathic autoimmune hepatitis versus drug-induced liver injury. Hepatology, 2011, 54（3）: 931-939.

病例 21　慢性丙型病毒性肝炎

病历摘要

患者，男，85岁。

主诉：发现丙肝抗体阳性30余年。

现病史：30年前发现肝功能异常，ALT最高196 U/L，进一步查丙肝抗体阳性，服用保肝药物治疗1年后，ALT持续波动在50～60 U/L。1995年再次复查HCV抗体阳性，HCV RNA（++），考虑"丙型肝炎"，有干扰素治疗适应证，予以口服α干扰素每次

1 片、每日 1 次，辅以十三肝灵每次 2 支、1 日 2 次口服治疗半年，复查 HCV RNA 阴性，肝功能恢复正常。2020-10-22 复查 HCV RNA 2.53 E+5 IU/mL，进一步完善 HCV 基因型为 1b 型，后就诊于肝病专科门诊。

既往史：1991 年因"甲状腺功能亢进"，曾服用甲巯咪唑后出现严重骨髓抑制，外院输血 400 mL 治疗。甲状腺功能减退 15 年，目前长期服用左甲状腺素钠片替代治疗。高血压病史 10 余年，血压最高 160/110 mmHg，目前口服苯磺酸氨氯地平片降压，血压控制在 130 ～ 140/80 ～ 90 mmHg。慢性肾功能不全 1 年，肌酐波动在 100 ～ 120 μmol/L，未予以药物治疗。睡眠障碍，长期服用佐匹克隆片、氯硝西泮对症治疗。胆囊切除术后 30 年。

个人史及家族史：否认吸烟、饮酒史。否认家族中传染病及肿瘤病史。

【体格检查】

体温 36.5 ℃，脉搏 77 次 / 分，呼吸 16 次 / 分，血压 125/70 mmHg，身高 177 cm，体重 55 kg，BMI 17.6 kg/m²。神清、状可，无肝掌、蜘蛛痣。双肺呼吸音粗，未闻及干湿啰音。心律齐，心率 77 次 / 分，各瓣膜听诊区未闻及病理性杂音。腹部平坦，呼吸运动正常，无脐疝、腹壁静脉曲张，无皮疹、色素沉着，未见胃肠型及蠕动波。腹壁柔软，无压痛、反跳痛、肌紧张，未触及包块。肝脾未触及。胆囊区无压痛，Murphy 征阴性。肾脏未触及，肾区及输尿管点无压痛。振水音阴性。肝浊音界正常，肝区、肾区无叩击痛，移动性浊音阴性。肠鸣音正常，未闻及血管杂音。双下肢无水肿。

【辅助检查】

血常规：WBC 4.25 × 10⁹/L，Hb 108 g/L，PLT 92 × 10⁹/L。

肝功能：ALT 36 U/L，AST 44 U/L，ALP 54 U/L，GGT 16 U/L，ALB 44 g/ L，CHE 6.06 KU/L，TBIL 16.89 μmol/L。

肾功能：Cr 102 μmol/L，BUN 9.84 mmol/ L。

甲状腺功能：TSH 9.09 μIU/mL，FT3 34.59 pmol/L，FT4 412.66 pmol/L。

凝血功能：PTA 78%。

AFP：2.90 ng/mL 正常。

乙肝五项：HBsAg 0（阴性），HBcAb 0.18 S/CO（阴性）。

丙肝抗体：16.02 S/CO。

HCV RNA 2.53 E+5 IU/mL。

HCV 基因型：1b 型。

腹部 B 超 /MRI：胰管稍增宽，脾大，肾囊肿，胆囊切除术后。

肝弹性测定：E 8.1 kPa。

【诊断】

1. 入院诊断

慢性丙型病毒性肝炎，慢性肾功能不全，高血压（1 级高危），甲状腺功能减退，睡眠障碍。

2. 诊断分析

本例患者既往有输血史，HCV 感染＞ 6 个月，抗 -HCV 及 HCV RNA 阳性，符合慢性丙型病毒性肝炎诊断。其他诊断根据病史可得出。

【治疗】

我国《丙型肝炎防治指南（2019 年版）》建议对所有 HCV RNA 阳性患者，不论是否合并肝硬化、肾脏疾病或肝外表现，均应接受抗病毒治疗。

1. 治疗前评估

HCV 基因型：1b 型。

肝脏情况：目前肝功能正常，结合肝弹性测定及影像学检查，无肝硬化证据。

肾功能情况：慢性肾脏病，目前 eGFR 64.3 mL/（min·1.73m²）。

HBsAg 阴性，无合并乙肝。

合并疾病：高血压，甲状腺功能减退。

合并用药情况：苯磺酸氨氯地平片，左甲状腺素钠片，佐匹克隆片，氯硝西泮。

2. 药物选择

综合评估后给予患者直接抗病毒药物（direct-acting antiviral agent，DAA）：艾尔巴韦 50 mg、格拉瑞韦片 100 mg，每日 1 次，每次 1 片，空腹口服或与食物同服。

【随访】

患者肝功能转氨酶持续正常。

治疗后 4 周及 12 周时复查 HCV RNA 低于检测下限，肝肾功能持续正常。

2020-11-19 HCV RNA 未检出。

2021-2-2 HCV RNA 未检出（＜ 15 IU/mL）。

病例分析与讨论

据 WHO 报道，全球丙型肝炎感染约 7100 万人，其中 55%～85% 的 HCV 感染可转为慢性肝炎，进而发展为肝纤维化、肝硬化，甚至肝细胞癌，成为严重危害人类健康的公共卫生问题。

　　HCV 的诊断比较容易，根据流行病学史、实验室检查很容易得出。如 HCV 感染超过 6 个月，或者感染日期不明，抗 - HCV 及 HCV RNA 阳性，通常可做出诊断。在询问病史时，询问输血史很重要。在我国目前就诊的患者中，大多有 1993 年以前接受输血的病史。随着卫生条件的提高，输血所致 HCV 感染已经很少了，还需要警惕其他血液传播来源，注意静脉吸毒和性传播等途径。在做出 HCV 诊断后，要关注 HCV 导致的肝脏病变程度及肝外表现。肝功能检测、肝弹性测定及影像学检查等无创手段有助于评估肝脏病变，必要时肝组织病理学诊断更助于准确判定肝脏炎症、分级和纤维化分期。当出现风湿性关节炎、眼口干燥综合征、扁平苔藓、肾小球肾炎、混合型冷球蛋白血症、B 细胞淋巴瘤和迟发性皮肤卟啉症等时需考虑到可能是丙肝的肝外表现。本例患者考虑为经治的慢性丙型病毒性肝炎，具体来说，为 PR（聚乙二醇干扰素 α 联合利巴韦林）经治。PR 经治定义为既往经过规范的聚乙二醇干扰素 α 联合利巴韦林抗病毒治疗，或者 PR 联合索磷布韦治疗，或者索磷布韦联合利巴韦林治疗，但是治疗失败。

　　目前指南建议所有 HCV RNA 阳性患者，不论是否有肝硬化、合并慢性肾脏疾病或者肝外表现，均应接受抗病毒治疗。治疗目标是清除 HCV，获得治愈，清除或减少 HCV 相关肝损害和肝外表现，逆转肝纤维化，阻止肝硬化、肝功能衰竭或肝细胞癌，提高患者的长期生存率，改善患者的生活质量。在进行抗病毒治疗前，需评估肝脏疾病的严重程度、肾脏功能、HCV RNA 水平、HCV 基因型、HBsAg、合并疾病及合并用药情况。

　　慢性丙型肝炎的治疗经历了从干扰素时代到直接抗病毒药物时代的大跨越。直接抗病毒药物的出现，使持续病毒学应答率（SVR）

高达 95% 以上，大大降低了 HCV 相关的肝硬化、肝癌的发生率。直接抗病毒药物治疗 HCV 的疗程一般为 8～12 周，口服安全方便，且随着药物进入医保、药物价格大幅度下降、药物可及性等，更多的 HCV 患者可获益。

根据 HCV 复制的主要作用结构位点进行分类，DAA 包括 NS3/4A 抑制剂（格拉瑞韦、格卡瑞韦、伏西瑞韦等）、NS5A 抑制剂（达拉他韦、艾尔巴韦、雷迪帕韦、维帕他韦、哌仑他韦等）及 NS5B 抑制剂（索磷布韦等），不同的治疗方案通常是 NS3/4A 抑制剂联合 NS5A 抑制剂、NS5A 联合 NS5B 抑制剂及以上 3 个位点抑制剂的联合组成的。PR 经治患者的 DAA 治疗方案与初治患者类似。

其中，NS3/4A 蛋白酶抑制剂、NS5A 抑制剂和 NS5B 非核苷聚合酶抑制剂这三类药物大部分经过肝脏代谢，可用于慢性肾脏病患者。而含有 NS5B 核苷聚合酶抑制剂（索磷布韦）主要代谢产物 GS-331007 主要通过肾清除，因此，在用药时注意有无慢性肾功能不全等合并疾病。目前指南指出，对于合并慢性肾功能不全的患者及中轻到中度肾功能不全者，可以按预估疗效进行治疗，无须调整剂量。但重度肾功能不全患者，尤其是没有进行血液透析的患者，则应选用对肾功能没有影响或影响较小的药物。对重度肾功能受损或终末期肾病而没有行透析的患者，不建议使用基于索磷布韦方案的药物。

此外，大部分 DAA 通过多种药物代谢酶代谢和不同的药物转运蛋白进行转运，因此很容易与其他药物产生药物相互作用，尤其是老年人群存在多种基础疾病，常常合并多种用药，药物相互作用的发生率增加，更易发生不良反应，甚至发生危及生命的严重临床后果，应当积极识别和处理。在用药前需积极评估患者合并用药情况，关注药物相互作用是选择 DAA 方案时需要考虑的一个重要因

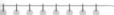

素。可采用相关工具，如丙型肝炎药物相互作用 APP（可在 APP store 或应用商店搜索 HCV DD 免费下载），或者英文版的 www.hep-druginteractions.org，确定患者合并用药与 DAA 方案间可能发生的药物相互作用风险。对于本例 1b 型慢性丙肝患者，当时我们考虑到高龄及安全性因素，并根据患者合并用药情况，经药物相互作用风险评估后，给予艾尔巴韦 / 格拉瑞韦片 12 周方案治疗。当然，目前已有证据显示包含索磷布韦在内的治疗方案对慢性肾脏病 4 期以上的患者具有良好的安全性。

对于无肝硬化的初始治疗或 PR 经治的无肝硬化 HCV 患者，DAA 的疗程为 8 ～ 12 周。在治疗过程中应规律进行疗效和安全性监测。疗效监测主要是在治疗基线、治疗第 4 周、治疗结束时、治疗结束后 12 周、治疗结束后 24 周检测 HCV RNA，推荐高敏的 HCV RNA（检测下限 < 15 IU/mL）。同时每次就诊时均需评估临床不良反应，需在基线、治疗第 4 周、治疗结束时、治疗结束后 12 周或 24 周或有临床症状时监测肝肾功能。治疗结束后根据肝脏病变程度，持续关注肝功能、肝纤维化程度、甲胎蛋白等。

丙肝的诊断和治疗已经进入了新时代，应早发现、早诊断、早治疗，实现 WHO 提出的 2030 年消除病毒性肝炎作为公共卫生威胁的目标。

病例点评

中国仍有 560 万～ 1000 万 HCV 感染者。对于 HCV RNA 阳性患者，不论是否有肝硬化均应接受抗病毒治疗。慢性 HCV 感染者的抗病毒治疗已经入 DAA 时代。目前国内外指南优先推荐无干扰素的泛基因型方案，其在主要基因型的 HCV 感染中可达到 90% 以上的持续病毒学应答。对于无肝硬化的初始治疗或 PR 经治的无肝硬化 HCV 患者，DAA 的疗程为 8～12 周；对于肝硬化患者，DAA 的疗程通常为 12～24 周。但对于失代偿期肝硬化患者，禁用含 NS3/4A 蛋白酶抑制剂的方案。在应用 DAA 药物前需要积极评估合并用药，警惕 DDI。治疗过程中监测肝肾功能、HCVRNA 及不良反应，合并进展期肝纤维化和肝硬化患者应每 3～6 个月监测，尽早发现和诊治肝硬化相关事件、肝癌。

（王　民　王　宇）

参考文献

1. 中华医学会感染病学分会，中华医学会肝病学分会. 慢性乙型肝炎防治指南（2019 年版）. 中华肝脏病杂志，2019，27（12）：938-961.

2. 中国肝炎防治基金会，中华医学会肝病学分会，中华医学会感染病学分会，等. 丙型肝炎直接抗病毒药物应用中的药物相互作用管理专家共识. 临床肝胆病杂志，2018，34（9）：1855-1861.

病例 22　慢性乙型病毒性肝炎

病历摘要

患者，男，45 岁。

主诉：发现 HBsAg 阳性 20 年，反复肝功能异常 2 年。

现病史：20 年前患者体检时发现 HBsAg 阳性，自诉"乙肝大三阳"，HBV DNA 不详，肝功能正常，未予以治疗。15 年前因"乙肝"

曾就诊于外院，当时应用拉米夫定抗病毒治疗1年，自行停药且未定期监测。近2年前体检时发现肝功能异常，ALT 波动在 50～87 U/L，AST 波动在 50 U/L 左右，腹部超声未见肝脏形态异常及占位，未重视。1个月前患者劳累后出现恶心，厌油腻，尿色加深，无明显皮肤及巩膜黄染，无陶土便，无发热，未诊治。6天前体检复查肝功能，提示 ALT 593 U/L，AST362.3 U/L，ALP 229.3 U/L，GGT 198.3 U/L，TIBL/DIBL 25/10 μmol/L，ALB、GLO 正常，血常规示 PLT 81×10^9/L、AFP 1274 ng/mL，门诊以"肝功能异常"收入院。自起病以来，食欲、睡眠可，大便正常，小便色深，体重无变化。

既往史：高血压病史12年，血压最高 170/120 mmHg，现口服缬沙坦 80 mg、氨氯地平片 5 mg qd 治疗，血压控制在 120/80 mmHg。否认化学毒物及中药汤剂、保健品应用史。无药物过敏史。

个人史及家族史：否认吸烟、饮酒史。其舅舅因"乙肝、肝癌"去世。

【体格检查】

体温 36.7 ℃，脉搏 94 次/分，呼吸 18 次/分，血压 129/87 mmHg，BMI 17.6 kg/m²。神清、状可，皮肤及巩膜无黄染，无肝掌，前胸部散在蜘蛛痣。全身浅表淋巴结无肿大。心肺查体无阳性发现。腹部平坦，腹软，无压痛、反跳痛、肌紧张，未触及包块。肝脾未触及。胆囊区无压痛，Murphy 征阴性。肝浊音界正常，肝区、肾区无叩击痛，移动性浊音阴性。肠鸣音正常，未闻及血管杂音。双下肢无水肿。

【辅助检查】

血常规：WBC 3.59×10^9/L，Hb 132 g/L，PLT 74×10^9/L。

肝功能：ALT 400 U/L，AST 229.6 U/L，ALP 178 U/L，GGT 249 U/L，ALB 34.1 g/L，CHE 4.56 KU/L，TBIL 30.74 μmol/L。

肾功能：Cr 91.4 μmol/L，BUN 3.89 mmol/L。

凝血功能：PTA75.1%。

AFP：1715.24 ng/mL。

乙肝指标：HbsAg 562.9 IU/mL（阳性），HBeAg 0.38 S/CO（阴性），HBcAb 7.96 S/CO（阳性），乙肝核心抗体 0.39 S/CO（阴性）。

HBV DNA 1.51 E+06 IU/mL。

腹部 B 超：胆囊息肉，副脾。

【诊断】

1. 入院诊断

肝功能异常，慢性乙肝急性发作可能性大，AFP 升高待查，血小板减少，高血压 3 级（中危），胆囊息肉。

2. 诊断分析

患者为 45 岁男性，慢性病程，急性发作，有慢性乙肝病史，未规律应用抗病毒药物，目前 HBsAg 阳性，HBV DNA 1.51 E+06 IU/mL。临床表现为短期内乏力、恶心、厌油腻。体检可见慢性肝病体征——蜘蛛痣。辅助检查：血小板减少；肝功能异常，以转氨酶升高为主，短期内 ALT ＞ 10×ULN；AFP 升高；肝脏合成功能可；影像学未见门脉高压表现。余诊断根据病史可得出。

【鉴别诊断】

（1）急性病毒性肝炎：可由嗜肝病毒（甲型肝炎病毒、HBV、HCV、丁型肝炎病毒、戊型肝炎病毒）和非嗜肝病毒（如巨细胞病毒，EB 病毒）引起，常可有发热、黄疸、肝功能异常，伴或不伴恶心、呕吐等消化道症状，常有明确的病毒感染史或体内病毒标志物阳性。本例患者明确 HBsAg 及 HBV DNA 阳性，此次转氨酶明显升高，首先考虑慢性乙型病毒性肝炎急性发作，进一步完善相关病毒学检查以除外其他常见病毒性肝炎。

（2）自身免疫性肝炎：好发于女性，多为反复发作，也可急性起病，可有消化道症状、肝区不适、黄疸、皮肤瘙痒等，实验室检查以转氨酶升高为主，伴球蛋白、免疫球蛋白升高，以及自身抗体阳性，病理学提示界面性肝炎。本例患者以转氨酶升高为主，需完善免疫球蛋白、自身抗体指标，必要时需完善肝穿刺病理以明确诊断。

（3）药物性肝损伤：指在使用某种或几种药物后，由药物本身或其代谢产物引起的不同程度的肝损害，患者在用药过程中可出现食欲不振、恶心、呕吐等消化道症状，化验示转氨酶迅速升高，停药后好转。本例患者发病前无明确用药史，且药物性肝损伤为排他性诊断，入院后需完善病原学、免疫学等检查，排除其他疾病。

（4）酒精性肝炎：系长期大量饮酒所致的肝损害，发病前往往有近期较集中的大量饮酒史，可无症状，但通常伴非特异性消化道症状，如恶心、呕吐、腹胀等，也可出现黄疸、肝脏肿大和压痛等症状。本例患者有长期饮酒史，但发病前无大量饮酒史，暂不考虑该诊断。

（5）胆结石一过性通过胆总管：细小或泥沙样胆结石一过性通过胆总管时，可引起转氨酶迅速升高，并出现肝内胆汁淤积等表现，可伴有发热、腹痛，胆结石通过后肝功能可迅速恢复正常。本例患者无胆结石病史，且无发热、腹痛等临床表现，腹部 B 超未见胆囊结石，暂不考虑该诊断。

此外，AFP 升高，需进一步除外原发性肝癌、生殖系统肿瘤等。

【治疗】

入院后进一步除外其他病毒性肝炎、自身免疫性肝病、代谢性肝病，综合考虑 HBeAg 阴性的慢性乙型肝炎（chronic hepatitis B, CHB）急性发作。根据《慢性乙型肝炎防治指南（2019 年版）》，应用富马酸丙酚替诺福韦片（25 mg 口服，与晚餐同服）抗病毒治疗方案，辅以甘草酸二铵类药物抗炎保肝。

AFP 升高，进一步完善腹部 MRI 增强扫描、男性生殖器官 B 超，未见肝脏、生殖器官等明确占位性病变。肝脏信号改变，提示慢性肝病。期间行抗病毒联合保肝药物治疗，监测转氨酶及 AFP 呈下降趋势，考虑可能为肝细胞破坏、再生后所致（表 22-1）。

【随访】

建立随访档案：每 6 个月复查血常规、血生化、凝血、乙肝五项、HBV DNA、AFP、腹部超声、肝弹性测定。

表 22-1　抗病毒后转氨酶、HBV DNA 及 AFP 变化

时间 / 指标	ALT（U/L）	AST（U/L）	HBsAg（IU/mL）	HBV DNA	AFP（ng/mL）
2020-10-27	400	229.6	562.9	1.51E+06	1715.24
2020-11-2	162	60.5	172.61	8.52E+05	1566.88
2020-12-10	33	27.5	174.48	4.82E+2	137.54
2021-2-8	40	31.5	—	4.16E+1	10.72

病例分析与讨论

一、诊断方面

肝功能异常是临床上常见的生化异常，血清转氨酶水平升高常作为肝细胞损伤的指标，可由病毒性肝炎、药物性肝损伤、代谢性肝病（酒精性脂肪肝及一些遗传代谢性肝病）、自身免疫性肝病、血管性肝病、系统性疾病累及肝脏所致。其中慢性乙型肝炎是由 HBV 持续感染引起的肝脏慢性炎症性疾病，也是我国肝功能异常最常见

的原因。对于明确乙肝感染的患者，当出现腹胀、纳差、黄疸等明显的肝炎临床症状，以及肝功能化验明显异常（如 ALT > 5 × ULN，或 1 周内血清总胆红素和 ALT 急剧升高）时，考虑慢性乙型肝炎急性发作。核心抗体 IgM 阳性亦有助于诊断。根据定义，本例患者在除外其他因素所致肝功能异常后，结合 HBV 感染［即 HBsAg 和（或）HBV DNA 阳性 6 个月以上］病史，考虑慢性乙型肝炎急性发作诊断成立。监测患者 PTA、胆红素及血氨等，未出现肝功能衰竭。

二、治疗方面

抗病毒治疗是慢性乙型肝炎最重要和最有效的方法。目前核苷（酸）类似物（NAs）是应用最广泛的抗病毒药物，包括恩替卡韦（ETV）、富马酸替诺福韦酯（TDF）、富马酸丙酚替诺福韦（TAF）、拉米夫定（LAM）和阿德福韦酯（ADV），耐药性是这类药物的主要问题。对于初始治疗患者，首选强效低耐药的药物，如 ETV、TDF 和 TAF；对于经治或正在应用非首选药物治疗的患者，建议换用以上强效低耐药的药物，以进一步降低耐药风险。本例患者曾应用拉米夫定不规律治疗 1 年，即为经治患者，目前处于乙肝急性发作期，应用针对乙肝的抗病毒药物是最重要且最根本的治疗方法。结合患者的病情和个人要求，予以 TAF 25 mg 抗病毒治疗。在急性期给予甘草酸二铵制剂辅以保肝，主要依据其抑制炎症反应的机制。出院后患者长期口服 TAF 治疗，并在此后的随访中，发现随着 HBV DNA 下降，肝脏转氨酶指标逐渐恢复正常。由于本例患者具有肝癌家族史，建议行长期抗病毒治疗，做好密切监测和随访至关重要。

三、知识点提示

1. 乙肝的流行病学

HBV 感染是一个全球性公共卫生问题。据 WHO 报道，全球约

2.57亿慢性HBV感染者，每年约有88.7万人死于HBV感染相关肝病。得益于乙肝疫苗的大规模应用，我国的HBV感染大幅度下降，在世界范围内属于中等流行水平，但由于我国人口基数大，目前仍有慢性HBV感染者约7000万，其中慢性乙型肝炎患者为2000万～3000万。

2. 乙肝的临床诊断

结合乙肝复杂的自然史、实验室指标、纤维化和炎症等，目前临床主要分为：①慢性HBV携带状态，又称HBeAg阳性慢性HBV感染，处于免疫耐受期。②HBeAg阳性慢性乙型肝炎，处于免疫清除期。③非活动性HBsAg携带状态，又称HBeAg阴性慢性HBV感染，处于免疫控制期。④HBsAg阴性慢性乙型肝炎，即再活动期。⑤隐匿性HBV感染，虽然HBsAg阴性，但HBV DNA阳性。⑥乙型肝炎肝硬化。当慢性乙型肝炎患者出现急性发作时，需要住院治疗，并警惕重症肝炎（肝功能衰竭）。当患者有腹胀、纳差、黄疸等明显的肝炎临床症状，以及肝功能化验明显异常（如 $ALT > 5 \times ULN$ 或1周内血清总胆红素和ALT急剧升高）时，考虑慢性乙型肝炎急性发作。

3. 乙肝的治疗

《慢性乙型肝炎防治指南（2019年版）》指出抗病毒治疗的目标是最大限度地长期抑制HBV复制，减轻肝细胞炎症坏死及肝脏纤维组织增生，延缓和减少肝功能衰竭、肝硬化失代偿、肝细胞癌和其他并发症的发生，改善患者生活质量，延长其生存时间。在治疗的过程中，对于部分适合的患者尽可能追求CHB的临床治愈（或功能性治愈）。目前，越来越多的临床证据表明，积极抗病毒治疗可进一步降低肝癌发生率，因此，抗病毒治疗是CHB最重要和最有效的方法。国内外对抗病毒治疗基本达成共识，即大都放宽了抗病毒治疗的适应证，同时也得益于我国抗病毒药物大幅度降价、药物可及性提高，以及获得了长期治疗安全性的数据支持。

　　简单来说，HBsAg 和 HBV DNA 阳性，伴 ALT 持续异常（＞1×ULN）且排除其他原因后，建议行抗病毒治疗。对肝硬化患者治疗也更为积极：存在肝硬化的客观依据，只要 HBV DNA 阳性，就应进行积极的抗病毒治疗；失代偿期肝硬化则只要 HBsAg 阳性，就建议行抗病毒治疗。当然，如患者 ALT 正常，但是肝组织学存在明显的肝脏炎症（≥G2）或纤维化，或肝硬化/肝癌家族史且年龄＞30岁，或有 HBV 相关的肝外表现（肾小球肾炎、血管炎、结节性多动脉炎、周围神经病变等）时，疾病存在风险较大，建议行抗病毒治疗。

　　抗乙肝病毒的药物有两大类：核苷（酸）类似物和干扰素（IFN）。其中 NAs 的有效性和安全性已经过大量临床实践验证，且服用方便、患者依从性好等，应用更广泛。耐药性是 NAs 药物的主要问题。因此，国内外指南均指出：对于初治患者，首选强效低耐药的药物（ETV、TDF、TAF）治疗；对于经治患者或正在应用非首选药物治疗的患者，建议换用以上强效低耐药的药物，以进一步降低耐药风险。

　　患者应用 NAs 类药物期间，需监测血常规、肝脏生物化学指标、HBV DNA 定量和 HBV 血清学标志物、肝脏硬度值等（每3～6个月1次）、腹部超声检查和甲胎蛋白等（无肝硬化者每6个月1次，肝硬化者每3个月1次），必要时做 CT 增强扫描或 MRI 增强扫描以早期发现肝细胞癌。采用 TDF 治疗者，每6～12个月检测1次血磷水平、肾功能。此外，耐药检测、患者治疗的依从性也是应用 NAs 治疗期间需要关注的问题。对于肝硬化患者，推荐长期口服抗病毒药物。对于无肝硬化的 HBeAg 阴性患者应用 ETV、TDF、TAF 治疗时，建议在 HBsAg 消失且 HBV DNA 检测不到时停药，但需严密随访。

病例点评

中国仍有 2000 万～3000 万 CHB 患者。抗病毒治疗是 CHB 最重要和最有效的方法。国内外指南大都放宽了抗病毒治疗的适应证，尤其是对于 HBsAg 和 HBV DNA 阳性，伴 ALT 持续异常（＞1×ULN）且排除其他原因；存在肝硬化的客观依据，只要 HBV DNA 阳性，就应进行抗病毒治疗；失代偿期肝硬化者，只要 HBsAg 阳性，均建议抗病毒治疗。强效低耐药的核苷（酸）类似物（ETV、TDF、TAF）是目前临床最常用 CHB 治疗的一线方案，每 3～6 个月密切监测随访是非常重要的，以期肝硬化事件、肝癌的早期发现和诊治。

（王 民 王 宇）

参考文献

1. 中华医学会，中华医学会杂志社，中华医学会全科医学分会，等. 慢性乙型肝炎基层诊疗指南（2020 年）. 中华全科医师杂志，2021，20（2）：137-149.

2. 中华医学会肝病学分会肝炎学组，中华肝脏病杂志. 非一线核苷（酸）类似物经治慢性乙型肝炎患者治疗策略调整专家共识. 中华肝脏病杂志，2019，27（5）：343-346.

3. 中华医学会肝病学分会，中华医学会感染病学分会. 慢性乙型肝炎防治指南（2022 年版）. 中华肝脏病杂志，2022，30（12）：1309-1331.

病例 23 肝豆状核变性

病历摘要

患者，女，14 岁，汉族，学生。

主诉：皮肤、巩膜黄染 2 月余，加重伴发热 10 天。

现病史：患者2月余前因出现"头痛、咳嗽"后，自行服用"罗红霉素、999感冒灵颗粒、强力枇杷露"治疗5天，停药2天后出现尿色加深，皮肤、巩膜黄染，伴乏力、纳差，无发热，无陶土便，遂就诊于山东某医院。查肝功异常：ALT 190 U/L，AST 233 U/L，ALP 81 U/L，GGT 508 U/L，TBIL 73.3 μmol/L，DBIL 43.3 μmol/L，IBIL 30 μmol/L，ALB 30.3 g/L，GLB 36.5 g/L。血常规：WBC 9.66×10⁹/L，GR% 66.7%，Hb 140 g/L，PLT 268×10⁹/L，CRP 7.82 mg/L。甲肝、乙肝、丙肝、戊肝病毒学标志物均阴性。腹部CT增强扫描：胆囊炎不除外，脾大，腹水，腹腔及腹膜后多发淋巴结肿大，保肝治疗效果欠佳。遂转诊至山东省另一医院，入院时查肝功：ALT 48.6 U/L，AST 114 U/L，ALP 32 U/L，GGT 319 U/L，TBIL 145 μmol/L，DBIL 111.9 μmol/L，IBIL 30 μmol/L，CHE 1347 U/L，ALB 23 g/L，GLB 28 g/L。凝血功能：PTA 29.7%，INR 2.22。血常规：WBC 5.43×10⁹/L，GR% 58.3%，Hb 93 g/L，PLT 177×10⁹/L，网织红细胞计数（Ret）0.129×10¹²/L，Ret% 4.8%，血分片示红细胞大小不一。CRP 9.66 mg/L，PCT 1.349 ng/mL。肺炎支原体阳性1：80。病因方面：单纯疱疹病毒1+2型IgG阴性，嗜肝（甲乙丙戊）及非嗜肝（CMV DNA、EBV DNA）病毒学指标均阴性。IgG 17.1 g/L，IgM、IgG4正常，AMA-M2、SP100、GP210、自免肝抗体、ANCA、类风湿因子、狼疮抗凝物均阴性。铜蓝蛋白< 0.0925 g/L，眼科K-F环阴性，铁蛋白1142 ng/mL。肿瘤方面：AFP 197 ng/mL，CA19-9 78.2 ng/mL，CA125 118 ng/mL，CA50 128.5 ng/mL，余未见异常。头CT未见异常。肺CT示双肺炎症。腹部CT增强扫描：脾肿大，肝门区、腹腔及腹膜后多发淋巴结肿大、腹盆腔积液、胸腔少量积液。诊断为急性肝衰竭、药物性肝损伤可能，遗传代谢性肝病不除外，予以异甘草酸镁保肝、兰索拉唑抑酸治疗。住院期间短期

内突发病情恶化，查肝功：ALT 3 U/L，AST 105 U/L，ALP 10 U/L，GGT 209 U/L，TBIL 升高至 860 μmol/L，DBIL 升高至 709 μmol/L，IBIL 145 μmol/L，CHE 1302 U/L，ALB 30.2 g/L，GLB 40.3 g/L，PTA 降至 25%，INR 2.54，WBC 升高至 18.8×10^9/L，GR 16.985×10^9/L，GR% 90.2%，Hb 降至 36 g/L，PLT 257×10^9/L。直接 / 间接抗人球蛋白试验均阴性。因患者病情危重，后转至山东某医院重症监护室继续治疗，诊断为急性肝衰竭、肺部感染、胸腹腔积液，予保肝、退黄、激素（甲强龙 80 mg×6 d，泼尼松 40 mg×4 d）、抗感染（美罗培南）、补充凝血因子、血浆置换（4 次）、血滤（2 次）、放腹水等积极对症支持治疗后，复查 TBIL 降至 162 μmol/L，DBIL 降至 88 μmol/L，继续予泼尼松 20 mg 联合保肝治疗，后激素逐渐减至 10 mg 维持。复查肝功：ALT 67 U/L，AST 47 U/L，ALP 60 U/L，GGT 84 U/L，TBIL 87 μmol/L，DBIL 58 μmol/L，ALB 39.5 g/L。Hb 升至 115 g/L，PTA 31%，好转后出院。20 天前定期复查肝功：ALT 64 U/L，AST 45 U/L，GGT 128 U/L，TBIL 101 μmol/L，DBIL 64 μmol/L，IBIL 37 μmol/L，ALB 46.3 g/L，PTA 31%，再次于山东某医院肝病科住院治疗，完善 PET/CT 示肝脾及双肾（肿大）、盆腔积液、胆囊结石并胆囊炎可疑，予保肝治疗后复查肝功能，提示 ALT 143 U/L，AST 192 U/L，ALP 125 U/L，GGT 197 U/L，TBIL 59.5 μmol/L，DBIL 44.6 μmol/L，IBIL 14.9 μmol/L，ALB 36.2 g/L，PTA 42%，好转出院。10 天前患者因受凉后出现发热，体温最高 39.3 ℃，上午为著，伴畏寒，无寒战，伴干咳，无明显咳痰，就诊于山东某医院，先后予以头孢曲松钠、头孢哌酮钠舒巴坦钠抗感染，联合激素加量至 30 mg 对症治疗，效果欠佳。现为进一步诊治收入我科。

既往史：否认高血压、心脏病病史。否认糖尿病、脑血管病、

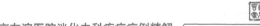

精神疾病病史。否认肝炎病史、结核接触史、疟疾史。否认手术、过敏、输血、预防接种史。否认吸烟、饮酒史。否认家族中类似病史、传染病史、遗传病史。

【体格检查】

体温 39.2 ℃，脉搏 89 次 / 分，呼吸 19 次 / 分，血压 110/58 mmHg。神志清，言语流利，查体合作。皮肤及巩膜轻度黄染，未见肝掌及蜘蛛痣。双肺呼吸音粗，未闻及干湿啰音。心率 89 次 / 分，心律齐，未闻及额外心音，各瓣膜听诊区未闻及心脏杂音。腹壁软，两侧腰部皮肤可见多条萎缩纹，全腹无压痛、反跳痛、肌紧张，未触及包块。肝脾未触及。肝浊音界正常，肝区、肾区无叩击痛，移动性浊音阴性，双下肢无水肿，扑翼样震颤未引出。神经系统查体阴性。

【辅助检查】

1. 入院前

血常规相关检查：WBC 5.43×10^9/L，GR% 58.3%，Hb 93 g/L，PLT 177×10^9/L，Ret 0.129×10^{12}/L，Ret% 4.8%，直接 / 间接抗人球蛋白试验均阴性。

生化：ALT 143 U/L，AST 192 U/L，ALP 125 U/L，GGT 197 U/L，TBIL 59.5 μmol/L，DBIL 44.6 μmol/L，IBIL 14.9 μmol/L，ALB 36.2 g/L，PTA 42%。

病因方面：病毒性：常见非嗜肝病毒和嗜肝病毒学指标均阴性。免疫性：IgG 17.1 g/L，IgM、IgA 均正常，ANA、AMA-M2、SP100、GP210、ANCA、自免肝抗体、类风湿因子、狼疮抗凝物均阴性。代谢性：铜蓝蛋白＜ 0.0925 g/L，眼科 K-F 环阴性，铁蛋白 1142 ng/mL。肿瘤性：AFP 197 ng/mL，CA19-9 78.2 ng/mL，CA125 118 ng/mL。头 CT：未见异常。肺 CT：双肺炎症。腹部 CT 增强扫描：脾肿大，肝门区、腹腔及腹膜后多发淋巴结肿大、腹盆腔积液、胸腔少量积液。

PET/CT：肝脾及双肾（肿大），盆腔积液，胆囊结石并胆囊炎可疑。

2. 入院后

血常规：WBC 9.42×10^9/L，GR% 76.8%，Hb 110 g/L，PLT 91×10^9/L。

尿、便常规未见明显异常。

凝血功能：PT 29.7 s，PTA 20.8%，INR 2.68。

生化：ALT 43 U/L，AST 73.6 U/L，ALP 78 U/L，GGT 124 U/L，TBIL 154 μmol/L，DBIL 89 μmol/L，ALB 23.9 g/L，GLO 31g/L，TBA 210 μmol/L，CHE 3.12 KU/L，Cr、BUN 正常。

Ret 0.1307×10^{12}/L，Ret % 7.14%，库姆斯试验阴性。

铜蓝蛋白 0.08 g/L，眼科 K-F 环阴性，24 小时尿铜定量 4274.6 μg。

铁蛋白 2020 ng/mL，转铁蛋白饱和度未测出（黄疸原因）；AFP 69.13 ng/mL，异常凝血酶原 17.05 mAU/mL。常见非嗜肝和嗜肝病毒血清标志物均为阴性。IgG、IgM 正常，多种自身免疫抗体均为阴性。

感染指标：CRP 15.58 mg/L，PCT 3.84 ng/mL，肺炎支原体 1：320（阳性），血培养（细菌＋真菌）阴性。

头 CT：未见明显异常。肺 CT：双肺磨玻璃影，双肺炎症。门脉 CT 重建：肝脏形态大小如常，轮廓规整，肝实质内未见异常密度影；脾脏增大，腹盆腔可见大量积液。肝移植血管超声：肝脏体积增大，脾脏增大，食管胃底静脉曲张、脐静脉开放，腹水。门静脉走行正常，主干内径约 0.9 cm，脾静脉内径约 0.6 cm。

外周血基因检测结果：肝豆状核变性相关基因 *ATP7B* 存在 2 处（c.1817T ＞ G，chr13-52539060p.V606G；c.2621C ＞ T，chr13-52524252 p.A874V）杂合变异。

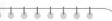

【诊断】

1. 入院诊断

急性肝衰竭原因待查，肝豆状核变性？药物性肝损伤？

2. 诊断分析

患者为14岁女性，急性病程，起病前有药物服用史；以转氨酶、胆红素升高起病，后期出现发热；2周内迅速出现 PTA < 40%，INR > 2.0，TBIL > 10 ULN，ALT < AST，ALP 低；溶血性贫血；铜蓝蛋白减低、铁蛋白升高，除外病毒性、自身免疫性、肿瘤性病因。影像学示肝脏形态可、脾大、胸腹盆腔积液。

【鉴别诊断】

（1）药物性肝损伤：是指由各类处方或非处方的化学药物、生物制剂、传统中药、天然药、保健品、膳食补充剂及其代谢产物乃至辅料等所诱发的肝损伤，是严重急性肝损伤和急性肝衰竭的常见原因（特别是对乙酰氨基酚中毒）。患者起病前有对乙酰氨基酚及多种抗生素服用史，药物性肝损伤不能除外，但药物性肝损伤为排他性诊断，需除外其他疾病，必要时行肝组织穿刺活检以明确诊断。

（2）病毒性肝炎：（A 型、B 型、E 型）肝炎病毒、单纯疱疹病毒、巨细胞病毒及 EB 病毒感染常可引起或加重急性肝衰竭。常表现为黄疸、乏力、纳差等症状，肝生化以转氨酶、胆红素明显升高为主，完善病毒血清标志物可明确诊断。本例患者嗜肝及非嗜肝病毒学标志物均为阴性，暂不支持该诊断。

（3）自身免疫性肝炎：是一种由针对肝细胞的自身免疫反应所介导的肝实质炎症，以血清自身抗体阳性、高免疫球蛋白 G 和（或）γ 球蛋白血症、肝组织学上存在界面性肝炎为特点，如不治疗常可导致肝硬化、肝功能衰竭。本例患者多种自身抗体为阴性，免疫球蛋白 G 和 γ 球蛋白均在正常范围内，暂不支持该诊断。

【治疗】

1. 治疗原则

急性肝衰竭病情危重，进展迅速，死亡率高。原则上强调早期诊断、早期治疗，采取相应的病因治疗和综合治疗措施，并积极防治并发症。

2. 治疗方案

（1）一般治疗：卧床休息，监测生命体征，评估神志状况、尿量、排便情况。推荐高碳水化合物、低脂、适量蛋白饮食。积极纠正凝血功能异常，输注新鲜冰冻血浆、补充维生素 K 以改善凝血。积极行保肝、调节肠道菌群等对症支持治疗。

（2）病因治疗：结合患者病史及辅助检查结果请多学科会诊，考虑存在支原体肺炎，给予阿奇霉素抗感染治疗。因患者病情重、合并严重感染，内科驱铜治疗起效慢，予患者进行紧急肝移植治疗。

【随访】

患者进行原位肝移植后，对病肝进行肝脏病理组织学检查（图 23-1）：病肝组织小叶结构完全破坏，主要病变为病肝组织内可见大小不等的再生结节（图 23-1A，网织），区域性肝细胞坏死塌陷，桥接坏死及多小叶坏死塌陷带易见（图 23-1B），坏死带内可见明显的细胆管反应，部分向肝细胞分化，呈大小不等的再生肝细胞团，其周围纤维组织增生，假小叶形成（图 23-1C，Masson），坏死带内可见轻—中度炎性细胞浸润，吞噬细胞异常增生活化，其内含铁颗粒（图 23-1D，铁染色）。小叶内肝细胞普遍疏松水肿，气球样变，普遍胆汁淤积（图 23-1E，糖原 D-PAS 染色），一处可见肝细胞内铜染色颗粒（图 23-1F，铜染色），部分肝细胞内可见铁染色颗粒。病理诊断：坏死后肝硬化，结合临床符合暴发性肝豆状核变性，继发性铁沉积。

肝移植术后 8 个月，患者学习、生活恢复正常，复查血生化、凝血功能、血常规、铜蓝蛋白、肿瘤指标等均正常。

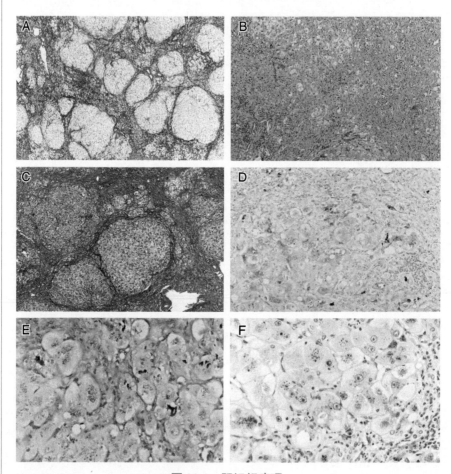

图 23-1　肝组织病理

📋 病例分析与讨论

一、诊断方面

患者以急性肝衰竭为首发症状就诊，初步诊断为急性肝衰竭。急性肝衰竭的常见病因主要包括各种嗜肝及非嗜肝病毒感染、药物／

毒物性肝损伤、遗传代谢性肝病、自身免疫性肝炎、淋巴瘤等恶性肿瘤相关及布－加综合征等血管性病因等。本例患者存在急性肝衰竭，但常见非嗜肝和嗜肝病毒学标志物均阴性，影像学未见肝脏血管异常，虽存在多项肿瘤标志物异常升高，但全身 PET/CT 影像未见淋巴瘤、恶性肿瘤征象，因此急性肝衰竭病因基本可排除常见病毒性肝炎、血管性病因、恶性肿瘤相关病因。患者存在发热、脾大、Hb 与 PLT 减少、铁蛋白升高，噬血细胞综合征所致急性肝衰竭不能除外，且患者在起病前曾服用感冒灵（含对乙酰氨基酚）及多种抗炎药，停药后肝功能曾一度好转，后又迅速恶化，药物／毒物性肝损伤亦不能除外。最后，本例患者属青少年起病，存在铜蓝蛋白明显减低，库姆斯试验阴性的溶血性贫血，遗传代谢性肝病应高度怀疑。随后对患者进行针对性检查，24 小时尿铜明显升高。结合患者为 14 岁女性，临床以暴发性肝衰竭为首发症状。有如下的临床实验室指标异常：库姆斯试验阴性的溶血性贫血；INR＞2，TBIL＞10×ULN，维生素 K 无法纠正的凝血功能障碍；ALP＜40 U/L；ALP/TBIL=0.12（＜4），伴 AST/ALT=35（＞2.2）；尿酸 26.9 μmol/L；24 小时尿铜定量高达 4274.6 μg。根据 2001 年莱比锡城第 8 届 Wilson 病国际会议制定的评分系统，本例患者评分为 9 分（＞4 分），可明确诊断为以暴发性肝衰竭起病的肝豆状核变性。

二、治疗方面

暴发性肝豆状核变性具有极高的病死率，若不治疗，致死率高达 95%。应早期诊断、早期治疗。经过排铜和护肝治疗后，若患者的肝功能仍进一步恶化，需行紧急肝移植以挽救生命。本例患者肝功能差，合并严重感染，经紧急肝移植治疗，最终成功救治。

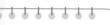

三、个人经验分享

在接诊急性肝衰竭患者时应详细询问病史、用药史、对治疗的反应情况，早期做出病因诊断并行治疗。若病情危重，内科保守治疗无效，首选紧急肝移植。

四、知识点提示

1. 定义

肝豆状核变性（hepatolenticular degeneration，HLD）又称为威尔逊病（Wilson disease，WD），是一种好发于儿童及青少年的常染色隐性遗传的铜代谢障碍性疾病。该病临床表现多样，可分为肝型、脑型、混合型等。其肝脏损害表现为无症状的转氨酶升高至暴发性肝衰竭等不同，其中以暴发性肝衰竭为首发症状的肝豆状核变性即为暴发性肝豆状核变性。

2. 流行病学特点

肝豆状核变性在世界范围的患病率为 1/26 000～1/3000，携带者约为 1/90。暴发性肝豆状核变性发生率约占所有肝豆状核变性的 4%～5%。

3. 病因学及发病机制

肝豆状核变性发病机制多与 *ATP7B* 基因突变相关。该基因定位于染色体 13q14.3，编码一种铜转运 P 型 ATP 酶。*ATP7B* 基因突变导致 ATP 酶功能减弱或丧失，引起血清铜蓝蛋白合成减少及胆道排铜障碍，蓄积于体内的铜离子在肝脏、脑、肾脏、骨骼、角膜等器官沉积，引起进行性加重的肝硬化、锥体外系症状、精神症状、肾损害及角膜色素环（K-F 环）等。

4. 诊断标准

该病诊断多参考 2001 年莱比锡第 8 届 Wilson 病国际会议制定的评分系统，其中包括典型症状及体征（K-F 环、神经症状、血清铜蓝蛋白、库姆斯试验阴性的溶血性贫血）和其他试验（肝铜、尿铜及突变分析），评分结果≥ 4 分可确诊 WD。

目前暴发性肝豆状核变性尚无统一的诊断标准，Shah 等总结暴发性肝豆状核变性临床实验室指标特点如下：①库姆斯试验阴性的溶血性贫血；②肝脏合成功能丧失，INR 升高，高胆红素血症，维生素 K 无法纠正的凝血功能障碍；③迅速进展至急性肾损伤；④血清转氨酶升高至正常范围的 10 倍以上（一般低于 2 000 U/L）；⑤ ALP 正常或降低（一般< 40 U/L）；⑥ ALP /TBIL < 4，伴 AST /ALT > 2.2；⑦低尿酸血症；⑧ 24 小时尿铜显著升高。其中，Korman 等提出 ALP /TBIL < 4，伴 AST /ALT > 2.2，诊断暴发性肝豆状核变性的灵敏度为 94%，特异度为 86% ～ 94%，而且不需要结合血清铜蓝蛋白结果。

5. 治疗

目前，肝豆状核变性在治疗上需低铜饮食，终生服用排铜或阻止铜吸收的药物。对于暴发性肝豆状核变性患者的治疗，肝移植是有效的治疗方法。为了确保需要肝移植的肝豆状核变性患者把握肝移植时间，需对其尽快实施肝移植评估。目前国际普遍认可的肝移植决策预测系统是新威尔逊预测指数（New Wilson index）、MELD 评分和 Child-Pugh 评分。其中 New Wilson index 评分> 11 分是紧急肝移植治疗指征，但是，由于供肝缺乏，且部分患者在诊断时可能无法进行紧急肝移植，国内外研究报道除肝移植外，还可以尝试铜螯合剂联合血浆置换和（或）血滤的强化疗法，可改善预后，以争取无肝移植者的生存时间甚或避免肝移植。

病例点评

　　暴发性肝豆状核变性是急性肝衰竭的少见病因，患病率极低，常见于青少年女性，临床表现有库姆斯试验阴性的溶血性贫血、凝血功能障碍、转氨酶轻度升高、ALP 活性低、高胆红素血症、低尿酸血症等。临床实验室指标 ALP /TBIL ＜ 4 且 AST /ALT ＞ 2.2 有助于暴发性肝豆状核变性的诊断。早期诊断、早期治疗对患者的预后至关重要。本例患者在诊断明确后，立即进行肝移植治疗，最终长期存活。

（李淑香　王　宇）

参考文献

1. TAO T Y, GITLIN J D. Hepatic copper metabolism：insights from genetic disease. Hepatology, 2003, 37（6）：1241-1247.

2. European Association for Study of Liver. EASL clinical practice guidelines：Wilson's disease. J Hepatol, 2012, 56（3）：671-685.

3. 吴建良，洪铭范. 暴发性肝衰竭型肝豆状核变性的诊治进展. 广东药科大学学报，2019, 35（3）：456-459.

4. KORMAN J D, VOLENBERG I, BALKO J, et al. Screening for Wilson disease in acute liver failure：a comparison of currently available diagnostic tests. Hepatology, 2008, 48（4）：1167-1174.

5. SOCHA P, JANCZYK W, DHAWAN A, et al. Wilson's disease in children：a position paper by the hepatology committee of the European society for paediatric gastroenterology, hepatology and nutrition. J Pediatr Gastroenterol Nutr, 2018, 66（2）：334-344.

6. TIAN Y, GONG G Z, YANG X, et al. Diagnosis and management of fulminant Wilson's disease：a single center's experience. World J Pediatr, 2016, 12（2）：209-214.

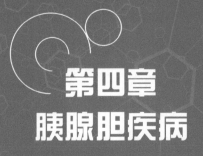

第四章
胰腺胆疾病

病例 24　慢性胰腺炎

病历摘要

患者，男，44岁。

主诉：间断上腹痛10年，加重1个月。

现病史：患者10年前饮酒后出现剧烈上腹痛，无恶心、呕吐，无呕血、黑便，无发热、畏寒、寒战，无皮肤、巩膜黄染等，就诊于当地医院，诊断为"急性胰腺炎"，对症治疗后好转。后患者长期大量饮酒，1年前饮酒后出现中上腹痛，向后背放射，持续性钝痛，弯腰或深压稍有缓解，于当地医院就诊，诊断为"慢性胰腺炎，胰

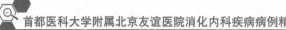

管结石"，予以补充胰酶治疗后腹痛有所缓解。1个月前患者无诱因出现中上腹剧烈腹痛，伴大汗，不能忍受，再次于当地医院就诊，考虑慢性胰腺炎急性发作，置入胰管支架，同时予以抑酶、止痛等治疗后好转出院。10天前患者劳累后再次出现剧烈腹痛，性质同前，当地医院予以禁食水、抑酶、解痉、止痛等治疗后好转。患者自发病以来，清淡饮食，已戒酒，睡眠可，二便正常，近1年体重下降10 kg。

既往史：痛风病史8年，近期规律口服非布司他片。预防接种史不详。其他系统回顾无特殊。

个人史：饮酒史20余年，每次饮1～1.5斤白酒，每周5次，否认吸烟史。

家族史：父亲体健，母亲患有"高血压、结肠癌"，兄弟姐妹3人，弟弟患有"慢性胰腺炎、胰管结石、糖尿病"。

【体格检查】

体温36.5 ℃，脉搏74次/分，呼吸16次/分，血压120/80 mmHg，神清，全身皮肤黏膜未见黄染、色素沉着等。双肺呼吸音清，未闻及明显的干湿啰音。心率74次/分，心律齐，心音可，各瓣膜听诊区未闻及明显的病理性杂音。腹平坦，腹壁柔软，中上腹无轻压痛、反跳痛、肌紧张，未触及包块。肝脏未触及，脾肋下可触及。胆囊区无压痛，Murphy征阴性。肾脏未触及，肾区及输尿管点无压痛。振水音阴性。肝浊音界正常，肝区、肾区无叩击痛，移动性浊音阴性。肠鸣音3次/分，双下肢无水肿。

【辅助检查】

血常规（2018-5-7）：WBC 7.76×10⁹/L，Hb 137 g/L，PLT 381×10⁹/L。

生化（2018-5-7）：ALB 37.9 g/L，ALT 18 U/L，AST 16 U/L，TBIL 16 μmol/L。

血清淀粉酶、糖化血红蛋白、DIC 筛查、肿瘤标志物、尿便常规等未见异常，IgG4（－）。

卧位腹平片（2018-5-8）：上腹部钙化灶，建议行 CT 检查明确其部位（图 24-1）。

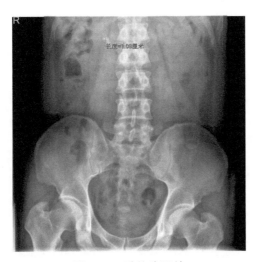

图 24-1 卧位腹平片

MRCP（2018-5-7）：胰管扩张，胰头部中断；胰腺体尾部萎缩，胰腺信号弥漫异常（图 24-2）。

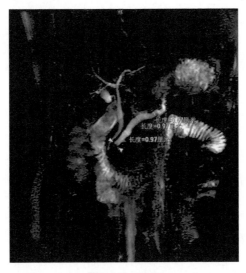

图 24-2 MRCP

超声内镜（2018-5-8）：胆总管未见明显扩张及占位回声，最宽约 0.6 cm；胰腺内部回声不均匀，胰头可见多发块状强化，后伴有声影，胰体尾部回声不均匀，呈小叶样改变；胰管全程扩张，头颈部胰管 0.8 ～ 1.0 cm，内可见多发强回声伴声影，最大约 1.0 cm，位于胰管末端近壶腹部，胰体尾部胰管宽 0.4 ～ 0.5 cm。胰腺表现符合慢性胰腺炎、胰管多发结石（图 24-3）。

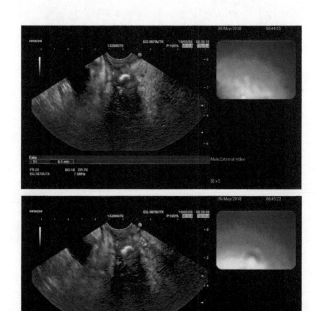

图 24-3　超声内镜

【诊断】

1. 入院诊断

慢性胰腺炎伴胰管结石。

2. 诊断分析

患者为 44 岁男性，慢性病程，长期饮酒，10 年前饮酒后出现急性胰腺炎，1 年前及近 1 个月反复发作。根据现病史、MRCP 及超声内镜检查明确诊断。

【鉴别诊断】

（1）胰腺癌：胰腺癌常合并慢性胰腺炎，而慢性胰腺炎也可演化为胰腺癌。胰腺包块如缺乏特征性影像学改变，又难以取到组织活检，有时在短期内鉴别良、恶性较困难。一般血清肿瘤标志物 CA19-9 > 1000 μmol/mL，结合临床表现及影像学表现，有助于胰腺癌的诊断。本例患者目前的各项影像学检查均不支持该诊断。

（2）自身免疫性胰腺炎：为自身免疫因素引起的胰腺慢性炎症性改变，一般在慢性胰腺炎的病因组成中占较小比例，多见于老年男性，并且经常与 IgG4 相关疾病相伴行，存在多系统受累倾向。一般伴有血清 IgG4 明显升高和嗜酸性粒细胞升高，而结合超声内镜、MRCP 等检查有助于诊断。自身免疫性胰腺炎分为 1 型和 2 型，1 型自身免疫性胰腺炎的特征性影像学表现为胰腺弥漫性肿大，呈现出"腊肠样"的外观，常为多灶性的胰管狭窄；2 型最常见的影像学特征是局灶性肿块。本例患者目前病史、辅助检查均不支持该诊断。

病例分析与讨论

一、诊断方面

患者有长期大量饮酒史，而饮酒可诱发急性胰腺炎，经过 10 年的病情进展，转为慢性胰腺炎，其临床表现、影像学及超声内镜支持慢性胰腺炎、胰管结石诊断。

二、治疗方面

（1）一般治疗：戒酒，清淡规律饮食，避免油腻、过饱饮食。

笔记

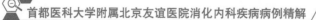
药物治疗：胰酶肠溶胶囊（剂量依据体重调整），口服，每日3次。

（2）体外碎石联合内镜逆行胰胆管造影术（endoscopic retrograde cholangiopancreatography，ERCP）：患者在胰管支架置入后，解除了胰管梗阻及胰管高压，于2018-5-10行体外冲击波碎石术，并于2018-5-17在无痛下行ERCP+胰管球囊扩张术＋内镜胰管内支架引流术（endoscopic retrograde pancreatic drainage，ERPD），术后好转出院。

三、个人经验分享

本例患者诊断相对容易。根据既往长期大量饮酒史、急性胰腺炎、慢性腹痛病史、腹部CT增强扫描及磁共振胰胆管水成像可明确诊断。治疗方面：慢性胰腺炎是不可治愈的，治疗的目标主要是消除病因、控制症状、改善胰腺功能及治疗并发症。对于伴有长期腹痛的患者，需进行阶梯式止痛疗法，评估疼痛频率、严重程度、对生活和其他活动的影响程度，根据不同的级别进行低脂饮食、补充胰酶和抑酸治疗。对于疼痛严重或发作频繁及有服用麻醉药止痛倾向的患者，可在上述治疗基础上根据患者影像学异常进行内镜治疗，如括约肌切开术、胰管取石术和胰管内支架置入术。对于伴有假性囊肿难以自行吸收消退的患者，需结合患者个人情况行内镜治疗，如引流术。对于内镜治疗无法解决的胰管结石、胰管狭窄及胰腺囊肿，则建议外科治疗，胰管的形态学变化决定了不同的手术方式。本例患者存在胰管结石、胰管狭窄、反复腹痛发作，应考虑将ERCP下治疗作为一线治疗方式。

四、知识点提示

1. 定义

慢性胰腺炎是一种进展性炎性疾病，是由炎症反复发作导致纤维结缔组织替代胰腺实质，最终导致腺泡和胰岛细胞功能丧失的疾病。

2. 病因学

目前各指南采用的病因分类标准是 TIGAR-O 分类系统，包括毒性 / 代谢、特发性、遗传性、自身免疫性、复发性急性胰腺炎和阻塞性胰腺炎 6 类。

慢性胰腺炎致病因素较多，酗酒是主要因素，其他病因包括胆道疾病、高脂血症、高钙血症、胰腺先天性异常、胰腺外伤或手术、急性胰腺炎导致胰管狭窄、自身免疫性疾病等。吸烟能显著增加慢性胰腺炎发病的危险性。

遗传性胰腺炎中阳离子胰蛋白酶原（*PRSS1*）基因突变多见，散发性胰腺炎中 *SPINK1* 基因和 *CFTR* 基因为常见突变基因。

其他致病因素不明确者称为特发性慢性胰腺炎。

3. 诊断标准

慢性胰腺炎的诊断主要依据临床表现和影像学检查结果，胰腺内外分泌功能检测可作为诊断的补充。病理学诊断是慢性胰腺炎诊断的确定性标准，但目前临床应用不多。

慢性胰腺炎的诊断标准见表 24-1，包括：①1 种及以上影像学检查显示慢性胰腺炎的特征性形态改变；②组织病理学检查结果显示慢性胰腺炎特征性改变；③反复发作上腹痛，或用其他疾病不能解释的腹痛；④血淀粉酶异常；⑤胰腺外分泌功能不全表现；⑥胰腺内分泌功能不全表现；⑦基因检测发现明确致病突变；⑧大量饮酒史（达到酒精性慢性胰腺炎标准）。①或②任何一项典型表现可确诊，影像学或组织学不典型表现时，③~⑧中，同时满足 2 项亦可确诊。

表 24-1　慢性胰腺炎影像学及组织学特征

影像学特征性表现

　典型表现（下列任何 1 项）：

　　①胰管结石；

　　②分布于整个胰腺的多发钙化；

　　③ ERCP 显示主胰管不规则扩张和全胰腺散在不同程度的分支胰管不规则扩张；

　　④ ERCP 显示主胰管完全或部分梗阻（胰管结石或蛋白栓），伴上游主胰管和分支胰管不规则扩张

　不典型表现（下列任何一项）：

　　① MRCP 显示主胰管不规则扩张和全胰散在不同程度的分支胰管不规则扩张；

　　② ERCP 显示全胰腺散在不同程度的分支胰管扩张，或单纯主胰管不规则扩张，或存在蛋白栓；

　　③ CT 显示主胰管全程不规则扩张伴胰腺形态不规则改变；

　　④超声或 EUS 显示胰腺内高回声病变（考虑结石或蛋白栓），或胰管不规则扩张伴胰腺形态不规则改变

组织学特征性表现

　典型表现：胰腺外分泌实质减少伴不规则纤维化。纤维化主要分布于小叶间隙，形成"硬化"样小结节改变

　不典型表现：胰腺外分泌实质减少伴小叶间纤维化，或小叶内和小叶间纤维化

4. 治疗特点

慢性胰腺炎的治疗原则为去除病因，控制症状，改善胰腺内外分泌功能不全及防治并发症。

（1）非手术治疗：有一般治疗和药物治疗。一般治疗：戒烟、戒酒，调整饮食结构、避免高脂饮食，可补充脂溶性维生素及微量元素，对营养不良者可给予肠内或肠外营养支持。药物治疗主要针对胰腺外分泌功能不全。

（2）内镜治疗：主要适用于胰管结石及胰腺假性囊肿、Oddi 括约肌狭窄、胆总管下段狭窄、胰管狭窄等。治疗方法包括体外冲击波碎石术（extracorporeal shock wave lithotripsy，ESWL）、ERCP+ 内

镜下乳头括约肌切开术（endoscopic sphincterotomy，EST）+ 取石、鼻胆管和鼻胰管引流、胰管胆管支架置入、假性囊肿引流等，创伤性较手术治疗小，疗效尚可。

（3）手术治疗：①手术指征：保守治疗不能缓解的顽固性疼痛；胰管狭窄、胰管结石伴胰管梗阻；并发胆道梗阻、十二指肠梗阻、胰源性门静脉高压、胰源性胸腹水及假性囊肿等；不能排除恶性病变。②术式选择：手术治疗能否改善胰腺功能、延缓胰腺炎症进展及手术时机的选择，目前尚缺乏充分的证据支持，应遵循个体化治疗原则，根据病因、胰腺及胰周脏器病变特点和术者经验等，主要针对各种外科并发症，制定合适的手术方案。

📋 病例点评

慢性胰腺炎表现为"五联征"：上腹痛、胰腺钙化、胰腺假性囊肿、糖尿病、脂肪泻。完全符合"五联征"者为典型病例，大部分患者仅符合其中一部分表现。对于已明确诊断的患者，需进一步检查，明确分型、病因。本例患者有腹痛、消瘦症状，腹部 CT 示胰腺钙化、胰管结石，诊断明确。根据临床表现考虑为慢性腹痛型，病因为长期饮酒。予以内镜 +ESWL，患者症状缓解，治疗效果好，但慢性胰腺炎为一种进行性疾病，部分患者可相对稳定，持续进展者可出现内外分泌功能不全、胰腺癌，因此需密切随访。

（代广霞　隗永秋）

参考文献

1. 蒋熙，孙晖，钱阳阳，等. 2017 年版欧洲胃肠病学会《慢性胰腺炎诊断和治疗循证医学指南》解读. 中华胰腺病杂志，2017，17（6）：415-417.

2. 中国医师协会胰腺病专业委员会慢性胰腺炎专委会. 慢性胰腺炎诊治指南
   （2018，广州）. 中华消化内镜杂志，2018，35：814-822.

3. SHETH S G，CONWELL D L，WHITCOMB D C，et al. Academic pancreas centers
   of excellence：guidance from a multidisciplinary chronic pancreatitis working group
   at PancreasFest. Pancreatology，2017，17（3）：419-430.

4. ITO T，ISHIGURO H，OHARA H，et al. Evidence-based clinical practice guidelines
   for chronic pancreatitis 2015. J Gastroenterol，2016，51（2）：85-92.

5. INUI K，IGARASHI Y，IRISAWA A，et al. Japanese clinical guidelines for
   endoscopic treatment of pancreatolithiasis. Pancreas，2015，44（7）：1053-1064.

病例 25　良性胆管狭窄

📋 病历摘要

患者，女，68 岁。

主诉：间断上腹痛 2 个月。

现病史：患者 2 个月前进食油腻食物后出现上腹持续性胀痛，向肩背部放射，伴恶心、呕吐，呕吐后腹痛不缓解，无发热，就诊于北京某医院，行 MRCP 提示胆囊增大、胆囊颈部泥沙样结石、肝内外胆管扩张，诊断为急性胆囊炎及胆结石，行腹腔镜下胆囊切除术＋胆总管探查取石术＋T 管引流及腹腔引流术。1 个月前行 T 管造影，发现胆总管下段狭窄，长约 1 cm，考虑炎性狭窄。行 DSA 引导下胆道支架成形术，术中拔除 T 管，沿原窦道放置 16 F 引流管进入胆总管。术后患者仍感上腹部胀痛，呈持续性，向肩背部放射，伴恶心，无呕吐。患者自患病以来，精神、睡眠、饮食可，二便正常，体重无明显改变。

既往史：无特殊病史。

【体格检查】

神清语利，查体配合。皮肤及巩膜黄染。腹部略膨隆，造瘘口可见一引流管。腹软，右上腹压痛，无反跳痛及肌紧张，未触及包块，肝脾肋下未触及。叩诊呈鼓音，移动性浊音（−）。肠鸣音 3 次 / 分，双下肢无水肿。

【辅助检查】

血常规：WBC 8.98×10^9/L，GR% 69.8%，Hb 126 g/L，PLT 318×10^9/L，CRP 8 mg/L，ESR 10 mm/h。

生化：ALT 87 U/L，AST 121 U/L，ALP 340 U/L，GGT 254 U/L，TBIL 58.3 μmol/L，DBIL 32.2 μmol/L。

超声内镜：胆总管全程管壁增厚，宽约 0.9 cm，内部回声不均匀，可见气体（图 25-1）。诊断：胆总管壁厚，T 管置入术后。

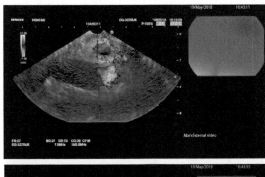
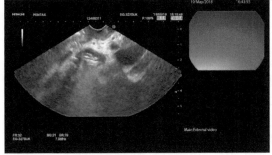

图 25-1　超声内镜

【诊断】

1. 入院诊断

胆总管狭窄，胆囊切除术后。

2. 诊断分析

患者为 68 岁女性，2 个月前因胆囊炎行腹腔镜下胆囊切除术 + 胆总管探查取石术 +T 管引流及腹腔引流术，术后 1 个月造影发现胆总管狭窄，再行 DSA 引导下胆道支架成形术。结合手术史，考虑良性胆管狭窄诊断明确。

【鉴别诊断】

（1）胆管炎：常表现为右上腹痛、黄疸、发热，腹痛多呈阵发性绞痛，或持续性疼痛阵发性加剧，并放射到右肩背部，可伴恶心、呕吐。查体轻者有上腹部压痛，重者有腹膜刺激征、肝区叩痛，辅助检查提示患者有腹痛及黄疸表现，需警惕胆管炎的可能。但本例患者无发热，血常规正常，炎症指标正常，目前尚无胆管炎的表现，需密切观察。

（2）胆总管恶性狭窄：胰腺癌、胆管癌及十二指肠乳头癌等恶性疾病可导致胆管恶性狭窄，通常表现为无痛性黄疸，亦可出现恶心、呕吐等症状。影像学检查（包括 CT、MRCP 及超声内镜）提示存在占位性病变。而本例患者临床表现及影像学检查均不支持胆总管恶性狭窄。

【治疗】

解除胆道梗阻，行 ERCP 及金属覆膜支架置入术（图 25-2）：胆总管下段狭窄改变，胆总管上段扩张。DSA 引导下胆总管下段刷检，沿导丝置入 10 Fr×6 cm 全覆膜金属支架。

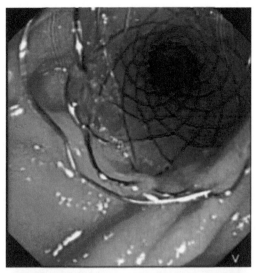

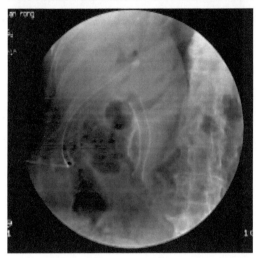

图 25-2　ERCP 及胆总管下段置入全腹膜金属支架

术后患者上腹疼痛持续存在，中等程度，向后背放射，血清淀粉酶明显升高，考虑出现术后胰腺炎，予以奥曲肽静脉滴注、抑酶、PPI抑酸、补液、盐酸莫西沙星抗感染治疗，以及曲马多止痛、甘油等灌肠治疗，患者症状好转，恢复自主排气、排便后出院。

【随访】

嘱患者低脂、规律饮食，定期复查肝功能及腹部超声，关注有

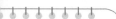
无再狭窄表现，拟 6 个月后复查 ERCP，如果狭窄还存在，可更换更大口径支架。

病例分析与讨论

一、诊断方面

胆管的医源性损害是腹腔镜切除胆囊术的主要并发症，其主要表现为胆漏但无明显的胆管损伤；大胆管的损伤伴或不伴胆漏。胆漏患者出现症状的中位时间为 3 天。相比之下，已发生狭窄但无胆漏的患者无症状期显著延长，出现症状的时间为 1～3 个月，中位时间为 57 天。本例患者术后引流量较多，复查时 DSA 发现胆管狭窄。

二、治疗方面

患者为胆总管良性狭窄，行 ERCP 及全覆膜金属支架置入。置入支架后胆红素明显下降，考虑引流有效。ERCP 术的主要并发症是术后胰腺炎，本例患者术后上腹痛、血清淀粉酶升高表明出现了术后胰腺炎，经治疗后好转。目前推荐对于无禁忌证的患者，于 ERCP 术前或术后即刻予以 100 mg 双氯芬酸或吲哚美辛、栓剂肛门内给药，可预防胰腺炎。

三、个人经验分享

胆管狭窄分别良性狭窄和恶性狭窄，内镜治疗的方法有所不同。目前，内镜治疗被认为是良性胆管狭窄的一线治疗，与手术和经皮路径相比，其更安全、疗效更好，且侵入性更小。内镜治疗中置入单根全覆膜自膨胀式金属支架或多根塑料支架是目前的主要治疗方法。与置入多根塑料支架相比，单根全覆膜自膨胀式金属支架成功率相当，但操作次数少，操作时间短。需注意的是，治疗结束后应按计划移除全覆膜金属支架（一般为 4～6 个月），以防止覆膜的降解及增生性组织向内生长造成支架堵塞。

四、知识点提示

1. 定义

良性胆管狭窄是胆管损伤和胆管炎症导致的胆管腔缩窄，胆管壁纤维组织增生，管壁增厚，管腔变窄。

2. 病因

手术后损伤、肝移植术后吻合口狭窄、慢性胰腺炎、其他炎性相关、感染和外伤等都可引起良性胆管狭窄。其中，最常见的是术后损伤及慢性炎症。

3. 诊断标准

皮肤及巩膜黄染、尿色加深等临床表现、直接胆红素升高等实验室指标及超声、CT、MRI 等影像学检查可诊断胆管狭窄，内镜及活组织病理检查可明确是否为良性胆管狭窄。

4. 治疗特点

对于良性胆管狭窄，内镜下介入治疗是一线治疗方案，首选 ERCP 下胆道扩张及支架置入。如内镜治疗失败，可考虑经皮经肝胆道穿刺引流或外科手术治疗。

（1）治疗原则：对于胆管狭窄，首先应明确并尽量治疗狭窄原因，在明确病因后针对病因进行治疗。对于良性病因导致狭窄者，ERCP 是一线介入治疗的首选。

（2）治疗方案

1）查找并解除病因：明确病因是诊疗胆管狭窄的第一步，可通过超声、CT、MRI 等影像学检查及活检病理明确。活检可在超声、CT、EUS 引导下进行，或通过 SpyGlass 进行。

2）解除梗阻：为了解除梗阻，缓解症状，保护肝功能，可行ERCP 及支架置入或球囊扩张。连续加压（球囊或探条导管）扩张对治疗重度良性胆管狭窄通常是必要的，但在手术后早期阶段（＜4 周）需格外谨慎胆管断裂、胆漏等并发症风险；单纯球囊扩张而无支架置入，与良性胆管狭窄高复发率相关。在支架的选择上，强烈不推荐给良性胆管狭窄或不明原因胆管狭窄患者放置非覆膜自膨胀式金属支架。而放置全覆膜自膨胀式金属支架与放置多根塑料支架治疗效果相当，但需要的内镜治疗次数更少。通过分次逐渐增加支架数量或 1 次置入尽可能多的支架，实现并排放置多根塑料支架可维持长达 1 年，已成为当前多数良性胆管狭窄标准治疗方案。

📋 病例点评

良性胆管狭窄是多种疾病的共同表现，病因包括术后损伤、慢性炎症、感染、外伤等，其中又以术后损伤及慢性炎症最为多见。在临床上，良性胆管狭窄常出现皮肤及巩膜黄染、直接胆红素升高等胆道梗阻的表现；在影像学上可见胆管狭窄，狭窄病因可由组织学活检明确；在治疗上，应首选内镜介入治疗，通过 ERCP 胆道扩张及支架置入，解除胆道梗阻。良性胆道梗阻是消化内科常见疾病，需认真掌握。

（曹依娜　赵　彦）

参考文献

1. HU B，SUN B，CAI Q，et al. Asia-Pacific consensus guidelines for endoscopic management of benign biliary strictures. Gastrointest Endosc，2017，86（1）：44-58.

2. CHAN C H Y, DONNELLAN F, BYRNE M F, et al. Response to endoscopic therapy for biliary anastomotic strictures in deceased versus living donor liver transplantation. Hepatobiliary Pancreat Dis Int, 2013, 12（5）: 488-493.

3. HILDEBRAND T, PANNICKE N, DECHENE A, et al. Biliary strictures and recurrence after liver transplantation for primary sclerosing cholangitis: a retrospective multicenter analysis. Liver Transpl, 2016, 22（1）: 42-52.

4. VITALE G C, TRAN T C, DAVIS B R, et al. Endoscopic management of postcholecystectomy bile duct strictures. J Am Coll Surg, 2008, 206（5）: 918-923.

5. WANG L W, LI Z S, LI S D, et al. Prevalence and clinical features of chronic pancreatitis in China: a retrospective multicenter analysis over 10 years. Pancreas, 2009, 38（3）: 248-254.

6. COSTAMAGNA G, BOŠKOSKI I. Current treatment of benign biliary strictures. Ann Gastroenterol, 2013, 26（1）: 37-40.

病例 26　恶性胆管狭窄

病历摘要

患者，男，73 岁。

主诉：尿色加深 1 月余，皮肤及巩膜黄染 20 天。

现病史：患者 1 个月前无明显诱因出现尿色加深，伴纳差、腹胀，无腹痛、腹泻、恶心、呕吐，20 天前出现皮肤及巩膜黄染，无寒战、高热，就诊于当地医院，查转氨酶、胆红素升高，予以抗炎、保肝、退黄、补液等治疗，无明显好转。遂就诊于我院，查血生化示转氨酶升高，胆红素升高，以直接胆红素升高为主。腹部 B 超示胆总管中等回声团，胆囊体积增大，肝内外胆管扩张，肝周积液。诊断为梗阻性黄疸，原因待查，为进一步诊治收入院。自发病以来，患者纳差，睡眠欠佳，使用艾司唑仑辅助睡眠，便秘，尿色深黄，体重无明显变化。

既往史：高血压病史 20 余年，冠心病病史 13 年，陈旧性前侧壁心肌梗死病史 13 年。13 年前行急诊 PCI 术置入支架 2 枚，1 年前再次置入支架 3 枚，目前服用阿司匹林、替格瑞洛等冠心病二级预防药物。陈旧性脑梗死病史 3 年。睡眠障碍 2 年。否认食物、药物过敏史。

【体格检查】

体温 36.8 ℃，脉搏 57 次 / 分，呼吸 18 次 / 分，血压 100/80 mmHg。神清，状可。皮肤及巩膜黄染，未见皮疹、瘀点、瘀斑等。双肺呼吸音清，未闻及干湿啰音。心界不大，心率 57 次 / 分，未闻及额外心音。腹部平坦，呼吸运动正常，无脐疝、腹壁静脉曲张，无皮疹、色素沉着，未见胃肠型及蠕动波。腹软，右中上腹深压痛，无反跳痛、肌紧张，未触及包块。肝脾未触及。胆囊区无压痛，Murphy 征阴性。肾脏未触及，肾区及输尿管点无压痛。振水音阴性。肝浊音界正常，肝区、肾区无叩击痛，移动性浊音阴性。肠鸣音正常，未闻及血管杂音。

【辅助检查】

1. 入院前

腹部 B 超：胆总管中等回声团，泥沙沉积？胆囊体积增大，胆囊腔内异常回声，沉积物？肝内外胆管扩张，肝周积液，肝囊肿，双肾囊肿。

血常规：WBC 5.22×10^9/L，GR% 75.3%，RBC 3.16×10^{12}/L，Hb 104 g/L。

生化：ACT 120 U/L，AST 132 U/L，ALB 29.9 g/L，TBIL 272.49 μmol/L，DBIL 202.85 μmol/L，间接胆红素 69.64 μmol/L，碱性磷酸酶 495 U/L，谷氨酰转肽酶 667 U/L。

2. 入院后

血常规：WBC 8.98×10^9/L，GR% 85.1 %，RBC 2.49×10^{12}/L，Hb 85 g/L，PLT 273×10^9/L，CRP 18 mg/L。

生 化：ALT 154 U/L，AST 265.8 U/L，ALB 26.1 g/L，TBIL 362.66 μmol/L，DBIL 248.72 μmol/L，间接胆红素 113.94 μmol/L，碱性磷酸酶 495 U/L，谷氨酰转肽酶 667 U/L。

肿瘤标志物：CA19-9 1027.50 U/mL。

ESR：57 mm/h。

腹盆部 CT 增强扫描 + 胰胆重建：肝门部软组织肿块致其上游肝内外胆管扩张，胆管癌可能大；胆囊增大，囊壁高度水肿，胆囊管受累可能大（图 26-1）。

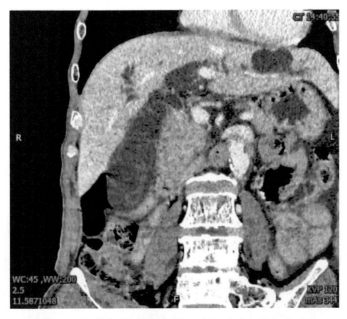

图 26-1 腹盆部 CT 增强扫描 + 胰胆重建示肝门部占位

【诊断】

1. 入院诊断

胆管癌梗阻性黄疸，冠状动脉粥样硬化性心脏病，PCI 术后，高血压（3 级）。

2. 诊断分析

患者为 73 岁男性，主要表现为无痛性黄疸，生化结果提示胆红素升高且以直接胆红素升高为主，考虑为胆汁淤积性黄疸，结合生化、腹盆 CT 及此前 ERCP 结果，考虑为肝外胆道梗阻所致，具体梗阻部位为肝门部。

【鉴别诊断】

（1）胆总管结石：临床特点为阵发性右上腹绞痛，常伴有黄疸，如合并感染则出现寒战和发热，即为查科三联征（Charcot triad），提示急性胆管炎。如病情更重，可能出现神志改变及血流动力学不稳定（血压下降等），则为 Reynolds 五联征，提示急性梗阻性化脓性胆管炎，病情危重，致死率高。化验检查提示胆红素升高，以直接胆红素升高为主，病情重时可合并肝功能损伤；B 超或放射检查示结石影、结石梗阻部位以上胆总管及肝内胆管扩张。而本例患者为无痛性黄疸，影像学不支持该诊断。

（2）壶腹部癌：指一类胆总管末端、肝胰壶腹部和十二指肠乳头的恶性肿瘤。这些肿瘤的特点是随着肿瘤生长，压迫胆总管开口，早期即可出现黄疸，黄疸深浅呈波浪式变化。另外，壶腹部恶性肿瘤亦可出现消化道出血、腹痛、食欲减退、腰背部疼痛、体重减轻、周身乏力、陶土色粪便、恶心、呕吐等。化验检查示血胆红素升高，以直接胆红素升高为主。肿瘤标志物 CEA、CA19-9 可升高，影像学检查可见胆总管扩张。而本例患者虽然临床表现与壶腹部癌相似，但影像学提示病变位于肝门部，故不支持该诊断。

【治疗】

本例患者基础疾病较重，一般状况较差。既往冠心病病史多年，术前仍使用抗血小板药物，心内科会诊评估患者冠脉病变严重，若停用抗血小板药物，心血管事件风险较高。请肝胆外科会诊，手术风险大，家属及患者拒绝手术。为解决胆道梗阻，行 ERCP 下胆管支架置入姑息治疗。ERCP 显示肝内胆管扩张，肝总管、胆总管上段狭窄。管腔内超声检查术（intraductal ultrasonography，IDUS）示狭窄段胆管管壁呈低回声改变，增厚明显，沿导丝放置 8 Fr×10 cm 胆道塑料支架。术后给予患者禁食水、补液、抑酸、抗感染等对症支持治疗。

病例分析与讨论

一、诊断方面

患者为 73 岁男性，临床表现为无痛性黄疸、食欲下降，化验检查提示胆红素升高、转氨酶升高、CA19-9 明显升高，腹部 B 超、腹部 CT 增强扫描及超声内镜均提示恶性胆管狭窄、胆管癌可能性大，故考虑诊断为肝门部胆管癌。不足之处是未取得组织病理结果。

二、治疗方面

（1）治疗方式的选择：肝门部胆管癌根据不同的分型和分期，治疗方案不同。对于有手术时机的患者，根治性切除是肝门部胆管癌唯一的治愈方式，也是患者获得长期生存的唯一有效治疗方式。对于恶性胆管狭窄，如果没有胆管炎，不建议在外科手术前常规行胆道引流。如果存在胆管炎或计划进行新辅助化疗或预计手术会延

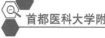

期的患者可行胆管引流，而本例患者因为年龄较大，基础病严重，故仅采取姑息引流治疗。

（2）胆管引流方式的选择：胆管引流方式包括经 ERCP 置入胆管支架或经皮经肝胆管引流。肝门部胆管癌的引流方式与肝门部胆管癌分型密切相关（图 26-2）。I 型和 II 型恶性胆管狭窄的姑息性引流通常优先选择 ERCP；而 III 型和 IV 型术前应充分评估，原因在于 ERCP 胆管引流不通畅有可能进一步加重疾病，导致化脓性胆管炎。有文献报道经皮经肝胆管引流较 ERCP 更容易成功，必要时也可以二者联合。而本例患者为 II 型，因此首选 ERCP 胆管引流。

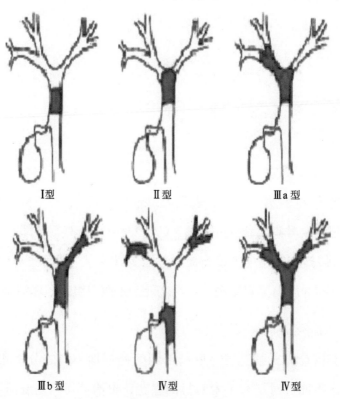

图 26-2　肝门部胆管癌分型（黑色部分为肿瘤）

［资料来源：姜小清，程庆保．肝门部胆管癌的分型及外科治疗．中国普外基础与临床杂志，2014，21（3）：260-264.］

 笔记

（3）支架的选择：对于手术无法切除肿瘤的恶性胆管狭窄患者，需要进行胆管支架的选择，即是塑料支架还是金属支架（覆膜/不覆膜）。对预期寿命＞3个月的患者，金属支架有优势，既往研究表明单根金属支架优于单根塑料支架，而覆膜金属支架的通畅期较非覆膜支架更长，因此首选覆膜金属支架。本例患者因为经济原因选择了塑料支架。

（4）支架置入的随访：有关支架置入后的更换，目前有两种方案：按计划更换（3～6个月）和按需更换（出现胆管炎表现时更换）。向患者家属交代临床密切随访的意义。

三、个人经验分享

肝门部胆管癌起病隐匿，常常发现时已是中晚期，失去了手术机会，故为延长患者生存时间、提高生活质量，多采取姑息治疗。ERCP下胆管支架引流操作简单、并发症少，是治疗胆道梗阻的首选方案，但仍应注意并发症的防治，如术后胰腺炎、引流不充分导致的化脓性胆管炎，因此术前充分评估很重要。必要时术中避免使用造影剂造影，而改用二氧化碳造影，这也是避免引流不充分导致化脓性胆管炎的措施。同时，ERCP的术后密切随访非常重要。

四、知识点提示

1. 定义

肝门部胆管癌是指原发于胆囊管开口以上、肝总管及左、右肝管起始部或者汇合部的一类恶性肿瘤，是最常见的胆道恶性肿瘤，大约占胆道恶性肿瘤的50%～70%。

2. 流行病学特点

不同国家和地区胆管癌的发病率差别较大，病理类型也不尽相同，这提示胆管癌的病因较为复杂，包括环境和遗传因素。胆管癌在西方国家的发病率较低，但在智利、玻利维亚、韩国及泰国北部发病率较高。胆管癌多发生在 40 岁以上成人中，男性略高于女性。按发生部位可将胆管癌分为肝内胆管细胞癌（intrahepatic cholangiocarcinoma，ICC）和肝外胆管癌（extrahepatic cholangiocarcinoma，ECC）。从 20 世纪末开始，ICC 的发病率逐渐升高，这可能与 HCV 感染增加有关。有研究表明胆管癌发生的危险因素主要包括胆管结石、HBV 和 HCV 感染、原发性硬化性胆管炎、肝吸虫病、化学物质等，其中 ECC 发生的危险因素还包括胆胰管汇合异常和胆总管囊肿。

3. 临床诊断

肝门部胆管癌早期多无特异性症状或症状不典型，随着肿瘤增大，肿瘤压迫胆管后可出现梗阻性黄疸。CA19-9、癌胚抗原有一定提示价值，明确诊断有赖于影像学和病理学检查。同时，要对肿瘤进行肝门部胆管癌分型：Ⅰ型：肿瘤起源于胆管汇合部以下的肝外胆管，未侵犯左、右肝管；Ⅱ型：肿瘤起源于胆管汇合部邻近的肝外胆管，扩散至左、右肝管；Ⅲa 型：肿瘤起源于胆管汇合部，扩散至右肝管达二级胆管；Ⅲb：肿瘤起源于胆管汇合部，扩散至左肝管达二级胆管；Ⅳ型：肿瘤多中心发生，或同时累及左右肝管。

4. 治疗特点

肝门部胆管癌起病隐匿，早期难以发现，且极易侵犯肝脏及周围的血管、神经、淋巴结，预后较差。在条件允许时，肝门部胆管癌首选手术治疗，根治性 R0 切除手术是肝门部胆管癌患者获得治愈可能的唯一方法，当无手术时机时可采取减黄姑息治疗。胆道引流的方法包括经皮肝穿刺胆道引流（PTCD）、经内镜鼻胆管引流术（endoscopic nasobiliary drainage，ENBD）、内镜胆管支架引流术（endoscopic retrograde biliary drainage，ERBD）。对于无法切除的肝门部胆管癌患者，应优先使用 ERBD 内引流，可以避免胆汁丢失，明显改善生活质量；如果 ERBD 失败，可进行 PTCD 外引流，但这会导致胆汁丢失。此外，频繁更换引流袋也会影响患者的生活质量。

病例点评

　　肝门部胆管癌又称克拉茨金瘤（Klatskin tumor），其发生占肝外胆管癌 50%～60%。肝门部胆管癌的危险因素包括原发性硬化性胆管炎、胆管囊肿、异常的胆管—胰管汇合畸形、复发性化脓性胆管炎和肝胆管结石、胆肠吻合术后的胆管炎症、肝吸虫病等。由于肿瘤位于解剖复杂的肝门区域，且肿瘤发现时常合并门静脉或肝动脉血管侵犯，因此肝门部胆管癌的根治性切除率较低，目前文献报道为 25%～40%。胆管癌患者早期没有典型症状，大部分患者多因黄疸而就诊，有 90%～98% 的胆管癌患者有不同程度的皮肤、巩膜黄染。黄疸是胆管癌最早也是最重要的症状，呈进行性加重，且多为无痛性，少数患者黄疸呈波动性。腹部超声、CT、MRI等影像学有典型表现，可依靠超声内镜引导细针穿刺抽吸术、超声内镜引导细针穿刺活检术（endoscopic ultrasound guided fine needle biopsy，EUS-FNB）、ERCP 胆道刷片获取病理依据。本病例为 73 岁男性，主要表现为无痛性进行性黄疸，症状典型，根据腹部 MRI 及 MRCP 表现，考虑肝门部胆管癌诊断明确。在治疗上肝门部胆管癌可选择手术、介入、放化疗等治疗方式。在条件允许时，应首先考虑手术完整切除，辅以放化疗以求治愈。然而本例患者高龄、基

笔记

础疾病多，不宜行手术治疗，故以姑息治疗为主，目标是延长患者生存期，改善生活质量，予以 ERCP+ 支架置入引流胆汁，缓解症状，改善患者生活质量，避免急性肝衰竭。然而本例患者未能取得病理标本，对于考虑肝门部胆管癌患者，病理对明确诊断及指导下一步治疗非常重要，因此对于该类疾病，如果条件允许应积极取得病理。

（胡 娇 赵 彦）

参考文献

1. BERGQUIST A, VON SETH E. Epidemiology of cholangiocarcinoma. Best Pract Res Clin Gastroenterol, 2015, 29（2）：221-232.

2. CARDINALE V, SEMERARO R, TORRICE A, et al. Intra-hepatic and extra-hepatic cholangiocarcinoma：new insight into epidemiology and risk factors. World J Gastrointest Oncol, 2010, 2（11）：407-416.

3. ALVARO D, CROCETTI E, FERRETTI S, et al. Descriptive epidemiology of cholangiocarcinoma in Italy. Dig Liver Dis, 2010, 42（7）：490-495.

4. 陈昆仑，翟文龙. 胆管癌的治疗现状. 中华肝脏外科手术学电子杂志, 2017, 6（6）：3.

5. 邹晓平，丁希伟. 肝门部胆管癌的诊治进展及展望. 中华消化杂志, 2018, 38（3）：151-154.

6. 唐明尧，陈勇. 肝门部胆管癌临床治疗的研究进展. 中华肝胆外科杂志, 2017, 23（12）：857-860.

7. 中国抗癌协会. 肝门部胆管癌规范化诊治专家共识（2015）. 中华肝胆外科杂志, 2015, 21（8）：505-511.

8. 梁后杰，秦叔逵，沈锋，等. CSCO 胆道系统肿瘤诊断治疗专家共识（2019 年版）. 临床肿瘤学杂志, 2019, 24（9）：828-838.

9. 朱亮，陈幼祥.《2019 年国际共识声明：远端胆管狭窄的内镜管理》解读. 临床肝胆病杂志, 2020, 36（6）：1241-1244.

10. 李家速.《2018 年欧洲胃肠内镜学会指南更新：内镜下胆管支架置入的指征、支架选择和疗效》摘译. 临床肝胆病杂志，2018，34（11）：2311-2315.

病例 27　胰腺假性囊肿

病历摘要

患者，女，42 岁。

主　诉： 反复腹痛 7 年，发现胰腺囊肿半年。

现病史： 患者 7 年前无明显诱因出现腹痛，具体性质不详，完善检查后诊断为急性胆源性胰腺炎，经抑酸、抑制胰酶、抗感染、补液治疗后病情好转出院。此后患者因急性胰腺炎发作共住院 2 次。半年前患者在进食少量油腻食物后再发上腹持续性疼痛，程度剧烈，无明显放射，伴恶心、呕吐，呕吐物为胃内容物，就诊于外院，查 WBC 升高，血清淀粉酶 500～600 U/L，考虑急性胰腺炎再发，经药物治疗后腹痛稍好转，但逐渐出现腹胀、发热，体温最高为 38.4 ℃，就诊于我院。查腹部彩超示胰腺肿大，符合急性胰腺炎表现，脾门处液性暗区，首先考虑胰腺假性囊肿。经抑酸、抑制胰酶、抗感染、补液及对症治疗后好转出院。近半年患者反复出现左上腹隐痛，与进食、着凉有关，每次持续约 1 小时，可自行缓解。3 个月前复查腹部彩超提示胰尾部囊实性包块，首先考虑假性囊肿。患者自发病以来精神、睡眠可，饮食较前减少，二便同前，体重下降约 10 kg。

既往史： 剖宫产术后，拉氧头孢过敏。

【体格检查】

体温 36.5 ℃，呼吸 19 次 / 分，脉搏 88 次 / 分，血压 111/78 mmHg。心肺查体未见明显异常。下腹部可见一长约 10 cm 陈旧性手术瘢痕。腹平软，上腹部压痛，无反跳痛及肌紧张，未触及包块，肝脾肋下未触及，Murphy's 征（−），移动性浊音（−），肠鸣音活跃，3～4次/分。双下肢无水肿。

【辅助检查】

1. 入院前

腹部 MRI（入院前 3 个月，本院）：MRCP 示胆囊结石，胆囊炎；胰尾区囊性病变，假性囊肿可能（最大横截面约 7.1 cm×6.8 cm）；脾大；左肾小囊肿；右肾中部异常信号，考虑复杂囊肿。

腹部彩超（入院前 3 个月，本院）：胰尾部囊实性包块，首先考虑假性囊肿，胆囊多发结石；胆囊壁增厚；右肾囊肿；副脾。

2. 入院后

血常规、CRP、ESR、肝肾功能、血糖、电解质、凝血功能等未见阳性结果。

超声胃镜：胃镜示胃、十二指肠未见明显异常。超声示胰腺轮廓、体部结构欠清，头部胰腺回声不均，见有钙化灶，于胰体部可见一 7 cm×5 cm 液性暗区，包膜完整，胰管无扩张；胆囊壁增厚、水肿，胆汁淤积，多发结石影（图 27-1）。诊断：慢性胰腺炎，胰腺假性囊肿，胆囊多发结石。

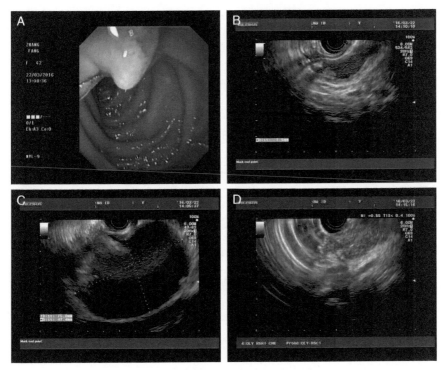

图 27-1　治疗前超声胃镜检查所见

【诊断】

1. 入院诊断

慢性胰腺炎伴胰腺假性囊肿，胆囊结石，胆囊炎。

2. 诊断分析

患者为 42 岁女性，慢性病程，有反复胰腺炎发作史，腹部 MRI 示胰尾区囊性病变，超声内镜提示胰体部可见一 7 cm×5 cm 液性暗区，包膜完整，胰管无扩张，考虑胰腺假性囊肿诊断明确。

【鉴别诊断】

（1）胰腺脓肿：本例患者半年前因急性重症胰腺炎就诊，在治疗过程中腹痛加重，伴腹胀、发热，需警惕急性胰腺炎后因胰腺及胰周坏死继发感染而形成胰腺脓肿可能。但本例患者上述症状出现于急性胰腺炎约 2 周时，与胰腺脓肿形成病程不符，近期影像学提示病变边界清晰，不支持胰腺脓肿诊断。

（2）胰腺囊性肿瘤：如浆液性囊腺瘤、黏液性囊腺瘤及黏液性囊腺癌。本例患者为 42 岁女性，为本类疾病好发人群；病变位于胰腺体部，为本病好发部位，此次因急性胰腺炎发作而完善检查后发现胰腺囊性病变。目前反复出现上腹疼痛，存在囊肿压迫症状，需高度警惕本病，但患者超声内镜下表现不支持该诊断，必要时可完善囊液化验、囊壁活检等协助除外。

（3）胰腺导管内乳头状黏液性肿瘤：是起源于主胰管或其分支胰管的一种分泌黏液的乳头状肿瘤，是一种罕见肿瘤，以上腹部疼痛、乏力为主要表现，通常合并糖尿病，可因胰管堵塞导致胰腺炎急性发作，常有 CEA、血清淀粉酶升高，腹部 CT 增强扫描表现为主胰管扩张伴壁结节或胰腺囊性灶与主胰管相沟通，本例患者 CT 影像不支持该诊断。

【治疗】

1. 治疗原则

超声内镜下经胃壁胰腺假性囊肿内引流术。

2. 治疗方案

（1）术前评估患者全身状况，排除禁忌证，签署知情同意书。

（2）超声内镜下行经胃壁胰腺假性囊肿超声穿刺＋支架置入术，术中见胰腺轮廓、体部欠清，胰腺头部回声不均，见有钙化灶，于胰体部可见一 7 cm×5 cm 液性暗区，包膜完整，在 X 线直视下，以 19 G 穿刺针于胃体大弯黏膜穿刺入囊肿，并置入导丝于囊肿腔内，用囊肿切开刀切开胃壁及囊壁，以 7 Fr、8.5 Fr 扩张探条分级扩张切口，再次以扩张球囊分级扩张切开至 1.0 cm，沿导丝分别置入 10 mm×6 mm 金属支架，可见少量鲜血及清亮液体流出，金属支架内置入双猪尾 7 Fr × 7 cm 塑料支架，位置满意（图 27-2）。

（3）术后监测生命体征，监测血常规、CRP、血清淀粉酶等。

（4）常规禁食水，行抗感染、抑酸、补液支持治疗。

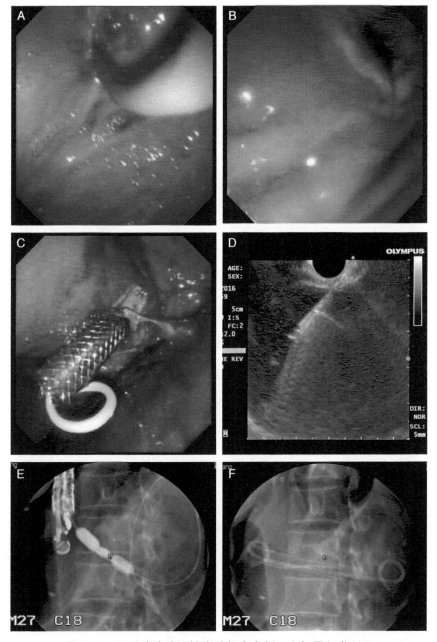

图 27-2　经胃壁胰腺假性囊肿超声穿刺 + 支架置入术所见

【随访】

患者经胃壁胰腺假性囊肿超声穿刺＋支架置入术后，引流通畅，术后第1天出现腹痛，体温37.2 ℃，并出现腹膜炎体征，无发热，无皮肤、巩膜黄染，经亚胺培南西司他丁钠抗感染、抑酸等治疗后好转。术后第3天复查腹部CT示假性囊肿明显变小（大小约为2.9 cm×2.2 cm）。术后1周出院。术后5个月复查腹部CT增强扫描示原胃腔内及胰腺尾部引流影已去除，胰腺体尾部密度、强化未见异常，胰腺尾部与周围组织结构清晰；肾周筋膜清晰。考虑支架脱落随大便排出。

病例分析与讨论

一、诊断方面

胰腺假性囊肿是继发于急、慢性胰腺炎或胰腺损伤后的常见并发症，为胰腺周围包裹性积液，囊壁为纤维结缔组织。多位于体尾部，为滞留性囊肿，多为单囊性病变，囊内无壁结节，囊壁强化不明显。胰腺假性囊肿与胰管多不相通。本例患者有反复胰腺炎发作病史，腹部彩超、CT增强扫描、超声胃镜等均支持胰腺假性囊肿的诊断。

二、治疗方面

EUS引导下胰腺假性囊肿引流术具有微创、痛苦小、围手术期短、并发症少及费用低等优点，已基本取代外科手术，成为胰腺假性囊肿的一线治疗方式。另外，本例患者有反复发作胰腺炎病史，辅助检查提示胆囊多发结石，且无高脂血症、酒精滥用、钙磷代谢紊乱等其他胰腺炎常见病因，结合病史考虑胆源性胰腺炎可能性大。为尽量降低疾病再发风险，可考虑择期行胆囊切除术，请普外科会诊共同决定手术时机及方式。

三、个人经验分享

EUS引导下胰腺假性囊肿引流术较传统手术和外引流治疗有诸多优点，但该部位解剖结构复杂，对操作技术要求高，需由超声和内镜手术经验丰富的医师操作。囊肿引流液为大量坏死物质，应给予降阶梯抗生素治疗。双蘑菇头支架解决了支架移位的问题，同时其支架腔直径更大，有引流更通畅、后续操作更方便等优点。

四、知识点提示

1. 定义

胰腺假性囊肿（pancreatic pseudocyst，PPC）是胰管损伤，胰液外漏并积聚于胰腺及周围，由肉芽组织及纤维组织形成囊壁包裹而成，内无上皮细胞相衬，故称为假性囊肿。临床表现与囊肿的大小、部位和并发症有关，可无症状，也可出现腹痛、腹胀、纳差及出血、破裂、感染、门脉高压、胃肠道梗阻、胆道梗阻等并发症相关的症状。

2. 病因学

多由急、慢性胰腺炎与胰腺外伤、胰腺手术等引起。

3. 流行病学特点

15%～25%的急性胰腺炎可并发PPC，20%～40%的慢性胰腺炎可并发PPC。

4. 诊断标准

PPC的诊断主要依赖于影像学检查，包括B超、CT、ERCP、MRI、MRCP和EUS等。影像学检查可明确PPC的特征，如大小、位置、囊壁厚度及分隔等，尽管如此，仍有近10%的PPC边界不清，与囊性肿瘤难以鉴别。急性胰腺假性囊肿病因及过程典型，与胰腺囊性肿瘤较容易鉴别。慢性胰腺炎常形成小的、直径2～3 cm的假性囊肿，其形态在影像学表现上无特殊性，因此，慢性胰腺假性囊

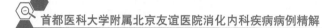

肿与胰腺囊性肿瘤的鉴别则较为困难。囊性肿瘤常存在囊内分隔，囊壁明显钙化，MRI 或 EUS 检查可发现囊内分隔和实质成分，如果仍不能明确诊断，可采取 EUS 引导下囊肿细针穿刺，抽取囊液行生化、肿瘤标志物检测和细胞学分析，必要时可对囊壁行病理学检查。

5. 治疗特点

一般认为，PPC 无明显症状、无并发症、无增大趋势者可行保守治疗，包括观察、营养支持及抗感染等。部分假性囊肿经保守治疗后可自然消退，急性胰腺炎 PPC 自然消退率在 50% 以上。慢性胰腺炎 PPC 患者囊肿壁较厚，常伴有胰管结构的改变（如胰管断裂、狭窄、结石形成等），自然消退率 < 10%。

治疗方法包括经皮置管引流、内镜治疗和手术治疗。手术治疗包括内引流术、外引流术、胰腺切除术、腹腔镜手术等。内镜治疗的目的在于建立囊肿与消化道之间的通道，以引流囊液，主要方式包括经内镜直视下穿刺置管引流、经内镜超声引导下穿刺置管引流及内镜下经十二指肠乳头胰管内置管引流 3 种。内镜引流相对外科手术创伤小，可避免胰液外漏，且有较高的长期治愈率，已成为治疗 PPC 的主要方法。采用何种诊治手段则需要根据患者全身情况、病变的位置与大小、是否存在周围组织粘连、有无并发症并结合当地医疗条件及术者临床经验加以合理的选择。

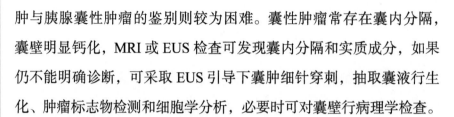 病例点评

胰腺假性囊肿是一种非肿瘤性胰腺囊性病变，根据《2018 年美国胃肠病学院临床指南：胰腺囊肿的诊断和治疗》，此类病变癌变风险低，若明确诊断为无症状性假性囊肿，甚至不需要进一步进行

疾病评估及监测，可见本病的诊治重点在于诊断及介入治疗时机的评估。胰腺囊性病变的诊断及鉴别高度依赖影像学检查，其中 MRI 及 MRCP 以其无创、无辐射及高精确性成为首选；若患者无法接受 MRI，CT 或 EUS 可作为备选，二者诊断价值相当；若仍无法确诊，可行 EUS-FNA 进行囊液分析及囊壁活检以协助明确。目前认为胰腺假性囊肿的绝对干预指征包括：①囊肿压迫周围器官产生症状；②囊肿感染或出血；③消化道出血；④胰腺胸膜瘘。另外，由于胰腺假性囊肿病因、疾病阶段不同，需结合患者病情精确判断是否需要对胰腺假性囊肿进行手术干预，并制定个性化治疗方案。

（张志会　王洁玮）

参考文献

1. 闫媛媛，靳二虎. 慢性胰腺炎后胰腺假性囊肿的影像表现及临床处理. 中国医学影像技术，2011，27（8）：1717-1720.

2. 王春友. 胰腺囊腺瘤恶变. 中国实用外科杂志，2009，29（8）：697-699.

3. JAZRAWI S F，BARTH B A，SREENARASIMHAIAH J. Efficacy of endoscopic ultrasound-guided drainage of pancreatic pseudocysts in a pediatric population. Dig Dis Sci，2011，56（3）：902-908.

4. BARON T H. Endoscopic drainage of pancreatic pseudocysts. J Gastrointest Surg，2008，12（2）：369-372.

5. ELTA G H，ENESTVEDT B K，SAUER B G，et al. ACG clinical guideline：diagnosis and management of pancreatic cysts. Am J Gastroenterol，2018，113（4）：464-479.

病例 28　急性化脓性胆管炎

病历摘要

患者，男，55岁。

主诉：腹痛7天，加重伴发热2天。

现病史：患者7天前无明显诱因出现中上腹持续性钝痛，向后背部放射，伴尿色加深，无发热、寒战，无恶心、呕吐，无便秘、腹泻，无皮肤黄染，大便颜色变浅，腹痛无法自行缓解并逐渐加重。5天前就诊于某中医诊所，予以中成药（具体成分不详）治疗后无明显缓解。其后患者诊于北京某三甲医院，查腹部CT平扫示胆囊炎、胆囊结石，经禁食、补液及头孢类抗生素抗感染治疗后，近2天患者腹痛较前进一步加重，并出现恶心、发热，体温最高38.5 ℃，遂就诊于我院急诊科，查血常规：WBC 12.49×10^9/L，GR% 86.3%，CRP > 160 mg/L；生化：ALT 127 U/L，AST 164.5 U/L，DBIL 30.54 μmol/L；腹部超声：胆囊壁弥漫性增厚，胆汁淤积；肝内外胆管增宽，胆总管上段结石可能。考虑诊断为胆总管结石伴急性胆管炎，遂急行ERCP+ENBD，术中可见大量脓液自十二指肠乳头流出，造影示胆总管轻度扩张，其内见结石负影。术后患者胆汁引流通畅，经亚胺培南西司他丁钠抗感染及抑酸、保肝、补液等治疗后，腹痛、恶心症状缓解，体温恢复正常，现为进一步诊治收入院。患者自发病以来，精神可，睡眠差，禁食水，小便如常，未解大便，体重无明显变化。

既往史：2型糖尿病3年余，口服阿卡波糖降糖，血糖控制水平不详。体检发现胆囊结石1年余，未予以特殊处理。

【体格检查】

体温 36.5 ℃，呼吸 18 次 / 分，脉搏 72 次 / 分，血压 124/80 mmHg，神志清、精神可。全肺未闻及明显干湿啰音。心界不大，心率 84 次 / 分，心律齐，心音可，未闻及明显杂音、心包摩擦音。腹平坦，腹软，无压痛、反跳痛、肌紧张，无液波震颤与振水声，肝脾肋下未触及，胆囊未触及，Murphy 征阴性，肾脏未触及，各输尿管压痛点无压痛，肝脾区叩击痛阴性，双侧肾区无叩痛，无移动性浊音，听诊肠鸣音正常，约 4 次 / 分，无气过水声及血管杂音。双下肢无水肿。

【辅助检查】

1. 入院前（急诊）

血常规：WBC 13.38×10^9/L，GR% 88.4%，Hb 126 g/L，CRP 151 mg/L。

生化：ALT 138 U/L，AST 143.8 U/L，ALB 30.0 g/L，TBIL 48.50 μmol/L，DBIL 38.11 μmol/L，GLU 11.52 mmol/L，AMY 193 U/L。

血沉：44 mm/h。

尿常规：KET 3.9 mmol/L（阳性）。

血气：PO_2 74.00 mmHg，pH 7.385，PCO_2 40.10 mmHg，SO_2 95.60%，HCO_3^- 23.40 mmol/L，ABE –1.50 mmol/L。

ERCP（图 28-1）：进镜至十二指肠降段憩室旁乳头，见大量脓液流出，切开刀配合导丝，选择胆管插管插入胰管，保留导丝，用双导丝法再次行选择性胆管插管成功，造影示胆总管轻度扩张，其内见结石负影。沿导丝置入鼻胆引流管，胆汁流出畅。诊断：胆总管结石，急性化脓性胆管炎，ERCP+ENBD。

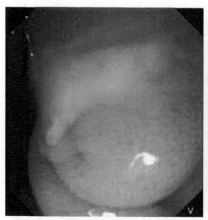

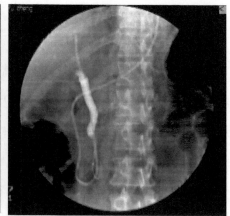

十二指肠乳头　　　　　　　　　　　　　鼻胆管置入后

图 28-1　ERCP

2. 入院后

腹盆部 CT 增强扫描（入院第 4 天）：胆囊增大，横径约 3.6 cm，胆囊壁弥漫性增厚，厚度约 0.6 cm，增强扫描示增厚胆囊壁均匀强化，可见线状黏膜影，并可见胆囊壁水肿。胆囊颈见多个类圆形高密度影，直径为 0.5～0.8 cm。肝内外胆管未见扩张，十二指肠及胆囊管内可见留置管影。诊断：胆囊结石，胆囊炎；胆囊周围肝实质灌注异常，考虑炎性病变所致；左侧肾上腺内侧支结节，腺瘤可能；右肾多发小囊肿；盆腔少量积液。

ERCP（入院第 6 天，图 28-2）：进镜至十二指肠降段的憩室旁乳头，可见原胰管支架在位，十二指肠乳头形态正常，切开刀配合导丝，选择胆管插管成功，造影示胆总管扩张、内见结石负影。切开乳头后，以扩张球囊逐级扩张乳头开口至 0.8 cm，用取石球囊取出结石，球囊封堵，分段造影未见结石负影，沿导丝置入鼻胆引流管，胆汁流出畅。诊断：胆总管结石，ERCP+EST+ 球囊取石 +ENBD。

笔记

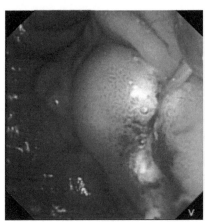
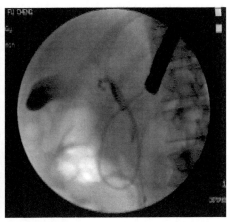

十二指肠乳头   造影

图 28-2   入院后第 6 天 ERCP

复查（入院第 7 天）：血常规示 Hb 129 g/L，WBC 8.11×10⁹/L，GR% 72.5%，CRP 7 mg/L。生化示 ALT 74 U/L，ALB 31.2 g/L，TBIL 23.46 μmol/L，DBIL 13.68 μmol/L，AMY 207 U/L。

【诊断】

1. 入院诊断

急性梗阻性化脓性胆管炎，胆总管结石，胆囊结石。

2. 诊断分析

患者为 55 岁男性，有胆结石病史，此次急性起病，临床主要表现突发性中上腹痛，向后背部放射，伴发热、黄疸，辅助检查提示 WBC、GR%、CRP 升高，总胆红素升高，以直接胆红素升高为主。腹部超声示肝内外胆管增宽，胆总管上段结石可能。ERCP 检查见胆管内脓液流出及结石影。目前诊断：急性梗阻性化脓性胆管炎，胆总管结石，胆囊结石。

【鉴别诊断】

（1）胆管癌：本例患者为 55 岁男性，存在黄疸、低热症状，需警惕胆管癌。但胆管癌常表现为无痛性黄疸，与患者临床表现不符，且患者未见乏力、体重下降等恶性肿瘤消耗性症状，ERCP 见胆总管结石影，考虑本病可能小，可进一步监测肿瘤标志物变化。

（2）糖尿病酮症酸中毒：本例患者有糖尿病病史，存在腹痛、恶心症状，尿酮体阳性，需警惕本病，但本例患者腹痛位于中上腹，与酮症酸中毒所致全腹疼痛不符，且目前查患者 GLU 11.52 mmol/L，血气未见代谢性酸中毒表现，无呼吸加快，呼气中有烂苹果味，暂时考虑可能性不大，注意复查尿常规及血气。

（3）急性胰腺炎：本例患者为 55 岁男性，有胆囊结石病史，此次发病表现为腹痛，疼痛向背部放射，辅助检查提示白细胞、中性粒细胞、CRP 明显升高，转氨酶、胆红素均升高，需警惕急性胰腺炎，但本例患者 AMY 升高不到 3 倍，腹部影像学检查未见胰周炎性渗出，目前考虑急性胰腺炎可能性不大，仍需高度警惕 ERCP 术后胰腺炎可能，关注患者症状体征变化，注意复查血尿 AMY 及腹部影像学。

【治疗】

1. 治疗原则

急性梗阻性化脓性胆管炎治疗的第一原则是尽快解除梗阻，恢复胆道引流。若患者存在休克状态，则应在抗休克治疗的同时给予大剂量有效抗生素，为手术创造机会。

2. 治疗方案

（1）一般治疗：心电监护，止痛，严格的饮食控制。若未能早期诊治，本病常可导致脓毒症，因此对伴有感染性休克的患者，应在行心电监护的同时，及时补充血容量，纠正代谢性酸中毒，包括禁食水、静脉补液。恢复饮食后亦应尽量减少脂肪摄入，减少疾病再发。

（2）抗感染：所有怀疑急性胆管炎的患者应立即应用抗生素，

同时进行胆汁培养和血培养。致病菌常常是革兰氏阴性杆菌及厌氧菌，且常为混合感染，因此宜选用广谱及对厌氧菌有效的抗生素。轻度急性胆管炎常由单一的肠道致病菌引起，首选一代或二代头孢菌素或氟喹诺酮类药物治疗。由于目前肠道细菌普遍产生 β - 内酰胺酶，对青霉素类和头孢唑啉耐药，推荐使用 β - 内酰胺类 / β - 内酰胺酶抑制剂复合制剂，疗程为 2～3 天。中度、重度急性胆管炎常为多重耐药菌感染，可选含 β - 内酰胺酶抑制剂的复合制剂、三代和四代头孢菌素、单环类药物治疗。如果首选药物无效，可改用碳青霉烯类药物，疗程为 5～7 天，后根据症状及实验室指标确定停药时间。

（3）止痛：抗胆碱能神经阻滞剂（如山莨菪碱）既能有效改善循环，也能起到解痉作用，对缓解症状有积极作用。既往常担心止痛药可能掩盖症状而导致误诊或诊断延迟，但近期研究证实急诊给予止痛药物并不会降低腹痛患者的诊断率。然而由于吗啡可导致 Oddi 括约肌收缩，增加胆管内压，因此需谨慎应用。

（4）解除梗阻：轻度急性胆管炎经保守治疗控制症状后，应根据病因继续治疗。中度、重度急性胆管炎通常对单纯支持治疗和抗感染治疗无效，需要立即行胆道引流。首选内镜下胆道引流术，合并凝血功能障碍时不宜行 EST，而 ENBD 则没有禁忌。PTCD 可作为次选的治疗方式，而由肝门或肝门以上的肿瘤、结石或狭窄引起胆道梗阻所致的急性胆管炎应首选 PTCD。若上述治疗方案失败或存在禁忌证时，可考虑开腹胆道引流术，先放置 T 管引流，解除梗阻，待二期手术解决病因。

（5）病因治疗：轻度急性胆管炎经保守治疗控制症状后，根据病因继续治疗，而中重度急性胆管炎则可在早期行胆道引流后，待患者症状缓解、一般情况好转后，限期进行后续治疗。

【随访】

本病复发率高，平素注意减少脂肪摄入，若有不适，及时查血常规、肝肾功能、血清淀粉酶、腹部 B 超。

病例分析与讨论

一、诊断方面

本病例诊断明确，患者存在腹痛、发热、黄疸症状，辅助检查存在 WBC、GR%、CRP 升高等细菌感染证据。生化提示转氨酶、胆红素升高，其中胆红素升高以直接胆红素升高为主。腹部 B 超提示肝内外胆管增宽，胆总管上段结石可能。ERCP 引导下证实十二指肠乳头大量脓液流出，造影见胆总管轻度扩张，其内见结石影。综上考虑急性胆管炎诊断明确。

二、治疗方面

入院后患者胆道梗阻已初步解除，继续嘱禁食，给予肠外营养支持。根据严重程度分类，本例患者为中度急性胆管炎，目前无病原学证据，留取胆汁培养，并经验性给予头孢哌酮钠舒巴坦钠抗感染治疗，待患者一般情况好转后，行 ERCP 取石，解决病因。

三、个人经验分享

对于急性化脓性胆管炎，需密切关注患者意识状态，及时识别患者是否存在早期休克征象，并在得到病原学证据前及时给予经验性抗生素治疗。若保守治疗无效，需早期行手术治疗解除梗阻，避免脓毒性休克的发生。

四、知识点提示

1. 定义

急性梗阻性化脓性胆管炎是胆道感染疾病中的严重类型，系由各种原因导致急性胆道梗阻后，胆管内压力升高和细菌感染引起的急性化脓性炎症反应。

2. 流行病学特点

全球 5% ～ 15% 的人群存在胆道系统结石，其中每年有 1% ～ 3% 的患者因为胆道系统结石而引起急性胆囊炎或急性胆管炎，其中急性胆管炎的总病死率为 10% ～ 30%，死因大多是感染性休克及多器官功能衰竭。

3. 病因学

常见病因包括胆管结石、胆管良性狭窄、胆道恶性肿瘤及先天性胆管畸形等各种引起胆道梗阻的因素。胆汁中存在细菌和内镜逆行胰胆管造影是急性胆管炎的危险因素。

4. 诊断标准

我国指南中急性胆管炎诊断标准见表 28-1。

表 28-1　急性胆管炎诊断标准

诊断依据	诊断标准
症状和体征	胆道疾病史、高热和（或）寒战、黄疸、腹痛及腹部压痛（右上腹或中上腹）
实验室检查	炎症反应指标（白细胞、C 反应蛋白升高等）、肝功能异常
影像学检查	胆管扩张或狭窄、肿瘤、结石等

注：确诊急性胆管炎：症状和体征 ≥ 2 项 + 实验室检查 + 影像学检查；疑似急性胆管炎：仅症状和体征 ≥ 2 项。

5. 严重程度评估

根据症状、体征及治疗效果不同，目前我国指南将急性胆管炎分为轻、中、重度三级（表28-2）。《急性胆道感染东京指南（2018）》也将该疾病严重程度分为Ⅰ～Ⅲ级（表28-3）。

表28-2 急性胆管炎严重程度

严重程度	评估标准
轻度	对于支持治疗和抗菌治疗有效
中度	对于支持治疗和抗菌治疗无效，但不合并多器官功能障碍综合征
重度	①低血压，需要使用多巴胺＞5 μg/（kg·min）维持，或需要使用多巴酚丁胺；
	②意识障碍；
	③氧合指数＜300 mmHg（1 mmHg = 0.133 kPa）；
	④凝血酶原时间国际标准化比值＞1.5；
	⑤少尿（尿量＜17 mL/h），血肌酐＞20 mg/L；
	⑥血小板＜10×10^9/L

表28-3 急性胆管炎 TG18/TG13 严重程度评估

Ⅲ级（重度）急性胆管炎

　　"Ⅲ级"急性胆管炎定义：合并存在至少1个下列器官、系统功能障碍的急性胆管炎

　　　　①心血管系统：需要多巴胺≥5 μg/（kg·min）或任何剂量去甲肾上腺素维持的低血压状态；

　　　　②神经系统：意识障碍；

　　　　③呼吸系统：PaO_2/FiO_2＜300；

　　　　④肾功能不全：少尿，肌酐＞2.0 mg/dL；

　　　　⑤肝功能不全：凝血酶原时间国际标准化比值＞1.5；

　　　　⑥血液功能障碍：血小板计数＜100 000/mm³

Ⅱ级（中度）急性胆管炎

"Ⅱ级"急性胆管炎与以下任意2种情况相关

笔记

续表

① WBC 计数异常（ > 12 000/mm³ 或 < 4 000/mm³）；

②高热（≥39 ℃）；

③年龄（≥75 岁）；

④高胆红素血症（总胆红素≥5 mg/dL）；

⑤低蛋白血症（< 正常下限 ×0.7）

Ⅰ级（轻度）急性胆管炎

初次诊断不符合"Ⅲ级"或"Ⅱ级"急性胆管炎标准

6. 治疗特点

任何抗菌治疗都不能替代解除胆道梗阻的治疗措施，中重度急性胆管炎的治疗强调早期解除梗阻，但由于患者常体弱、无法耐受长时间内镜操作，因此针对病因的治疗常需待患者病情稳定后再进行。中华医学会外科学分会胆道外科学组制定的《急性胆道系统感染的诊断和治疗指南（2021 版）》所建议的诊治流程见图 28-3。

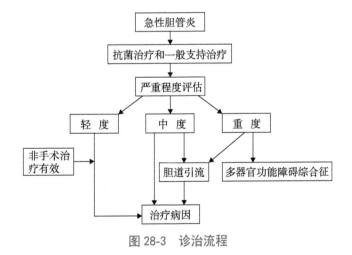

图 28-3　诊治流程

病例点评

急性化脓性胆管炎是胆道的急危重症，由上述诊断标准可知，临床表现是重要的诊断因素，然而统计结果显示查科三联征的出现率不到 72%，出现 Reynolds 五联征的患者只有 3.5% ~ 7.7%，因此，在临床中要密切观察患者临床表现，并结合实验室及影像学等检查及时诊断，以免延误治疗。另外，对于疾病严重程度的评估和预测对治疗亦有明确的指导作用，应及时判断抗生素及一般支持治疗是否有效，否则需早期行胆道引流解除梗阻。本例患者早期应用抗生素及支持治疗无效，无多器官功能障碍综合征表现，考虑为中度急性胆管炎，急诊予以 ENBD 置入后，择期行胆管结石碎石取石术，符合处理流程，预后良好。需注意此类疾病复发率高，出院后仍需减少脂肪摄入，若有不适，及时查血常规、肝肾功能、血清淀粉酶、腹部 B 超。

（李晓冉　王洁玮）

参考文献

1. MIURA F, OKAMOTO K, TAKADA T, et al. Tokyo guidelines 2018: initial management of acute biliary infection and flowchart for acute cholangitis. J Hepatobiliary Pancreat Sci, 2018, 25（1）: 31-40.

2. 中华医学会外科学分会胆道外科学组. 急性胆道系统感染的诊断和治疗指南（2021 版）. 中华外科杂志, 2021, 59（6）: 422-429.

3. 宗晔, 赵海英, 吴咏冬, 等. 急性化脓性胆管炎的临床诊治. 首都医科大学学报, 2010, 31（6）: 826-827.

病例 29　原发性胆汁性胆管炎

病历摘要

患者，女，36岁。

主诉：肝功能异常5个月。

现病史：5个月前患者行胆囊切除术住院检查发现肝功能异常，ALT 140 U/L，AST 114 U/L，ALP 199 U/L，GGT 243 U/L。腹部超声提示脂肪肝、胆囊结石、胆囊炎。腹部 MRI 增强扫描提示胆囊结石，未见肝内外胆道梗阻。患者无乏力、纳差，无皮肤、巩膜黄染，无口干、眼干、关节疼痛等不适，未诊治。4月余前曾就诊于当地医院，予以复方甘草酸苷保肝治疗2周，后复查肝功能无好转，ALT 175 U/L，AST 114 U/L，ALP 209 U/L，GGT 222 U/L，ALB 45 g/L，GLB 45 g/L，IgG 26.33 g/L，IgM 8.43 g/L。ANA 阳性，AMA-M2、LC-1、SLA/LP、LKM-1 均阴性，腹部超声示弥漫性脂肪肝（轻度），调整为熊去氧胆酸 250 mg bid 及甘草酸二铵保肝治疗。上述治疗1个月后复查肝功能较前改善，ALT 127 U/L，AST 85 U/L，ALP 203 U/L，GGT 147 U/L，ALB 44 g/L，GLB 45 g/L，调整为熊去氧胆酸、甘草酸二铵、双环醇保肝治疗。现为进一步诊治收入院。患者发病以来，饮食、睡眠可，二便正常，体重较前无增加 / 减轻。

既往史：胆囊炎、胆囊结石4年余，胆囊切除术后5月余。6个月前服用膳食纤维粉，1包 / 日，约1月余。近5个月服用胶原蛋白粉，1包 / 日。平素未规律体检，肝功能不详。否认化学毒物接触史。否认饮酒史。

【体格检查】

体温 36 ℃，脉搏 80 次 / 分，呼吸 18 次 / 分，血压 102/71 mmHg。身高 158 cm，体重 52 kg，BMI 20.8 kg/m²。神清、状可，正力型体型。皮肤及黏膜无黄染，无肝掌、蜘蛛痣。无颈静脉充盈，颈动脉无异常搏动。双肺呼吸音正常，未闻及干湿啰音。心率 80 次 / 分，心律齐，心音正常，未闻及额外心音，各瓣膜听诊区未闻及心脏杂音，未闻及心包摩擦音。腹部平坦，可见 2 处 1 cm 的手术瘢痕，无腹壁静脉曲张，腹软，无压痛、反跳痛、肌紧张，肝脾未触及，肝浊音界正常，肝区、肾区无叩击痛，移动性浊音阴性。肠鸣音正常，双下肢无水肿。

【辅助检查】

1. 入院前

详见现病史。

2. 入院后

血常规：WBC 3.31×10^9/L，Hb 138 g/L，PLT 110×10^9/L。

生化：ALT 78 U/L，AST 101.7 U/L，ALP 134 U/L，GGT 85 U/L，ALB 38 g/L，GLB 40.7 g/L，TBIL 19.41 μmol/L，DBIL 4.89 μmol/L，CHE 6.12 KU/L，GLU 4.65 mmol/L，TG 5.13 mmol/L，LDL-C 2.58 mmol/L；凝血功能正常。

免疫指标：IgG 1420 mg/dL，IgM 947 mg/dL，ANA 1：320（线粒体、核膜），AMA-M2 140.54 U/mL，抗 GP210 抗体 152.14 U/mL，抗 SP100 抗体、SMA、LKM-1、SLA/LP、ANCA 均阴性。

病毒学指标：HAV-AB、HBsAg、HCV-AB、HEV-AB、CMV DNA、EBV DNA 均阴性。

代谢相关指标：甲状腺功能、铜蓝蛋白、铁蛋白、转铁蛋白饱和度均正常。

AFP、异常凝血酶原均正常。

腹部 MRI 增强扫描：胆囊术后未见显示，副脾，胰头周围增大淋巴结。

【诊断】

1. 入院诊断

肝功能异常原因待查，原发性胆汁性胆管炎？自身免疫性肝炎？脂肪肝，胆囊切除术后。

2. 诊断分析

患者为 36 岁女性，急性病程。体检发现肝功能异常，肝生化以胆管酶升高为主，伴有转氨酶轻度升高，IgG、IgM 升高，ANA 阳性，AMA-M2、LC-1、SLA/LP、LKM-1 均阴性。腹部影像学仅提示脂肪肝。

【鉴别诊断】

（1）非酒精性脂肪性肝病：是除外过量饮酒和其他明确的肝损因素所致，以弥漫性肝细胞大泡性脂肪变性为病理特征的临床综合征。大多数无症状，或仅有非特异性症状，如右上腹轻度不适、肝区隐痛、乏力等。常合并肥胖、2 型糖尿病、高脂血症等，肝生化以 ALT、GGT 升高为主，腹部影像学提示脂肪肝。本例患者肝功能示 ALT、GGT 升高，超声提示脂肪肝，不除外非酒精性脂肪性肝病，完善相关检查，必要时行肝穿刺活检以明确诊断。

（2）重叠综合征：有些原发性胆汁性胆管炎可与其他自身免疫性肝病（如自身免疫性肝炎、原发性硬化性胆管炎）并存，称为重叠综合征。患者转氨酶、IgG 升高，ANA 阳性，不排除重叠综合征，予以复查相关免疫学指标，必要时行肝穿刺活检以明确诊断。

（3）药物性肝损伤：药物性肝病一般都有长期服用药物史或近期服用具有肝损害不良反应的药物。本例患者起病前曾口服多种保健品，不除外药物性肝损伤可能，予以完善相关检查除外其他病因，必要时行肝穿刺活检以明确诊断。

【治疗】

1. 治疗原则

肝功能异常若不能明确病因、采取针对病因的治疗方案，病程可反复迁延，逐渐发展至肝纤维化、肝硬化，最终发展至终末期肝病，需行肝移植挽救生命。因此若常规检查手段无法明确病因、保肝治疗效果欠佳时，应积极获得肝组织病理以协助诊断，指导制定治疗方案。

2. 治疗方案

（1）行肝组织穿刺活检术，获得肝组织病理（图29-1）：肝穿刺组织共见11个中小汇管区，小叶结构保留。主要病变为部分汇管区呈球形扩大，可见中度炎性细胞浸润，以单个核细胞为主，时见浆细胞、炎性细胞包绕并破坏小胆管，致胆管上皮排列不整，部分脱失；可见上皮样细胞，有形成肉芽肿的趋势，多数汇管区未见明显界面炎；汇管区间质未见明显纤维组织增生；小叶内偶见点灶状坏死，窦内轻度单个核细胞浸润，未见明确自身免疫性肝炎病理特点。诊断为原发性胆汁性胆管炎Ⅰ期。

（2）病因治疗：予以熊去氧胆酸 13～15 mg/（kg·d），分次口服或 1 次顿服，长期规律治疗。

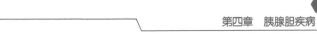

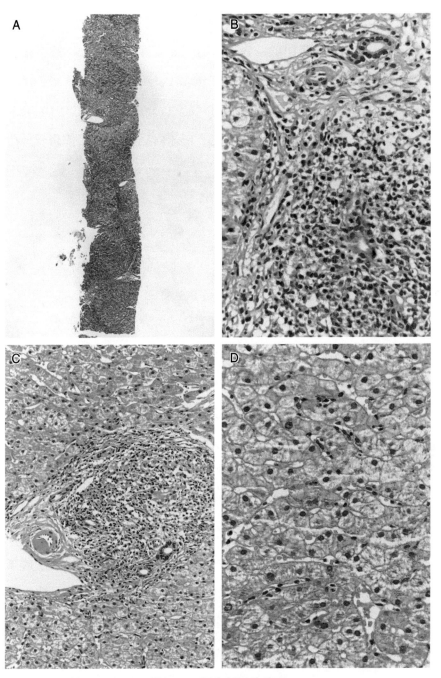

图 29-1　肝穿刺活检病理

【随访】

给予患者熊去氧胆酸胶囊 250 mg tid 规律治疗 3 个月后，复查肝功能较前改善：ALT 30 U/L，AST 34 U/L，ALP 94 U/L，GGT 47 U/L，ALB 42.6 g/L，GLB 37.2 g/L，TBIL 9.12 μmol/L，DBIL 1.19 μmol/L，CHE 6.37 KU/L，IgG 1406 mg/dL，IgM 513 mg/dL。目前患者规律服药、随访中。

病例分析与讨论

一、诊断方面

患者以肝功能异常为首发表现，对于肝功能异常，首先应该判断是以肝细胞损伤为主（ALT、AST 升高）还是以胆管细胞损伤为主（ALP、GGT 升高）。本例患者肝功能异常是以胆管细胞损伤（碱性磷酸酶、γ- 谷氨酰转肽酶升高）为主，肝细胞损伤较轻。影像学未见肝内外胆管扩张、肝外胆道梗阻。无腹痛、黄疸、发热、体重减轻等症状，初步判断为肝内胆汁淤积症。肝内胆汁淤积症常见的原因包括乙型病毒性肝炎、丙型病毒性肝炎、药物性肝炎、酒精性肝炎、原发性胆汁性胆管炎、原发性硬化性胆管炎、代谢相关性脂肪性肝病等。结合患者为 36 岁女性，起病前无明确肝损伤药物服用史，否认肝炎病史，否认饮酒史，IgM 升高，ANA 阳性，外院查 AMA-M2 阴性，但我院复查 ANA 1∶320（线粒体、核膜），AMA-M2、抗 GP210 抗体阳性，原发性胆汁性胆管炎诊断明确。患者同时存在转氨酶升高、血清球蛋白升高，IgG 升高，ANA 阳性，是否合并自身免疫性肝炎不能完全除外。患者无炎症性肠病病史，ANCA 阴性，腹部 MRI 未见肝内胆管局限性狭窄或扩张，不支持大胆管型原发性硬化性胆管炎诊断，但应用熊去氧胆酸治疗后，ALP、GGT 下降不明显，不除外是否合并小胆管型原发性硬化性胆管炎，因此需进一步行肝组织穿刺活检以协助诊断。本例患者肝组织病理学观察到非化脓性破坏性胆管炎表现，未见明显界面炎表现，未见胆管周围"洋葱皮"样纤维化改变。因此最终诊断为原发性胆汁性胆管炎。

二、治疗方面

目前国内外指南推荐的治疗药物为熊去氧胆酸，$13 \sim 15\,mg/(kg \cdot d)$，分次口服或 1 次顿服，长期规律治疗，可以改善原发性胆汁性胆管炎患者生化学指标、延缓疾病进程，并延长无肝移植患者生存期。熊去氧胆酸治疗 6 ～ 12 个月时应进行生化应答评估。国际上有多种评价熊去氧胆酸治疗后生物化学应答的标准，其中巴黎 Ⅰ 和巴黎 Ⅱ 标准应用较多，分别用于评估晚期原发性胆汁性肝硬化（primary biliary cirrhosis，PBC）（Ⅲ～Ⅳ 期）和早期 PBC（Ⅰ～Ⅱ 期）患者生化应答。巴黎 Ⅰ 标准：熊去氧胆酸治疗 1 年后，ALP ≤ 3 × ULN，AST ≤ 2 × ULN，总胆红素 ≤ 1 mg/dL。巴黎 Ⅱ 标准：熊去氧胆酸治疗 1 年后，ALP 及 AST ≤ 1.5 × ULN，总胆红素正常。若治疗不佳，建议加用二线治疗药物，如奥贝胆酸和贝特类药物。本例患者规律治疗 3 个月后监测生化指标较前改善。

三、个人经验分享

在接诊肝功能异常患者时应详细询问用药、饮酒、肝炎史等，ALP、GGT 升高，AMA-M2/ 抗 SP100 抗体 / 抗 GP210 抗体阳性，即可确诊原发性胆汁性胆管炎。建议若足量长期使用熊去氧胆酸治疗后指标改善不佳，应积极寻找其他使肝功能异常的病因，必要时行肝组织穿刺活检以协助诊治。

四、知识点提示

1. 定义

原发性胆汁性胆管炎（旧称原发性胆汁性肝硬化）是一种慢性自身免疫性肝内胆汁淤积性疾病。

2. 流行病学特点

PBC 呈全球性分布，可发生于所有种族和民族。最近的荟萃分析显示 PBC 发病率和患病率在全球均呈上升趋势，年发病率为（0.23～5.31）/10 万，患病率为（1.91～40.2）/10 万，以北美和北欧国家最高。我国尚缺乏基于人群的 PBC 流行病学数据。最近一项荟萃分析估算出我国 PBC 的患病率为 20.5/10 万，在亚太地区位居第 2，仅次于日本。

3. 病因学及发病机制

PBC 的病因及发病机制至今尚不完全清楚，目前普遍认为该病是具有遗传易感性的个体在一定环境因素的作用下诱发机体免疫失衡导致的自身免疫性肝病。

4. 病理组织学特点及诊断标准

PBC 的基本病理改变为肝内 < 100 μm 的小胆管的非化脓性破坏性炎症导致小胆管进行性减少，进而发生肝内胆汁淤积、肝纤维化，最终可发展至肝硬化，具体可分为 4 期：① Ⅰ 期（胆管炎期）：汇管区炎症，淋巴细胞及浆细胞浸润或有淋巴滤泡形成，导致直径 100 μm 以下的间隔胆管和叶间胆管破坏。胆管周围淋巴细胞浸润且形成肉芽肿者称为旺炽性胆管病变，是 PBC 的特征性病变，可见于各期，但以 Ⅰ 期、Ⅱ 期多见。② Ⅱ 期（汇管区周围炎期）：小叶间胆管数目减少，有的完全被淋巴细胞及肉芽肿所取代，这些炎性细胞常侵入邻近肝实质，形成局灶性界面炎。随着小胆管数目的不断减

少，汇管区周围可出现细胆管反应性增生。增生的细胆管周围水肿、中性粒细胞浸润伴间质细胞增生，常伸入邻近肝实质破坏肝细胞，形成细胆管性界面炎，这些改变使汇管区不断扩大。③Ⅲ期（进行性纤维化期）：汇管区及其周围的炎症、纤维化，使汇管区扩大，形成纤维间隔并不断增宽，此阶段肝实质慢性胆汁淤积加重，汇管区及间隔周围肝细胞呈现明显的胆盐淤积改变。④Ⅳ期（肝硬化期）：肝实质被纤维间隔分隔成拼图样结节，结节周围肝细胞胆汁淤积，可见毛细胆管胆栓。在仅生化及免疫指标无法诊断PBC或考虑合并其他自身免疫性肝病时，进一步行肝组织穿刺活检以协助诊治。

《原发性胆汁性胆管炎的诊断和治疗指南（2021）》指出诊断要点，符合下列3条标准中的2条即可诊断为PBC：①反映胆汁淤积的生化异常，如ALP和GGT升高，且影像学检查排除了肝外或肝内大胆管梗阻；②血清AMA/AMA-M2阳性，或其他PBC特异性自身抗体如抗GP210抗体、抗SP100抗体阳性；③肝活检有非化脓性破坏性胆管炎和小胆管破坏的组织学证据。《2018年美国肝病学会原发性胆汁性胆管炎实践指导》指出：①基于ALP升高的胆汁淤积的生化证据；②AMA阳性或其他PBC特异性的自身抗体SP100或GP210阳性（若AMA阴性）；③存在非化脓性破坏性胆管炎和小叶间胆管破坏的组织学证据。符合上述3条中的2条即可诊断PBC。

5. 治疗

在治疗上，熊去氧胆酸是目前唯一被国际指南推荐并认可的药物，其主要作用机制为促进胆汁分泌、抑制疏水性胆酸的细胞毒作用及其所诱导的细胞凋亡，从而保护胆管细胞和肝细胞。推荐剂量为 13 ～ 15 mg/（kg·d），分次或1次顿服。PBC患者需长期服用熊去氧胆酸治疗，建议每3～6个月监测肝脏生物化学指标，以评估生

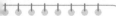

物化学应答情况，并发现少数在疾病进程中有可能发展为 PBC-AIH 重叠综合征的患者。对于肝硬化及老年男性患者，每 6 个月行肝脏超声及甲胎蛋白检查以筛查原发性肝癌。每年检查甲状腺功能以筛查自身免疫性甲状腺炎。对于黄疸患者，如有条件可每年筛查脂溶性维生素水平。对于肝硬化患者应行胃镜检查，明确有无食管胃底静脉曲张，并根据胃镜结果及患者肝功能情况，每 1～3 年再行胃镜检查。根据患者基线骨密度及胆汁淤积的严重程度，每 2～4 年评估骨密度。

病例点评

　　PBC 是一种慢性自身免疫性肝内胆汁淤积性疾病，病因和发病机制尚未完全阐明，可能与遗传因素及其与环境因素相互作用所导致的免疫紊乱有关。PBC 多见于中老年女性，最常见的临床表现为乏力和皮肤瘙痒。其血生化指标特点是血清 ALP、GGT 升高，免疫学特点是抗线粒体抗体阳性、血清 IgM 升高，病理学特点是非化脓性破坏性小胆管炎。熊去氧胆酸是治疗本病的首选药物。

（李淑香　王　宇）

参考文献

1. 中华医学会肝病学分会. 原发性胆汁性胆管炎的诊断和治疗指南（2021）. 临床肝胆病杂志，2022，38（1）：35-41.

2. LINDOR K D, BOWLUS C L, BOYER J, et al. Primary biliary cholangitis：2018 practice guidance from the American Association for the Study of Liver Diseases. Hepatology，2019，69（1）：394-419.

3. European Association for the Study of the Liver, Electronic address: easloffice@
easloffice.eu, European Association for the Study of the Liver. EASL clinical
practice guidelines: The diagnosis and management of patients with primary biliary
cholangitis. J Hepatol, 2017, 67（1）: 145-172.

病例 30　自身免疫性胰腺炎

病历摘要

患者，男，63 岁。

主诉：间断腹痛伴皮肤、巩膜黄染 1 月余。

现病史：患者 1 月余前无明显诱因出现间断上腹胀痛，程度
较轻，与进食无关，无肩背部放射，伴全身皮肤、巩膜黄染，小便
颜色加深，陶土样大便，全身瘙痒，伴乏力，无恶心、呕吐，无发
热、寒战等不适，于外院查血生化示 ALT 338 U/L，AST 134 U/L，
ALB 37.9 g/L，DBIL 99.1 μmol/L，IBIL 14.5 μmol/L。腹部 CT 示胰
头占位可能，肝内外胆管扩张。1 周前复查血生化示 ALT 231 U/L，
AST 128.5 U/L，ALP 438 U/L，GGT 725 U/L，ALB 34.2 g/L，
TBIL 113 μmol/L，IBIL 77.38 μmol/L。IgG4 13.80 g/L。超声内镜示
胰腺弥漫性肿大，胰管扩张，肝内外胆管增宽，考虑自身免疫性胰
腺炎可能性大，予以禁食水、抗感染、抑酸、护肝等对症治疗后腹
痛较前缓解，但皮肤、巩膜黄染加重，于我院急诊留观期间行 ERCP
下胆总管支架置入术，目前为求进一步诊治入院。自发病以来，神
志清楚，精神可，食欲不佳，睡眠可，二便如前述，近 1 个月体重

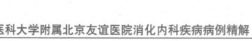

下降约 5 kg。

既往史：冠状动脉粥样硬化性心脏病 3 年，PCI 术后 1 年，规律口服二级预防药物治疗。

【体格检查】

体温 36.5 ℃，呼吸 16 次 / 分，心率 60 次 / 分，血压 116/66 mmHg，全身皮肤、巩膜黄染。双肺呼吸音清，未闻及明显干湿啰音。心律齐，各瓣膜区未闻及杂音。腹部平坦，无脐疝、腹壁静脉曲张，未见胃肠型及蠕动波。腹壁柔软，无压痛、反跳痛、肌紧张，未触及包块。肝脾未触及。胆囊区无压痛，Murphy 征阴性。肝区、肾区无叩击痛，移动性浊音阴性。肠鸣音正常，未闻及血管杂音。

【辅助检查】

1. 入院前

血常规：WBC 8.17×10^9/L，Hb 122 g/L，GR% 75.0%，PLT 308×10^9/L。

肿瘤标志物：CEA 9.01 ng/mL，CA19-9 147.00 U/mL。

血清 IgG 亚类测定四项：IgG4 13.80 g/L。

2. 入院后

IgG 1840.0 mg/dL，类风湿因子 27.4 KIU/L，ANA 抗体谱、抗 ENA 抗体谱、ANCA 未见明显异常。

胸部 CT：双肺散在小结节，双肺气肿，双肺门及纵隔小淋巴结。

腹部 CT 增强扫描（图 30-1）：胰腺饱满，延迟强化，胆总管管壁增厚并管腔狭窄致肝内外胆管扩张，符合 IgG4 相关自身免疫性胰腺炎、胆管炎表现，胆总管末端强化小结节不除外。

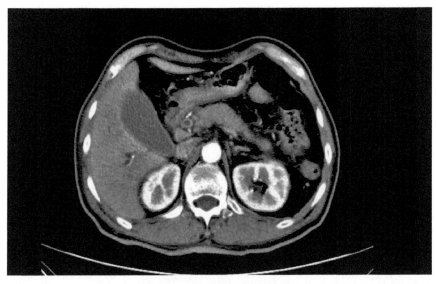

图 30-1 腹部 CT 增强扫描

超声内镜（图 30-2）：胰腺头、颈部增大，胰腺实质弥漫性回声减低，胰管显示欠清，胆总管上段增宽，近胰腺段管壁明显增厚，胰腺段管腔明显狭窄，肝内胆管增宽，考虑自身免疫性胰腺炎可能性大。

PET/CT：胆总管支架置入术后，肝门区胆管、胆总管及胆囊管弥漫性 FDG 代谢轻度增高，胆管及胆囊管壁增厚，肝内外胆管扩张，胰腺肿胀，胰腺实质弥漫性 FDG 代谢轻度增高，周围伴低密度包膜。综合以上病变，考虑为 IgG4 相关自身免疫性胰腺炎、胆管炎，伴肝内外胆管扩张，建议治疗后复查；肝门区、胰腺前方及腹膜后腹主动脉旁多发淋巴结，FDG 代谢增高，建议治疗后复查。双侧颈部（Ⅱ区）、锁骨上区、纵隔及双肺门多发淋巴结，部分 FDG 代谢增高，考虑炎性反应性摄取，建议动态观察。

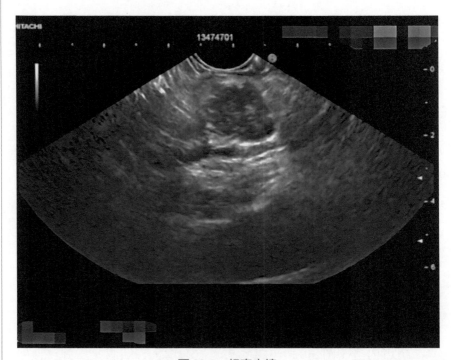

图 30-2　超声内镜

【诊断】

1. 入院诊断

IgG4 相关自身免疫性胰腺炎，梗阻性黄疸，肝功能异常，冠状动脉粥样硬化性心脏病，PCI 术后。

2. 诊断分析

患者为 63 岁男性，主要临床表现为腹痛伴梗阻性黄疸。实验室检查示 IgG4 明显升高。腹部 CT 示胰腺饱满、延迟强化，胆总管管壁增厚并管腔狭窄致肝内外胆管扩张。超声内镜示胰腺弥漫性肿大，胰管扩张，肝内外胆管增宽，考虑自身免疫性胰腺炎可能性大，故目前诊断为 IgG4 相关自身免疫性胰腺炎。

【鉴别诊断】

（1）慢性胆源性胰腺炎：胆囊结石、胆管结石、胆管不明原因狭窄和胆道蛔虫等引起胆总管开口部或胰胆管交界处狭窄与梗阻，胰液流出受限，继发损伤胰腺组织与胰管系统。病变部位主要在胰头部，胰头部增大、纤维化，合并梗阻性黄疸者多见，流行病学接触史通常明确，可表现为反复发作性或持续性腹痛、腹泻、脂肪泻、消瘦、黄疸、腹部包块等。

（2）壶腹周围癌：包括壶腹乳头癌、乳头周围十二指肠癌、下端胆总管癌及胰头癌，其中以胰头及壶腹乳头癌为多见。起病缓，黄疸呈渐进性加重伴皮肤瘙痒，粪色浅。50% 的患者有腹痛，位于中上腹，呈持续性并向腰背部放射。近半数患者呈无痛性黄疸，还可表现为进食饱胀、呕吐宿食、消瘦、贫血、胆囊肿大、ALT 轻度升高等。CT 及 MRI 可清楚显示胰头部、胆总管下端及壶腹乳头部肿瘤，确诊需病理诊断。

【治疗】

1. 治疗指征

（1）有症状者：胰腺受累（如梗阻性黄疸、腹痛、腰背部疼痛）及胰外器官受累（如胆管狭窄所致黄疸）。

（2）无症状者：胰腺受累（影像学示持续存在的胰腺占位）或伴有 IgG4 相关硬化性胆管炎且肝功能持续异常。

（3）无症状且无实验室或影像学异常的患者，可以临床随访观察。

2. 治疗方案

（1）除外禁忌证时，未经治疗的活动性自身免疫性胰腺炎者首选口服激素治疗；对于有激素类药物使用禁忌证者，可选用利妥昔单抗治疗，当利妥昔单抗治疗无效时，也可应用其他激素替代药物，如免疫抑制剂。泼尼松以 0.6～1.0 mg/（kg·d）起始，通常每 1～2 周减 5～10 mg/d，直至每日用药量为 20 mg。以后每 2 周减 5 mg，疗程应维持 12 周。

（2）对于已经确诊的自身免疫性胰腺炎患者，无须常规进行 ERCP。诊断不明确或梗阻性黄疸较重的患者可考虑内镜介入治疗行胆汁引流，有利于预防胆道感染，可同时开展胆道上皮刷检以鉴别诊断 IgG4 相关硬化性胆管炎和胆道恶性肿瘤。

（3）虽然激素类药物及其他非激素类药物应作为治疗首选，但对于部分难治性自身免疫性胰腺炎，外科治疗［如胰腺组织切除术或旁路手术（胆肠吻合术）］可有效解除压迫、缓解临床症状，并可有效防止复发。对于有梗阻性黄疸且对药物治疗欠敏感或需长期胆汁引流者，可寻求外科手术治疗。

本例患者被诊断为 IgG4 相关自身免疫性胰腺炎、梗阻性黄疸。除外占位情况下，规律使用激素治疗。

【随访】

每 2 周复查相关化验检查，监测疗效并明确有无激素不良反应。

病例分析与讨论

一、诊断方面

患者为 63 岁男性，亚急性病程，临床上主要表现为梗阻性黄疸及左上腹隐痛，伴体重减轻。查体全身皮肤、巩膜黄染。化验血清 IgG 亚类测定四项：IgG4 13.80 g/L。腹部 CT 增强扫描示胰腺饱满，延迟强化，胆总管管壁增厚并管腔狭窄致肝内外胆管扩张。超声内镜检查：胰腺弥漫性肿大，胰管扩张，肝内外胆管增宽，考虑自身免疫性胰腺炎可能性大。

二、治疗方面

患者诊断明确，除外禁忌证，首选激素治疗，接受泼尼松 40 mg qd 起始量治疗，按诊疗计划逐步减量，期间监测黄疸逐渐消退，腹痛逐渐好转并消失。

三、个人经历分享

本例患者被诊断为 IgG4 相关自身免疫性胰腺炎，主要临床表现为腹痛伴梗阻性黄疸，影像学示胰腺占位性改变。对梗阻性黄疸的鉴别诊断很重要，需要结合患者的临床表现、影像学表现、辅助检查等综合因素来进行评估，并根据患者具体情况来制定不同的诊疗策略。

四、相关知识

1. 自身免疫性胰腺炎

一种较为罕见的消化系统疾病，约占慢性胰腺炎的 5%，是一种特殊类型的慢性胰腺炎，曾被称为慢性硬化性胰腺炎、淋巴细胞增殖性硬化性胰腺炎、导管损坏性慢性胰腺炎等。人们对自身免疫性胰腺炎本质的认识较晚，自 1995 年日本学者吉田（Yoshida）等首次报告了该病例后，人们对其认识逐渐加深。自身免疫性胰腺炎病因至今不明，在诊治方面存有不少困惑和难点。

2. 病理特点

主要表现为胰腺组织淋巴浆细胞浸润伴纤维化，有时可见中性粒细胞性上皮损伤、阻塞性脉管炎、局部导管上皮破坏等病理表现。

根据以上特点，自身免疫性胰腺炎分为两型。Ⅰ型自身免疫性胰腺炎为淋巴浆细胞性硬化性胰腺炎，以导管周围淋巴细胞、浆细胞显著浸润，胰腺实质旋涡状或席纹状的纤维化和闭塞性静脉炎为特点，且免疫组化显示有大量 IgG4 阳性细胞浸润。Ⅱ型自身免疫性胰腺炎为特发性导管中心性胰腺炎，组织学改变伴有导管上皮细胞的粒细胞浸润，进而导致导管破坏和闭塞，无 IgG4（＋）淋巴细胞浸润。Ⅰ型更常见，特别是在东方国家。

3. 临床表现

自身免疫性胰腺炎好发于中老年患者，男女比例约为 2∶1。起病时最常见症状为梗阻性黄疸及腹痛。部分患者可表现为纳差、消瘦、乏力、腹泻、腹胀和厌食等。主要临床症状与胰腺癌相似，二者的鉴别诊断常很困难。不同类型自身免疫性胰腺炎的临床表现不同。Ⅰ型自身免疫性胰腺炎更多见于老年男性，常以梗阻性黄疸起病，常见胰腺外器官受累，如唾液腺、胆道、后腹膜纤维化等。

4. 影像学表现

①典型：弥漫性胰腺肿大、延迟强化、弥漫性主胰管狭窄；②不典型：局部肿块、局灶性主胰管狭窄、胰腺萎缩钙化。

5. 血清学指标

γ 球蛋白、IgG 或 IgG4 升高，或抗核抗体、类风湿因子阳性。

6. 组织病理学

①手术标本或活检；②实质呈席纹状纤维化、闭塞性静脉炎和大量 IgG4 阳性细胞（＞ 10 个 /HPF）。

7. 治疗原则

活动性自身免疫性胰腺炎首选激素治疗，当临床难以排除恶性肿瘤时可考虑手术治疗（图 30-3）。

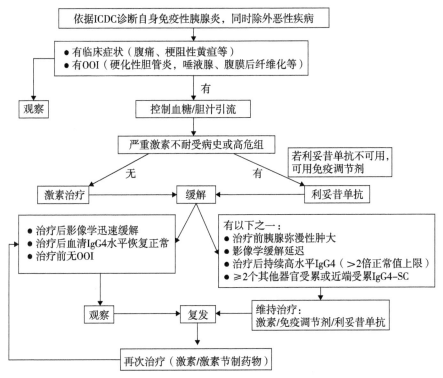

依据ICDC诊断自身免疫性胰腺炎，同时除外恶性疾病

● 有临床症状（腹痛、梗阻性黄疸等）
● 有OOI（硬化性胆管炎，唾液腺、腹膜后纤维化等）

观察

有

控制血糖/胆汁引流

严重激素不耐受病史或高危组

若利妥昔单抗不可用，可用免疫调节剂

无 激素治疗 缓解 利妥昔单抗 有

● 治疗后影像学迅速缓解
● 治疗后血清IgG4水平恢复正常
● 治疗前无OOI

有以下之一：
● 治疗前胰腺弥漫性肿大
● 影像学缓解延迟
● 治疗后持续高水平IgG4（＞2倍正常值上限）
● ≥2个其他器官受累或近端受累IgG4-SC

观察 复发 维持治疗：激素/免疫调节剂/利妥昔单抗

再次治疗（激素/激素节制药物）

ICDC（The International Consensus Diagnostic Crteria）：国际疾病分类；OOI（other organ involernent）：胰外器官受累；IgG4-SC（IgG4-relafed sclerosing cholangitis）：IgG4 相关性硬化性胆管炎。

图 30-3 自身免疫性胰腺炎治疗原则

病例点评

Ⅰ型自身免疫性胰腺炎是 IgG4 相关硬化性疾病在胰腺上的表现。IgG4 相关硬化性疾病还可累及其他器官，如胆管、胆囊、肾、腹膜后、甲状腺、肺、纵隔、淋巴结和前列腺，可同时多器官发病或单独发病。自身免疫性胰腺炎通常表现为间歇性阻塞性黄疸、腹部隐痛、体重下降、脂肪泻和糖尿病。诊断需要依据影像学检查、病理学检查、血清学标志物检查及对类固醇类药物的治疗反应。本

笔记

287

例患者腹部 CT、PET/CT 有典型影像学表现，血清 IgG4 升高，考虑诊断为自身免疫性胰腺炎，如加用糖皮质激素治疗后，患者症状缓解，梗阻性黄疸解除，可进一步佐证。

（孙燕燕　隗永秋）

参考文献

1. LÖHR J M，DOMINGUEZ-MUNOZ E，ROSENDAHL J，et al. United European Gastroenterology evidence-based guidelines for the diagnosis and therapy of chronic pancreatitis（HaPanEU）. United European Gastroenterol J，2017，5（2）：153-199.

2. ITO T，ISHIGURO H，OHARA H，et al. Evidence-based clinical practice guidelines for chronic pancreatitis 2015. J Gastroenterol，2016，51（2）：85-92.

3. HART P A，KAMISAWA T，BRUGGE W R，et al. Long-term outcomes of autoimmune pancreatitis：a multicentre，international analysis. Gut，2013，62（12）：1771-1776.

4. SHIMOSEGAWA T，CHARI S T，FRULLONI L，et al. International consensus diagnostic criteria for autoimmune pancreatitis：guidelines of the International Association of Pancreatology. Pancreas，2011，40（3）：352-358.

5. OKAZAKI K，CHARI S T，FRULLONI L，et al. International consensus for the treatment of autoimmune pancreatitis. Pancreatology，2017，17（1）：1-6.

6. 赵旭东，马永蕺，杨尹默. 2016 年国际胰腺病协会共识：自身免疫性胰腺炎的治疗. 临床肝胆病杂志，2017，33（4）：623-626.

7. HAFEZI-NEJAD N，SINGH V K，FUNG C，et al. MR imaging of autoimmune pancreatitis. Magn Reson Imaging Clin N Am，2018，26（3）：463-478.

8. MADHANI K，FARRELL J J. Autoimmune pancreatitis：an update on diagnosis and management. Gastroenterol Clin North Am，2016，45（1）：29-43.

9. OKAMOTO A，WATANABE T，KAMATA K，et al. Recent Updates on the relationship between cancer and autoimmune pancreatitis. Intern Med，2019，58（11）：1533-1539.